Coma e seja feliz

Elizabeth Somer

Coma e seja feliz

Tradução
André Jenkino

POCKET
OURO

Título original
Eat Your Way to Happiness

Texto revisto pelo novo Acordo Ortográfico

Capa
Studio DelRey (Delfin)

Diagramação
Celina Faria

Revisão
Perla Serafim

Produção editorial
Guilherme Bernardo
Rosana A. Moraes

PocketOuro é um selo da Editora Nova Fronteira Participações S.A.

Rua Nova Jerusalém, 345 – Bonsucesso
Rio de Janeiro – RJ – CEP: 21042-235
Tel.: (21)3882-8200 – Fax: (21)3882-8212/8313
www.ediouro.com.br

Para todas as pessoas amáveis e felizes da minha vida. Dalai Lama diz que o propósito da vida é buscar a felicidade. Pessoas felizes são automaticamente mais generosas e menos egoístas, o que significa que elas naturalmente enriquecem a vida de todos ao redor. O mundo é um lugar mais agradável, seguro, amoroso e alegre por causa de vocês.

Sumário

Agradecimentos

Agradeço a todos os amigos, familiares, colegas, clientes, alunos e conhecidos que tornaram este livro possível. Primeiro, obrigada a David Smith, melhor agente do mundo e um amigo querido. Obrigada a minha editora, Deborah Brody, que me acompanhou por diversos projetos e a quem ainda posso recorrer nas questões de edição e referentes aos títulos à simples menção de um passeio de bicicleta. Obrigada a todas as pessoas que compartilharam suas histórias, suas realizações e suas soluções de coração aberto — o sucesso conquistado por essas pessoas pode ser conferido nas páginas que se seguem. Devo também profunda gratidão aos pesquisadores cuja dedicação e trabalho criam a base para as informações precisas e confiáveis em que tenho apoiado toda a minha carreira. Um enorme "obrigada" a meus dois filhos perfeitos, Lauren e Will, apenas por fazerem parte de minha vida e por me encherem de alegria, orgulho e amor.

Introdução

Maravilhosamente magra. Pare por um instante para imaginar como isso seria — ser feliz, estar em forma, elegante e sensual.

Como seria acordar todos os dias, depois de um sono profundo e restaurador, repleta de energia, entusiasmo e esperança por outro dia maravilhoso? Como seria ter muita energia e mente afiada para encarar qualquer tarefa que surja, desfrutando por completo do trabalho, da família, dos amigos e de tudo mais? Como seria acordar todos os dias transbordando gratidão e esperança, excitação e paz interior? Como seria ficar calma, relaxada, em paz consigo mesma, com o mundo, com seu futuro e sua vida?

Qual a sensação de ser magra, em forma, confiante e forte? Ou a sensação de entrar com facilidade em um vestido preto, ou nas calças jeans que você usava na escola? Qual a sensação de ter a força e a energia para subir um lance de escada, trabalhar o dia inteiro no jardim com energia de sobra, apreciar longas caminhadas com a família ou fazer aulas de tênis? Como seria sentir-se confortável com seu próprio corpo, orgulhosa de si mesma, desejada pelos outros?

Aceite que tudo isso é possível.

A promessa

Nenhuma dieta, nenhum livro, nem professor algum podem garantir a bênção de um corpo perfeito para o resto de sua vida, assim como ninguém pode garantir que você não terá doença alguma até morrer aos 110 anos. Mas posso prometer que, se você adotar as práticas descritas neste livro, estará contribuindo para manter-se maravilhosamente em forma. Também prometo que, se você seguir os conselhos das páginas seguintes, irá sentir-se como há muito não se sente, talvez como jamais se sentiu, e será mais magra e estará em melhor forma do que jamais esteve durante toda a sua vida adulta.

Como posso dizer tudo isso? Tenho pesquisado a relação entre as dietas e o humor durante décadas. A pesquisa me levou a escrever *Food & Mood* [Comida e humor], que teve a primeira edição em 1995. Desde então, as pessoas compartilham histórias de como aquele livro mudou suas vidas.

Essas pessoas contaram que, ao seguir minha sugestão de dieta, perceberam uma chance de começar de novo. Jovens, idosos, adolescentes, homens e mulheres, todos ficaram mais felizes, mais magros, mais inteligentes e menos estressados. Sentiram um aumento na energia. A memória voltou. Passaram a dormir melhor, a reagir com mais rapidez, a lidar melhor com o estresse. As mulheres na menopausa contaram que as ondas de calor desapareceram; os homens me disseram que deixaram de cair no sono ao deitar na poltrona todas as noites. Em muitos casos, houve melhora no quadro de depressão, o que possibilitou descontinuar ou, pelo menos, reduzir a frequência ou a dose dos medicamentos. Muitas vezes ouvi relatos do desaparecimento dos sintomas da tensão pré-menstrual, bem como me disseram que não havia mais uma luta para superar a tristeza do inverno. Todos se mostraram empolgados com a nova vida, vendo o futuro com muita esperança. Ah, se eu ganhasse um dólar para cada vez que alguém me dissesse: "Jamais imaginei que poderia me sentir tão bem!"

Michelle, produtora do programa *Today* da emissora NBC, é um exemplo perfeito. Quando tinha 12 anos de idade, foi atropelada por um carro. "O motorista continuou dirigindo comigo no para-brisa e, quando ele parou, caí no chão e bati novamente a cabeça", ela me contou. Ela acabou ficando com traumatismo craniano e com problemas nas costas e no pescoço. Como consequência do traumatismo, esqueceu-se de como ler e de como lidar com a matemática. "Mesmo coisas simples, como subtrair 6 de 10, eram bastante difíceis para mim nos anos que se seguiram. Sofri de extrema ansiedade e caí em depressão."

Aos poucos, Michelle foi retomando o controle de sua vida, de sua mente e de seu humor:

> Seguir uma dieta saudável e nutritiva teve um papel *muito* importante em minha recuperação. Foram os conselhos de Elizabeth sobre como melhorar o humor por intermédio da alimentação que me ajudaram a compreender o poder dos alimentos e o efeito de meus hábitos alimentares no cérebro e no corpo. Abandonei o açúcar e outros carboidratos refinados, acrescentando todas as coisas boas, em especial alimentos que auxiliam no combate à depressão recomendados por ela, como salmão e *berries* (uvas, amora, morango, mirtilo). Minha recuperação foi total e realizei mais coisas do que jamais pensaram que eu conseguiria. Formei-me na universidade com louvor, fiz um estágio na Casa Branca e agora trabalho no programa matutino número um da

NBC. Não consigo nem dizer quão importante foi para minha recuperação seguir uma dieta saudável. Isso me deu a energia, a determinação e a saúde de que eu precisava para lutar contra meus ferimentos. *Food & Mood* [Comida e humor] foi minha bíblia. Sou muito grata por ter escolhido esse livro na prateleira de minha mãe. Não consigo imaginar onde estaria hoje sem ele.

Você é exatamente o que você come

Certamente você já ouviu a expressão: "Você é o que você come." A maioria das pessoas percebe a verdade contida nessa frase quando reflete sobre a saúde física. Sabemos que trocar o leite, rico em cálcio, por refrigerantes acarretará em perda de massa óssea e osteoporose. Sabemos que uma dieta com excesso de comida fast-food pode levar a doenças do coração. Pode ser até que você complemente sua dieta com alguns antioxidantes, na esperança de retardar o processo de envelhecimento.

Sou totalmente a favor de uma dieta rica em cálcio para os ossos, de cortar as gorduras saturadas para proteger as artérias e de ingerir tantos antioxidantes quanto possível para retardar o envelhecimento. No entanto, são necessários meses, anos e até mesmo décadas para que uma dieta ruim se revele um problema de saúde física, ao passo que a relação entre a dieta e o humor é percebida de modo mais imediato.

Literalmente, o que você come ou deixa de comer no café da manhã afeta seu bem-estar, a quantidade de energia que você terá e a clareza de seu raciocínio no meio da tarde. Aquilo que você come no almoço determina quão disposto você estará à tarde, e pode criar o cenário de sua luta noturna com pipoca amanteigada ou potes de sorvete.

O almoço também pode influenciar no modo com que irá dormir à noite, afetando, consequentemente, quão alerta e disposto você estará no dia seguinte.

Janet, editora e atriz que mora no sul da Califórnia, diz:

> Quando tomo o café da manhã de forma correta, almoço e janto pouco, balanceando proteínas e carboidratos bons e cortando definitivamente os doces, sinto que tenho uma tonelada de energia, durmo melhor e penso de modo mais claro. Também notei que, quando abuso ao comer "porcarias", fico muito mais sensível e "chorona", o que não faz parte de mim. Que bela lição de como os alimentos afetam meu estado emocional!

É claro, os alimentos que você escolhe hoje afetam sua mente e seu humor em longo prazo também. Sua dieta e como você a complementa terão enormes impactos em problemas como depressão, em se você irá desenvolver problemas mentais ou Alzheimer, ou se irá perder a independência na terceira idade. Na verdade, quanto melhor você cuidar de si mesmo hoje, será mais provável que não tenha doenças, permanecendo lúcido e independente aos 90 anos e depois. Como diz um dos pesquisadores, "quanto mais velho no presente mais saudável no passado".

Faz bastante sentido

Cada átomo, cada molécula, cada célula, tecido, órgão e sistema de seu corpo é feito dos ingredientes dos alimentos que você come, da água que você bebe e do ar que você respira. As membranas celulares são feitas de gorduras e proteínas provindas dos alimentos, como salmão ou nozes, que você come no almoço. O ferro das células vermelhas do sangue, que transportam oxigênio para o cérebro e para todos os tecidos, está em algo simples como o feijão de um *burrito*. A energia que o cérebro usa para transmitir os comandos vem dos carboidratos contidos em uma tigela de cereais do café da manhã, e as vitaminas B que convertem esses carboidratos em energia para as células vêm do leite que você ingeriu com o cereal. Então, faz sentido dizer que você, literalmente, *é* exatamente o que escolhe para comer.

Há mais de 40 nutrientes e mais de 12 mil fitonutrientes presentes em alimentos que nem o cérebro, nem o corpo conseguem produzir, mas que são necessários para que os dois funcionem bem. A quantidade e a dosagem desses milhares de nutrientes determinam se você estará feliz ou triste, esperto ou esquecido, animado ou letárgico, saudável ou doente, vivendo intensamente ou se arrastando ao longo dos dias.

Cada maço de brócolis, cada folha de espinafre, cada pedaço de atum, ovo ou batata é transformado no organismo vivo que seus amigos chamam de *você*. Dê a seu corpo a combinação certa, dos nutrientes certos, no momento certo e seu corpo estará tinindo, como uma máquina bem-azeitada, ajustada e perfeitamente em forma. No entanto, dê a ele apenas porcarias, e não será surpresa se você se sentir horrível, ganhar peso e envelhecer antes do tempo.

Você não é o primeiro ser humano a precisar de vitamina C

No fundo, você sabe que comer porcarias é ruim. Claro, pode ser legal se jogar no sofá com um pote de sorvete em uma quinta-feira solitária. Mas a maioria desses prazeres passageiros tem efeitos colaterais. Sempre. Coma besteira e é assim que você irá sentir-se: física, emocional e mentalmente... Hoje, amanhã e por todos os anos em que mantiver o hábito.

Assim como as porcarias acabam com você, ingerir alimentos que turbinam o humor — o tipo de alimento cuja necessidade fez o corpo humano evoluir — e incluir tais alimentos, na quantidade certa, nos momentos certos, pode ser uma das experiências mais duradouras e animadoras da vida. Os alimentos podem servir mesmo para sentir um *barato natural*! Se você deixar de lado a satisfação imediata de comer uma gororoba pegajosa, gordurenta e doce e, em vez disso, alimentar seu corpo com alimentos nutritivos — alimentos conhecidos por melhorar o humor e por afinar cinturas — então você se surpreenderá com a sensação experimentada, a quantidade de energia disponível, como você ficará mais esperto, como as gorduras parecerão derreter e como o pêndulo passa da culpa e da depressão para o orgulho e a alegria. Sei de tudo isso porque tenho pesquisado o assunto por cerca de vinte anos, vendo resultados com meus próprios olhos, de novo e de novo.

Basta tomar uma pílula?

Claro, você pode tomar remédios para tratar a depressão, a ansiedade e outros problemas emocionais. Na verdade, fármacos como os inibidores seletivos de recaptação de serotonina (Prozac, por exemplo) são a primeira opção em tratamento da depressão. Não sou contra optar por essa solução, depois de todas as tentativas anteriores terem fracassado. O problema é que a maioria dos medicamentos que alteram o humor causa uma enormidade de efeitos colaterais. Muitos antidepressivos, por exemplo, causam ganho de peso, sonolência e letargia, acabam com o apetite sexual, retardam o metabolismo e bagunçam as taxas de açúcar no sangue.

Eu entendo o motivo por que as pessoas escolhem suportar tais efeitos colaterais, de modo a se sentirem bem de novo. No entanto, remédios nem sempre são o santo graal da depressão.

Deve-se procurar ajuda médica sempre que o abatimento durar mais de um mês ou quando ele vem acompanhado de outros sintomas. Entretanto, de qualquer maneira, mesmo que você escolha começar um tratamento por medicação ou terapia, uma boa dieta sempre ajuda. Uma mudança nos alimentos ingeridos e na forma como isso é feito sempre traz benefícios mais imediatos que aqueles experimentados pelo uso dos remédios, sendo que, por vezes, pode-se notar uma melhoria em períodos curtos, como uma a três semanas. Aquilo que você come pode se tornar um *barato natural*, já que não traz consigo qualquer efeito colateral além da diminuição do risco de doenças e do aumento da probabilidade de uma vida mais duradoura, mais ativa, mais saudável e mais magra. Em muitos casos, a mudança na dieta é tudo o que se precisa para sentir-se melhor e perder gordura.

Seguir as orientações deste livro irá ajudar a acelerar seu retorno à felicidade, com ou sem remédios. Tais orientações são soluções para um deleite duradouro e um corpo em forma. Quanto mais você seguir os segredos e os conselhos deste livro, tanto mais rápido e eficaz serão seus resultados. Mas toda mudança, por menor que seja, modifica a direção da maré emocional.

Últimas e melhores

Percorremos longos caminhos, nas últimas décadas, no que diz respeito à compreensão da influência dos alimentos no humor, na mente e na disposição. Este livro é resultado de pesquisas e experimentos bem longos, acrescido de descobertas e alimentos fascinantes que aceleram o processo de sentir-se melhor por intermédio da boa alimentação. As próximas páginas estarão repletas de experiências pessoais, contando como pequenas mudanças na alimentação e no modo como ela é feita se mostraram o caminho para ter mais alegria e um corpo esbelto.

Nos próximos capítulos, você irá descobrir os dez melhores segredos das dietas que levam à felicidade, resultado de décadas de pesquisas e experiências pessoais. Você irá aprender maneiras simples de regular sua dieta, afetando profundamente seu bem-estar, a consistência de seu humor, a vivacidade de sua mente e a energia de seu corpo, ao mesmo tempo em que tais truques resultarão em perda de peso e ganho de saúde.

Autoavaliação: você está deprimido?

Você tem alguma dúvida se seu humor está normal ou se pende para a depressão? Esse questionário de modo algum pretende substituir o diagnóstico de um profissional, mas pode ajudar você a descobrir se precisa marcar uma consulta. Quanto maior for a quantidade de "sim", maior a probabilidade de estar deprimido.

	Sim	*Não*
1. Sinto-me cansado e até letárgico em diversas ocasiões ao longo da semana	☐	☐
2. Não me sinto motivado durante grande parte do dia	☐	☐
3. Poucas coisas me fazem verdadeiramente feliz	☐	☐
4. Fico triste na maior parte do dia	☐	☐
5. Choro por coisas pouco importantes	☐	☐

6. Sinto-me inútil ou desanimado várias vezes durante a semana	☐	☐
7. Tenho dificuldades de concentração com muita frequência	☐	☐
8. As pessoas comentam sobre minha tristeza ou ansiedade	☐	☐
9. Durmo mal por mais de uma vez na semana	☐	☐

O que vem primeiro: o humor ou a alimentação?

O modo como você se sente e seu peso são como o problema do ovo e da galinha, podendo representar tanto o céu quanto o inferno. Quando se está feliz (e quero dizer feliz de verdade, não apenas fingindo a felicidade), é muito provável que também se esteja saudável.

Conforme perdemos peso, o humor melhora e vice-versa — conforme o humor melhora, perde-se mais peso. Conforme o humor melhora e se perde peso, também se corta pela metade o risco de uma infinidade de doenças, desde doenças do coração a diabetes, em parte, porque a motivação faz com que cuidemos melhor do corpo. Mas essa relação é ainda mais profunda. Aumente o quociente de felicidade e cairão as taxas de hormônios ligados ao estresse, como o cortisol, bem como diminuirão os processos inflamatórios associados às doenças. Menos estresse significa dormir melhor, pensar de forma mais clara e ter mais energia, fatores que ajudam a perder peso e manter-se feliz.

Além disso, pessoas otimistas são mais propensas a escolher alimentos saudáveis que, em troca, servem de combustível para o bom humor. Essas pessoas têm menor probabilidade de adoecer, elas se recuperam mais rapidamente quando enfermas, vivem mais — mais de sete, possivelmente chegando a dez anos a mais — e são mais saudáveis nesses anos a mais do que pessoas deprimidas e/ou acima do peso. O mesmo se dá no outro sentido. Pessoas que optam por alimentos conhecidos por melhorar o humor consideram ser mais fácil perder peso, lidar com o estresse e dormir melhor.

Mas o oposto também é verdadeiro. Quando se está acima do peso, é mais fácil sentir-se preguiçoso, não atraente, cansado e deprimido. As pessoas nessa situação recorrem à comida — geralmente, os tipos errados! — para amenizar a melancolia, acarretando maior ganho de peso e aumento do estresse, piora do sono e consequente piora do humor. Por sua vez, o mau hábito no sono aumenta o risco de uma pessoa ter sobrepeso — alguns estudos chegaram à marca de 70% de pessoas. Não surpreende que pessoas tristes ou deprimidas tenham duas vezes mais chances de ter sobrepeso, e que pessoas com sobrepeso apresentem duas vezes mais chances de se tornarem deprimidas ou ansiosas e de sofrer outros problemas de saúde mental. Por exemplo, uma pessoa que é barriguda aos 50 anos tem o triplo de chances de desenvolver demência senil! Essa pessoa também está na faixa de extremo risco para aterosclerose, diabetes, pressão alta, perda de memória e osteoporose.

O truque aqui é fazer com que o problema ovo–galinha funcione em seu favor. Você pode, a qualquer momento, reverter o ciclo, pisando no freio e mudando o processo, saindo da espiral de depressão e ganho de peso, em direção ao brilho da felicidade e de um belo corpo. Adote alguns dos segredos deste livro, que são garantia de melhorar sua visão da vida e de afinar sua cintura, e você irá sentir-se melhor, mais esperançoso, feliz e leve. Quanto melhor e com mais energia você se sentir, mais motivado estará para prosseguir; quanto mais peso você perder, melhor irá se sentir, e assim por diante. Já vi isso tudo acontecer com muitas pessoas ao longo de todos esses anos, e sei que pode acontecer com você também.

Janet sabe por experiência própria que mudar a dieta pode virar sua vida de ponta-cabeça:

> Por muitos anos pulei o café da manhã, principalmente quando trabalhava em período integral. Ou, quando muito, mergulhava em café, bolinhos e, quando mais jovem, cigarros. Será que eu poderia ter sido ainda menos saudável? Então, como se isso não bastasse, o almoço consistia quase sempre de comida fast-food dos restaurantes do *campus* — comida mexicana, chinesa ou da padaria. Eu estava tão acostumada a me arrastar no trabalho e depois me arrastar para casa apenas para tirar uma soneca que nem percebia como me sentia mal. Todos me diziam que, quando parasse de trabalhar em tempo integral, eu ganharia toneladas de peso, mas todos estavam errados. Meu tempo longe do trabalho foi uma oportunidade de cuidar de mim mesma. Mudei a maioria dos maus hábitos, passei a tomar um café da manhã saudável e a comer um almoço leve, incluindo muitos dos alimentos que eu sabia que me fariam pensar melhor e ter mais energia ao longo do dia. Sabe o que aconteceu? Perdi 14 quilos! Meu nível de estresse diminuiu. Eu me sentia tão bem que criei coragem para mergulhar em minha paixão, que sempre fora atuar. Hoje tenho mais energia e sou um ser humano muito mais feliz, e tudo isso começou com pequenos ajustes em minha dieta!

A dieta feliz

Não apenas somos o que comemos como alguns alimentos podem regular a química do cérebro e ajudar a manter a felicidade, a disposição e até mesmo a calma. Um exemplo de como o que comemos afeta a forma como nos sentimos é a relação entre carboidratos e serotonina. Não é mera coincidência que recorremos aos carboidratos, presentes desde no macarrão até nos biscoitos, quando estamos em um mau momento. Alimentos ricos em carboidratos estimulam a liberação de um composto químico no cérebro chamado serotonina, que regula o apetite, o humor e o sono. É perfeitamente compreensível que ansiemos por carboidratos quando nos sentimos tristes, já que eles são o tipo de comida que aumenta os níveis de serotonina e que nos fazem sentir melhor.

Doces fazem aumentar o nível de outro grupo de compostos químicos no cérebro, chamados endorfinas. Tais compostos são ligados com a sensação de bem-estar de um praticante de corridas. O chocolate turbina os níveis de compostos químicos do cérebro como a feniletilamina e a anandamida, que nos dá euforia ou uma sensação de "apaixonado". As gorduras presentes nos peixes alteram a química cerebral favorecendo a sensação de felicidade e vigor, enquanto as gorduras ruins das carnes entopem os vasos sanguíneos, arruinando o humor e o raciocínio.

O humor também exerce influência sobre os alimentos que escolhemos ingerir (qualquer pessoa que tenha aliviado a raiva com um pacote de salgadinhos ou que se acalmou com uma lata de chá gelado pode confirmar!). Por exemplo, o estresse aumenta os níveis de outro composto químico cerebral chamado neuropeptídeo Y (NPY). Ele ativa o apetite por carboidratos. Assim, comemos demais e ganhamos peso, entrando em um ciclo que aumenta o estresse, fazendo com que tal ciclo se repita indefinidamente. Muitos dos neurotransmissores controlam tanto o humor quanto os desejos e, assim como no problema do ovo e da galinha, muito do que comemos, por sua vez, ativa ou desliga esses neurotransmissores.

A importância da dieta para o humor ficou clara para mim quando recebi uma ligação de um repórter de Cincinnati. Ele ligava para marcar uma entrevista comigo sobre a relação entre comida e humor. "Eles me chamam de 'o rabugento do escritório'. Você pode me ajudar?", ele perguntou. Ele me enviou um exemplo de três dias de sua dieta, o que imediatamente explicou por que ele havia se transformado de um colega amigável em alguém carrancudo. Para começar, a única comida a tocar seus lábios antes do meio-dia era uma sequência de cafezinhos. Depois, um leve almoço e mais café, com um enorme jantar pouco antes de se deitar para terminar a rotina. Nos fins de semana, ele largava o café, o que explicava sua luta com dores de cabeça de sábado até a manhã de segunda-feira (a privação da cafeína geralmente acarreta muita dor de cabeça). Ele era o exemplo vivo de como comer para estragar seu humor.

Depois de estudar a dieta do repórter, pedi que ele fizesse algumas mudanças, tais como tomar café da manhã, incluir em sua rotina alimentos que melhorassem o humor, reduzir a ingestão de cafeína e açúcar e aumentar a frequência de ingestão de alimentos durante o dia. Em pouco tempo a reputação de rabugento caiu por terra. Ele se tornou mais compreensivo, passou a gostar mais de seu trabalho, deixou de lutar com as dores de cabeça aos fins de semana e se sentia anos rejuvenescido. Repito, alimentos saudáveis nem sempre são a cura para a depressão clínica ou para outros distúrbios no humor, mas seguir os segredos e os conselhos deste livro *sempre* irá ajudar e muitas vezes servirá para obter de volta o ânimo!

É preciso lutar pela felicidade

Talvez você já tenha tentado fazer uma dieta antes. Perdeu um pouco de peso, depois tornou a ganhar. Perdeu de novo, sentiu-se mal, ganhou de novo. Se você tem algum receio de começar uma nova dieta, permita que eu alivie seu medo. A rotina alimentar que traço neste livro funciona, mas não por deixá-lo triste, forçando-o a viver de comida enlatada ou de alguma combinação estranha de alimentos que mais parece uma experiência do colegial que uma refeição caprichada. Os conselhos deste livro formam uma abordagem realista que combina o bom senso com as últimas pesquisas e décadas de experiência.

As pessoas perdem peso todos os dias. O truque consiste em manter a perda de peso e em perceber a melhora no humor conforme caem os números na balança. Queremos que a alegria e a boa forma sejam duradouras. É sobre isso que trata este livro.

Eu prometo que *sentir-se bem durante a dieta não só é possível como também absolutamente essencial para o sucesso em longo prazo*! É infinitamente mais fácil perder quilos e fazer mudanças quando se está feliz, motivado, com energia e se sentindo capaz. Seu corpo perderá peso mais rápido conforme suas noites de sono melhorarem, conforme você conseguir lidar com o estresse e puder raciocinar direito. Para resumir, é preciso alimentar o cérebro ao mesmo tempo em que se modela a cintura. Por sorte, posso dizer exatamente como fazer isso.

A sacada

Antes de entrar em detalhes, vamos deixar claro uma coisa, desde o início: ninguém é abençoado com felicidade e boa forma sem algum esforço. Ninguém vaga pela vida toda magro e alegre. Pessoas com mais de 25 anos que dizem poder comer o que quiserem sem jamais fazer exercícios, mantendo-se magro e alegre, estão mentindo.

Qualquer pessoa que tenha a bênção de ser feliz e saudável tem de trabalhar por isso. É preciso consciência. Para ser assim, é preciso responsabilidade e ação. É preciso trabalhar todos os dias, por vezes em toda refeição. As pessoas desse tipo organizam, preparam e agem com regularidade. Fazem planos para o futuro, assumem suas escolhas, por vezes mantêm registros sobre o quê e quanto comem e monitoram o progresso. Elas arrumam suas cozinhas de modo a abastecê-la com alimentos saudáveis, cercam-se de pessoas que apoiam seus esforços e têm o raciocínio de uma pessoa magra. Empurram os pensamentos negativos e sabotadores para fora da mente e os substituem por pensamentos positivos e afirmativos. Elas se preocupam em evitar repetir toda e qualquer escorregada que possa levá-las na direção do ganho de peso e da depressão. Toda pessoa magra e feliz mereceu ser assim!

Ter controle da saúde, da vida, do humor e da cintura não apenas traz mais felicidade do que você jamais imaginou, permitindo que você tome as rédeas da saúde corporal, como também é a garantia de um sucesso contínuo. Um estudo da Universidade de Missouri investigou a felicidade em longo prazo acompanhando alunos que tinham feito mudanças intencionais na vida visando ao sucesso, como participar de algum clube de atividade extracurricular. O estudo comparou esses alunos "com iniciativa" com outros que também tiveram experiências positivas que ocorreram aleatoriamente, como alunos que ganhavam bolsas de estudos. De início, todos os estudantes se sentiam felizes, mas apenas aqueles que tinham feito um esforço deliberado para atingir a felicidade permaneciam felizes em longo prazo. É preciso trabalhar para colher as recompensas. Quanto mais esforço é feito, tanto maior é a recompensa e tanto melhor você irá se sentir pelo resto de sua vida.

Há notícias ainda melhores. Sei que a maioria das pessoas não gosta de mudar seus hábitos, sua dieta ou de fazer um esforço para se exercitar. Não seria ótimo se fosse possível apenas assistir à televisão para tornar-se magro e feliz? Desculpe, mas isso jamais irá acontecer. É preciso fazer esforço, mas o que as pessoas em forma e contentes descobrem é que quanto mais elas se atêm ao programado, mais fácil se torna a manutenção do esquema. Quanto mais você empregar os segredos deste livro, mais provável será que as mudanças se tornem hábitos.

Autoavaliação: você come como uma pessoa feliz e saudável?

Seja completamente honesto. Às vezes, você pula alguma refeição? Come um lanche das máquinas de salgadinhos da empresa? De vez em quando, passa pelo *drive-thru* para comprar o jantar? Você bebe refrigerantes? Come salgadinhos? Você come por estar feliz ou para aliviar a tristeza? Seja totalmente honesto. Agora é a hora de dar uma boa olhada no que você está comendo.

Responda a essas questões (de forma honesta!) e depois some o resultado para ver como você se sai, o que está funcionando e o que precisa ser ajustado. Pontue cada resposta de 0 a 2 (0 = nunca, 1 = às vezes, 2 = sempre).

1. Como ao menos oito porções de frutas coloridas e/ou vegetais (batatas, empanados e alface não contam) todos os dias.
2. Como ao menos duas verduras, como alface-romana, espinafre ou brócolis, todos os dias.
3. Como ao menos uma fruta ou vegetal de cor laranja-escuro, como cenoura, damasco, batata-doce ou melão, todos os dias.
4. Consumo um ou mais dos seguintes alimentos: castanhas, soja, legumes, cerejas azedas, *berries* (uvas, amora, morango, mirtilo) ou germe de trigo ao menos cinco vezes na semana.
5. Todos os dias incluo ao menos uma porção de frutas cítricas em minha dieta.
6. Costumo comer sempre grãos integrais, incluindo pães, cereais, macarrões e biscoitos 100% integrais.
7. Consumo uma média de três porções diárias de leite desnatado ou derivados e/ou queijo, leite de soja ou suco de laranja enriquecidos com cálcio.
8. Costumo incluir salmão ou outro peixe gordo em minha dieta ao menos duas vezes por semana, ou então me certifico de ingerir ao menos 200mg de gorduras ômega-3 DHA por dia.
9. Tenho cuidado em relação à ingestão de gorduras e só faço uso de gorduras saudáveis, como azeite de oliva ou óleos derivados de castanhas.
10. Leio rótulos e dou preferência a alimentos que não contenham ou contenham pouco açúcar adicionado. Também como poucas sobremesas, e sempre porções pequenas.
11. Estabeleço limites para a ingestão de alimentos processados, de conveniência ou de fast-food.

12. Tomo café da manhã todos os dias.
13. Faço pequenas refeições e lanches durante o dia para garantir um intervalo máximo de quatro horas entre as refeições.
14. Tomo ao menos oito copos de água por dia.
15. Quando tomo café ou bebidas que contêm cafeína, bebo com moderação (por exemplo, não mais que 700ml por dia).
16. Nos restaurantes, peço pratos saudáveis e pobres em gorduras, como saladas, vegetais cozidos no vapor, frango ou peixe grelhado e frutas frescas. Também observo o tamanho das porções.
17. Bebo álcool com moderação ou evito beber (por exemplo, um drinque ou menos por dia).
18. Limito meus vícios a pequenas quantidades de vinho tinto, chocolate escuro e/ou chá algumas vezes por semana.
19. Tomo uma dose moderada de um suplemento de vitaminas e minerais.
20. Faço ao menos 30 minutos de exercícios por dia e alcanço até uma hora em três ou mais dias da semana.

Resultado:

35 a 40 pontos: Impressionante. Sua dieta beira a perfeição. Você deve ser abençoadamente feliz e saudável. Se não for, faça o teste novamente e certifique-se de ser completamente honesto, prestando especial atenção às porções e à quantidade de atividades físicas.

29 a 34 pontos: Bom trabalho. Você está no caminho para ser feliz e magro. Mantenha os hábitos saudáveis, mas faça pequenos ajustes nas perguntas que receberam menos de 2 pontos.

20 a 28 pontos: Na média. Você se encaixa junto com a grande maioria das pessoas, o que significa que há algumas mudanças que precisam ser feitas o mais rapidamente possível. Identifique três ou quatro perguntas respondidas com 0 ou 1 que você queira elevar para 1 ou 2. Quando tiver feito isso, escolha outras mais duas ou três perguntas.

0 a 19 pontos: Necessita grandes mudanças. Hora de começar a levar sua saúde bem mais a sério se você quiser ser mais feliz, mais saudável e mais magro. Estabeleça um objetivo como melhorar seu resultado neste teste em três pontos por mês até que o resultado esteja acima de 19 pontos.

Você merece o melhor

Você merece sentir-se e estar na melhor forma. Você merece sentir-se bem e ser respeitado. É preciso que você acredite ser merecedor, ou estará sabotando qualquer tentativa de reinventar a si mesmo, sua saúde, seu humor, seu peso e sua vida. Você só conseguirá chegar lá se tomar uma decisão e se assumir a responsabilidade para que as coisas aconteçam. Os passos são simples:

- Primeiro, acredite que você merece.
- Segundo, decida-se por querer.
- Terceiro, comece.
- Quarto, mantenha-se no caminho.

Esses são os passos que Mary, uma dona de casa aposentada que mora em Austin, no Texas, descobriu serem necessários. Mary tinha pelo menos 34kg de sobrepeso. Ela desejava desesperadamente perder peso, ao mesmo tempo em que negava a si mesma o fato de que comia demais. Ela me contou que sua dieta consistia de vegetais, saladas, peito de frango grelhado e, de vez em quando, uma taça de vinho. Mas Mary estava mentindo. Talvez ela não tivesse essa intenção, mas ninguém fica acima do peso apenas comendo brócolis! Mary demonstrava tamanha negação que, por fim, decidi passar um dia com ela. O resultado não foi nada surpreendente.

A cozinha de Mary era um claro indicador de que mais do que apenas vegetais estavam presentes em sua dieta. A geladeira e a despensa estavam abarrotadas de comida que estragariam o humor até mesmo da Miss Simpatia, incluindo manteiga, creme de leite, leite integral, uma variedade de queijos, sorvete, sobremesas processadas, bolinhos industrializados e várias garrafas de molho de queijo. Sua xícara de café matinal era mais misturada com leite que pura. Ela devorou todos os restos de nossa refeição enquanto carregava a lavadora de louças, petiscou um pacote de nozes sortidas durante toda a manhã, enquanto conversávamos, e pediu a mesma salada que eu no restaurante — com a diferença que ela pediu molho, *croutons* e queijo, enquanto meu molho veio separado, sem qualquer dos outros opcionais.

Passamos o dia todo imóveis, sem qualquer tipo de exercício físico. "Estou tendo problemas com meu quadril", ela contou, alegando ser a desculpa para não praticar exercícios. Apesar de o jantar consistir de vegetais assados e peito de frango, os vegetais tinham ganho quase 600kcal vindas do azeite de oliva, e o peito de frango era recheado com um queijo gorduroso. Ao fim do dia, Mary tinha consumido quase 3.000kcal, tendo gasto apenas cerca de 300kcal na curta caminhada que fizemos ao redor da casa e até o carro para ir ao restaurante. Seu corpo de pouco mais de 1,5m de altura não tinha outra opção além de armazenar as calorias extras como gordura.

O primeiro passo de Mary na direção de mudar seu humor e sua silhueta foi tornar-se totalmente honesta consigo mesma (com uma pequena ajuda minha). Sim, ela realmente queria perder peso; ela não estava apenas flertando com tal desejo. Ela concordou em abandonar as desculpas, ao mesmo tempo em que abriu mão da manteiga e dos molhos gordurosos, além de começar a ler sobre nutrição. Ela manteve um registro detalhado de tudo que comeu e bebeu durante uma semana. Aquele registro foi um alerta para a mudança que ela precisava fazer em seus hábitos. A partir disso, passamos a ajustar sua dieta para encaixar os 10 segredos da felicidade testados e aprovados, visando a um corpo magro e definido, que incluem:

1. Concentre-se em comida natural em vez de comida processada.
2. Siga a "Regra do 1-2-3" no café da manhã.
3. Opte por carboidratos de qualidade e livre-se dos refinados.
4. Use a solução dos 6% para controlar a fome de doces.
5. Distribua alimentos que melhoram o humor em seu hábito alimentar.
6. Inclua mais gorduras que turbinam o humor.
7. Acentue a melhora tomando os suplementos certos.
8. Adote alguns hábitos benéficos em sua dieta semanal.
9. Saiba quais bebidas — e quantidade — ingerir.
10. Termine o dia com a refeição certa.

O "segredo número 11", na verdade, não é segredo algum. Mary precisava passar a fazer exercícios, se estivesse realmente decidida a sentir-se e a parecer do melhor modo possível. E você também. Qualquer dieta que lhe diga o contrário estará prestando um desfavor a você. Quase todo mundo que teve sucesso em perder peso e manter as calorias longe, bem como em aumentar o quociente de felicidade, fez exercícios. Sem desculpas. Ponto. Os benefícios valem tanto a pena que prometo a você que esse é um hábito digno de ser adotado, não importa sua idade, suas limitações nem sua atual forma física.

Mary tinha problemas no quadril, mas isso não a impediu de nadar e fazer musculação na academia. Ela trocou as desculpas e a falta de honestidade por um plano definido para manter o peso sob controle. Ao final do ano, Mary perdera 21kg:

> Acima de tudo, algo que eu não esperava é que, em algumas semanas de mudança de meus hábitos alimentares, comecei a perceber que a nuvem negra que pairava sobre minha cabeça começava a desaparecer. Comecei a me sentir eu mesma de novo. Valorizo essa mudança mais do que a perda de peso. Jamais voltarei para meus antigos hábitos alimentares. Simplesmente não vale a pena!

Segredo nº 1:
Coma alimentos verdadeiros em 75% do tempo

A promessa

Após uma semana adotando este hábito, você irá:

- Perder de 0,5 a 1kg.
- Notar uma redução na vontade de comer.

Após um mês, você irá:

- Ter mais energia.
- Pensar de forma mais clara.
- Notar melhorias na memória e no humor.
- Perder mais peso.
- Notar uma "alegria de viver" em sua atitude.

Após um ano, você irá:

- Perder até 12kg (quanto mais bobagens eliminar e quanto mais alimentos saudáveis ingerir, mais peso irá perder).
- Sentir-se e parecer de 5 a 10 anos mais jovem.
- Reduzir o risco de todas as doenças associadas à idade, incluindo doenças do coração, câncer, diabetes, hipertensão e perda de memória.

Sam é um novo homem desde que aprendeu uma importante lição anos atrás. Esse não é seu nome verdadeiro, já que relutou que eu revelasse sua identidade — ele sente vergonha pela história que vou contar. Esqueça que eu lhe contei que ele é um terapeuta de casais e de famílias que vive no sul da Califórnia e que tem lindos cabelos, pelos quais qualquer mulher que valha seu peso em estrogênio faria de tudo para acariciar. Mas Sam nem sempre teve esses cabelos. Na verdade, foi o fato de quase perder suas madeixas que ensinou a ele a lição.

Sam se alimentava razoavelmente bem enquanto sua mãe cozinhava para ele em seus anos de escola, mas a dieta pareceu entrar em queda livre quando ele passou a cursar a universidade. Sem ter ninguém no alojamento para insistir que ele comesse vegetais, ele passou o primeiro ano da faculdade vivendo de pizza e Coca-Cola. Suas opções alimentares foram de mal a pior quando passou a morar sozinho. "Havia dias em que tudo que comia eram bolinhos ou refeições congeladas", ele admite, acrescentando: "Com exceção do maravilhoso 'macarrão com queijo' congelado, não recordo ter sujado uma única panela."

Por anos, ele pareceu conseguir se virar comendo esses desastres alimentares, porém, em algum momento no fim de seus 20 anos, chegou a hora de pagar o preço. "Eu era jovem, mas estava perdendo cabelo. Tinha terríveis dores no estômago e me sentia horrível. Ora, eu começava a parecer com meu pai, o que não seria ruim, se ele não fosse 32 anos mais velho que eu!" Naquela época, um amigo casualmente comentou que ninguém seria capaz de comer do jeito que Sam fazia sem sofrer uma morte horrível em idade precoce. Era uma piada, mas ele levou a sério. Era o alerta de que ele precisava. "Eu não cozinhava, odiava vegetais e era viciado em queijo processado, mas estava assustado", ele lembra.

E foi assim que conheci Sam. Ele apareceu em meu consultório ansioso, mas disposto a fazer mudanças, sem ter a menor ideia de por onde começar. Ele tinha certeza de que eu o faria beber suco de grama ou jantar bolos de levedura. Em vez disso, começamos devagar, apenas para acostumá-lo a comer alimentos de verdade. Ele começou beliscando laranjas e bananas em vez de salgadinhos, comprando frango assado e leite desnatado no mercado em vez de passar em um *drive-thru* para pedir um Big Mac de dois milhões de calorias. O próximo passo foi comer de maneira mais regular e abastecer a despensa com alimentos fáceis de preparar, como manteiga de amendoim, pães integrais, vegetais pré-preparados e frutas congeladas. "Descobri que não precisava nem cozinhar para comer bem", ele conta, "o que foi um grande alívio para um cara com fobia de cozinha".

A dieta funcionou como uma bola de neve. Quanto melhor ele comia, melhor se sentia; e quanto melhor se sentia, mais motivado ficava para comer melhor. Em poucos meses, o cabelo dele tornava a crescer, e suas dores estomacais haviam sumido. Os dias de desastre alimentar ficaram para trás, e Sam se recuperou de seu vício por comida ruim.

Mas a história de Sam não é única. Tanto em laboratórios de pesquisas quanto em meu consultório, os resultados são os mesmos. Um estudo da Universidade da Califórnia, em Los Angeles, descobriu que, em apenas duas semanas de uma dieta saudável, as pessoas começavam a demonstrar uma melhora significativa nas funções mentais e na memória. Não consigo nem dizer quantas pessoas já relataram casos semelhantes para mim. Essas pessoas seguiram meus conselhos e se espantaram por perceber como se sentiam melhores. Mesmo as pessoas que creem ter uma boa alimentação notam melhorias na disposição, no humor, na motivação, nas faculdades mentais, na medida da cintura e muito mais, quando fazem mudanças relacionadas a como, quando e o que comem. Sinceramente, não consigo compreender por que as pessoas não cuidam melhor de si mesmas, uma vez que os lucros são indescritíveis!

Mas também me assombro com as coisas que as pessoas toleram. Elas toleram a sensação de cansaço dia após dia. Dão de ombros para a depressão e para as variações de humor que desgastam relacionamentos e abafam o desfrutar da vida. Elas cedem à vontade de comer e culpam a si mesmas por ter pouca força de vontade. Arrastam-se ao longo do dia devido a poucas horas de sono e nenhum entusiasmo. Os ombros ficam tensos por conta do estresse, o estômago dá um nó e o cérebro parece confuso. Com frequência parecem mais velhos do que a idade real, ou simplesmente vivem acabados. Talvez, como Sam, estejam perdendo os cabelos, talvez a pele esteja perdendo o brilho natural.

A relação comida–humor pode trabalhar em seu benefício, ou contra você. Quando você se sente triste, você come mal, o que o faz sentir-se ainda pior. É isso que vem sendo provado estudo após estudo, incluindo um deles, da Universidade do Sul da Califórnia, realizado em controladores de tráfego aéreo, o qual concluiu que o estresse evolui para problemas de humor, como a depressão, levando então a problemas físicos. A fadiga e a depressão fazem com que fiquemos menos motivados a comer melhor e a cuidar de nós mesmos. E isso é tudo o que você pode fazer se quiser se arrastar ao longo do dia. Você pode acabar abandonando a ideia de emagrecer, mergulhando no álcool, vegetando em frente à televisão, comendo porcarias e talvez deixando de cumprir as instruções de certos remédios. Como resultado, ganhará peso, não se sentirá nem dormirá bem, ficará mais estressado e apreciará menos a vida.

Mude seus hábitos alimentares, e eu garanto que você irá sentir-se melhor, dando início à espiral do trabalho de sair da depressão em direção a um novo você. Quanto mais melhorias você realizar em sua alimentação, mais rápidos e impressionantes serão os resultados.

Não fomos feitos para sentir dor ou viver deprimidos. Decerto não fomos criados para sermos gordos. Esses são sintomas de que algo está errado e precisa ser consertado. Optar por alimentos verdadeiros e abandonar a má alimentação irá ajudar, se não resolver o problema.

O que são alimentos verdadeiros?

Alimentos verdadeiros são alimentos autênticos, tão próximos de sua forma original quanto possível. Por exemplo o brócolis, não o brócolis que vem no molho de queijo; a tigela de cereais integrais, não a barra de granola processada; e as frutas, mas não as desidratadas, processadas e embaladas. São alimentos ricos em tudo que a Mãe Natureza pretende que sejam. São alimentos que naturalmente transbordam vitaminas, fibras, minerais, gorduras essenciais, proteínas e milhares de fitonutrientes ricos em antioxidantes que melhoram a saúde e protegem cérebro e corpo contra as doenças e o envelhecimento. Alimentos verdadeiros não contêm tabelas nutricionais e, quando as apresentam, é possível reconhecer e pronunciar cada um dos itens listados. Alimentos verdadeiros crescem em árvores, arbustos ou vinhas. Eles têm duas ou quatro patas, ou nadadeiras. Você os conhece sob a forma de frutas, vegetais, grãos integrais, legumes, carnes magras, frutos do mar, derivados do leite ou quaisquer outros alimentos produzidos a partir desses ingredientes básicos.

Onde posso encontrar alimentos verdadeiros?

Confira as seguintes sugestões de sites (em inglês) para começar a compreender melhor o que são alimentos verdadeiros:

eatwellguide.org e localharvest.org: informações sobre onde encontrar carne não industrializada e produtos orgânicos.

organicconsumers.org: um alerta de como sua escolha na hora de comprar afeta o meio ambiente.

wwoofusa.org: sigla para Worldwide Opportunities on Organic Farm, USA [Oportunidades Mundiais para o Cultivo Orgânico nos Estados Unidos da América]; página para o voluntariado em plantações orgânicas.

centerforfoodsafety.org: mantenha-se atualizado com as políticas governamentais e aprenda como você pode pressionar o Congresso e outras agências a apoiar fornecedores de alimentos verdadeiros.

Quanto mais os humanos alteram os alimentos verdadeiros, menos nutritivos eles se tornam, ficando menos vivos e frescos. Em geral, quanto mais processado é um alimento, menor é a quantidade de vitaminas, minerais, fibras e fitonutrientes presentes; por outro lado, maior é a quantidade de calorias, gorduras, sal e açúcar.

Grãos processados, por exemplo, têm valor nutricional nulo. A maioria, se não todas, das vitaminas, dos minerais, dos antioxidantes, dos fitonutrientes e das fibras originais é removida do alimento integral, restando apenas o carboidrato branco e refinado. Então, um único mineral e quatro vitaminas são adicionados para "enriquecer" esses grãos patéticos. E isso é apenas a farinha que vai em um alimento processado como o pão de um Big Mac, os flocos de uma caixa de cereal ou os bolinhos, as broas e os doces vendidos na lanchonete.

Uma amiga fez uma experiência com hambúrgueres vendidos em redes de fast-food. Ela os colocou em uma prateleira, abandonados em sua cozinha. Seis meses depois, o sanduíche tinha quase a exata aparência do início. O hambúrguer e o pão eram tão processados que nem mofo crescia neles! Um alimento morto assim não merece ser ingerido.

Cinco alimentos verdadeiros para ingerir com moderação

Eles podem até ser naturais, orgânicos ou verdadeiros, mas os seguintes alimentos são bombas nutricionais que irão sabotar seu humor, sua saúde e sua cintura. Reduza o consumo ou evite os seguintes produtos:

Manteiga.
Carne vermelha com taxa de gordura maior que 7% sobre o peso.
Toucinho.
Gema de ovo (não ingerir mais que 6 por semana).
Queijos gordurosos.

Alimentos verdadeiros, não serragem

Alimentos verdadeiros são o combustível por meio do qual os seres humanos evoluíram. Eles compõem a dieta padrão de nossos ancestrais caçadores-coletores por milhares de anos. Reflita sobre isso na próxima vez que você morder um biscoito coberto de requeijão, ou quando for espetar o garfo em um imenso hambúrguer ou, ainda, quando for matar a sede com uma garrafa de água vitaminada. Nenhum desses alimentos — aliás, nenhuma comida processada — jamais passou pelos lábios de um de nossos ancestrais, e isso contando desde muito antes de a história começar a ser registrada.

Ingerir alimentos verdadeiros equivale a respirar ar puro, claro, das montanhas, rico em oxigênio. Nossos corpos necessitam de alimentos verdadeiros não apenas para viver, mas também para vibrar. É de comida viva e nutritiva que nossos corpos necessitam para poderem funcionar como máquinas bem-ajustadas. Por outro lado, uma dieta repleta de alimentos processados é tão estranha para nosso corpo como seria respirar monóxido de carbono. Não é surpresa que pessoas se animem quando optam por dietas ricas em alimentos verdadeiros, relatando quão bem se sentem — do mesmo modo como notamos em quão boa forma elas parecem estar.

Eis o truque. Não se trata de os alimentos verdadeiros serem apenas bons para nós. Jamais alguém diria que gasolina é boa para um carro, ou que água faz bem para um peixe. Mas quando nossos corpos não consomem alimentos verdadeiros em quantidade suficiente, eles começam a se deteriorar, da mesma forma com que um carro irá apresentar problemas se for abastecido com gasolina de má qualidade e que um peixe morrerá em água imprópria.

A comida processada foi a causadora da queda dos cabelos de Sam, e foram os alimentos verdadeiros que fizeram com que eles tornassem a crescer. Alimentos processados levam ao aumento de peso, à depressão e outras doenças, enquanto os alimentos verdadeiros nos resgatam dessa estagnação. Quando Sam passou a realizar uma dieta baseada em alimentos verdadeiros, seu corpo pôde funcionar no ritmo natural, e ele começou a sentir-se muito bem pela primeira vez em muitos anos. Ele também ficou com uma ótima aparência, reduziu o risco de manifestar doenças, passou a ter mais energia, perdeu peso sem fazer muito esforço, passou a raciocinar de forma mais clara e parecia ser cinco anos mais jovem. Nada mal, considerando o pequeno esforço realizado em sua despensa!

> O barato natural
>
> Quando optamos por dietas baseadas em alimentos verdadeiros, passamos a funcionar em sintonia com o ritmo e o equilíbrio natural, o que permite que o corpo cresça, seja reparado e vibre de maneira ainda mais intensa do que você pode imaginar.

O plano completo

Com frequência me perguntam sobre alimentos que servem para dar mais energia, ou para turbinar o humor, como se acrescentar uma manga ou uma tigela de semente de linhaça a uma dieta horrenda fosse a única providência necessária para mudar a maré de mau humor. Acreditem, há alguns alimentos de grande eficiência na melhora do humor sobre os quais irei tratar mais adiante, no Capítulo 5, mas eles de nada adiantarão se no geral sua dieta for ruim. Por outro lado, distribua esses superalimentos em uma dieta baseada em alimentos verdadeiros e *voilà*! Um milagre acontecerá.

Milhares de estudos, realizados em décadas de pesquisas, incluindo estudos da Universidade de Toronto e da Universidade Tufts, em Boston, apontam repetidamente que a ingestão de alimentos verdadeiros resulta na diminuição do risco de doenças, no aumento da felicidade e na melhoria da forma física. Por exemplo, cortar alimentos processados com altas taxas de gorduras saturadas diminui o risco de doenças; porém, combine esse hábito com o consumo de frutas e vegetais, e o risco de apresentar doenças irá cair ainda mais drasticamente. Um estudo que acompanhou 10.449 pessoas ao longo de dez anos concluiu que as pessoas cuja dieta era majoritariamente composta de alimentos verdadeiros como frutas, vegetais e legumes apresentavam os menores índices nos riscos de morrer por alguma doença, incluindo doenças do coração e câncer. O Centro de Prevenção e Controle de Doenças (CDC, na sigla original) relata que pessoas que evitam comida processada, restaurantes fast-food e que se preocupam em ingerir alimentos verdadeiros são mais bem-sucedidas na perda de peso em longo prazo.

A dieta mediterrânea é um exemplo perfeito. Essa dieta diminui radicalmente o risco de doenças e contribui para a perda de peso em longo prazo; estudos relatam que, quanto mais as pessoas se atêm à dieta mediterrânea, mais felizes elas se tornam. Essa dieta tradicional (que, a propósito, está praticamente extinta e em nada se parece com a maioria das refeições realizadas hoje em dia em Roma, Barcelona, Atenas ou Marrocos) é baseada em grãos (macarrão, polenta e outros pratos feitos de grãos integrais), frutas, vegetais e legumes. Ela consiste na ingestão diária de pequenas quantidades de azeite e iogurte, com peixes e aves dando o ar da graça algumas vezes por semana. Carnes e doces raramente são consumidos, quase sempre poucas vezes por mês. Consome-se vinho, geralmente tinto, com moderação. Com exceção de alguns doces e do macarrão, não há quase nenhuma comida processada nessa tradicional dieta.

Qual é o segredo da dieta mediterrânea? A resposta será diferente dependendo do profissional para quem você perguntar. Alguns especialistas apontam o licopeno, presente nos tomates, como o responsável pela redução no risco de doenças. Outros dizem que são as gorduras benéficas presentes nos peixes e nas azeitonas, somadas aos fitonutrientes antioxidantes e anti-inflamatórios dos azeites. A ausência de gordura saturada e a abundância de carboidratos ricos em fibras também levam crédito pela redução dos riscos do diabetes, da depressão, da obesidade, das doenças cardíacas e do câncer. Produtos ricos em vitaminas e minerais são notáveis pela influência do bom humor; a alta concentração de luteína contribui para a redução do risco de perda de visão; o resveratrol presente no vinho é, certamente, o responsável pelos baixos índices de doenças inflamatórias, como Alzheimer; enquanto os probióticos do iogurte explicam a raridade de problemas com o trato digestivo. Outros pesquisadores sustentam que as altas taxas de vitamina C e de betacaroteno, presentes em todos os produtos, explicam as baixas taxas de câncer, enquanto alguns estudos apontam que a ingestão frequente de magnésio diminui os níveis de estresse. Estudos recentes da Universidade Estadual do Arizona sugerem até mesmo que o vinagre, quase absoluto nos molhos de salada usados nessa região, é o motivo pelo qual, ali, são praticamente inexistentes a obesidade e a artrite.

Na verdade, não se pode apontar apenas um fator, visto que há dezenas de milhares deles. Uma dieta baseada em alimentos verdadeiros fornece o equilíbrio e as quantidades perfeitas dos mais de 40 nutrientes e quase um milhão de fitonutrientes necessários. Nosso corpo depende desse equilíbrio. É esse equilíbrio que permite que nossos sistemas imunológico, antioxidante e celular mantenham o barco, nosso corpo, navegando em condições excelentes. Isso só se consegue com toda a dieta, e não com apenas um alimento ou um nutriente. Na verdade, a dieta mediterrânea é apenas uma das muitas dietas baseadas em alimentos verdadeiros, como a dieta de Okinawa, fundamentada em uma alimentação que resulta em elevada longevidade, e a cozinha vegetariana ou asiática, todas elas repletas de alimentos verdadeiros e parcimoniosas com lixo processado. Eis o segredo para vidas longas, saudáveis e felizes e para corpos em forma. É esse o plano completo, que precisa ser verdadeiro, não processado.

PIRÂMIDE DA DIETA MEDITERRÂNEA

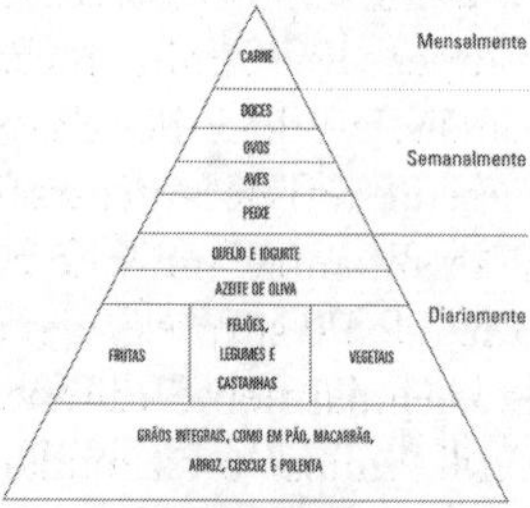

Recomendação diária para bebidas:
6 copos de água — vinho com moderação

PIRÂMIDE DA DIETA VEGETARIANA

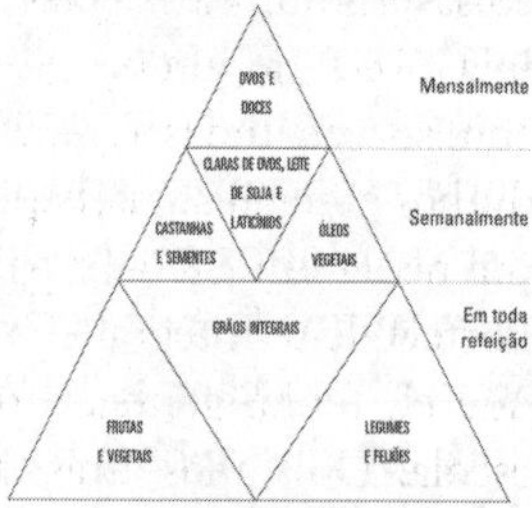

Recomendação diária para bebidas:
6 copos de água — álcool com moderação

PIRÂMIDE DA DIETA DE OKINAWA

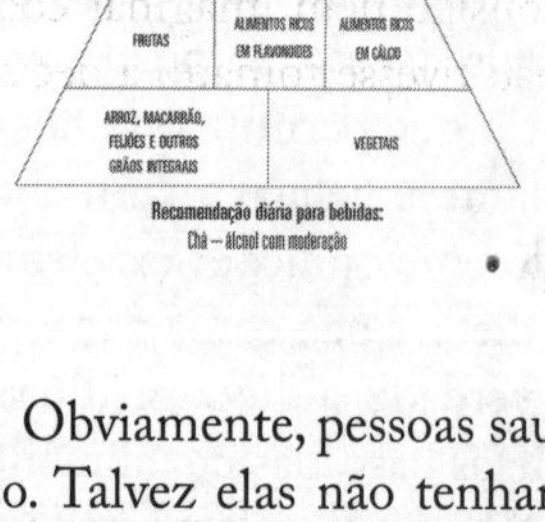

Recomendação diária para bebidas:
Chá — álcool com moderação

PIRÂMIDE DA DIETA ASIÁTICA

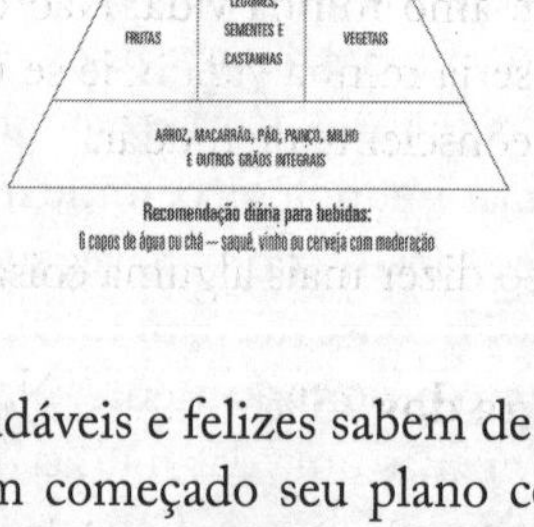

Recomendação diária para bebidas:
6 copos de água ou chá — saquê, vinho ou cerveja com moderação

Obviamente, pessoas saudáveis e felizes sabem de tudo isso. Talvez elas não tenham começado seu plano com a intenção de cortar alimentos processados do cardápio. Muitos descobriram ao longo do caminho, conforme experimentavam, colecionando fracassos e sucessos, que obteriam melhores resultados na perda de peso e que seriam mais felizes durante o processo conforme diminuíam o consumo de lixo tentador.

Alex, um estudante universitário em Washington, teve esta experiência pessoal:

> Durante o ensino médio, tudo o que eu comia eram coisas gordurosas, cheias de açúcar e processadas. Comia pizza de almoço, recompensava a mim mesmo com sorvete todas as noites, beliscava docinhos e salgadinhos como batatas, bebia apenas refrigerantes e sempre pedia um *croissant* para acompanhar um café com hortelã, leite integral e creme. Não é surpresa alguma que eu tenha ganhado peso regularmente durante a escola! Dois anos atrás, decidi realizar uma mudança radical em minha dieta. Coloquei uma tampa em todas essas coisas processadas. Voltei-me para saladas, peito de frango, grãos integrais, café com leite desnatado e sem açúcar em vez do usual, passei a comer toneladas de vegetais e a beber litros e litros de água. Quanta diferença em minha disposição e no meu peso! Perdi 27kg, os quais não voltarei a ganhar. Minha disposição é muito maior agora. Tenho mais autoconfiança e amo minha vida. Não consigo nem imaginar como seria minha vida hoje se não tivesse tomado a decisão consciente de mudar.

Preciso dizer mais alguma coisa?

A regra dos 75%

A essa altura, espero tê-lo convencido a rever sua dieta de forma a perceber onde pode trocar alimentos processados por alimentos verdadeiros. Mas não é preciso abrir mão de nada. Assim como Sam, que continua comendo pizzas e bolos, você também pode incluir comidas que vêm em caixas, pacotes ou embalagens. Você tem apenas de focar em uma dieta em que alimentos verdadeiros prevaleçam sobre todas as coisas processadas. Se três de cada quatro alimentos que você escolhe são alimentos reais, ou se três de cada quatro mordidas são em alimentos vindos direto de uma vinha, de um arbusto ou de uma planta, então você estará fazendo o suficiente para garantir um humor melhor e uma cintura mais fina.

É a regra dos 75% — 75% de tudo que passa por sua boca deve ser alimento verdadeiro. Essa regra permite que você viva no atual ambiente tóxico dos restaurantes fast-food e de mais de 45 mil produtos processados que entopem as prateleiras dos mercados, sem deixar de ser feliz e magro.

A regra dos 75% facilita a tarefa de se alimentar sem gastar horas na cozinha e sem sacrificar preferências e prazeres. Confira a "Lista de Compras de Alimentos Verdadeiros", que será apresentada adiante, para saber que tipo de alimentos buscar quando for às compras. Mesmo quando for comprar comida processada, dê preferência àquelas com maior quantidade de ingredientes verdadeiros. Por exemplo, siga as regras descritas no Capítulo 3 para escolher comida processada com a maior quantidade de grãos integrais. Para outros alimentos, eis aqui algumas linhas gerais:

1. Gorduras totais: 3g de gordura para cada 100kcal. Esse é o limite para as gorduras presentes nos alimentos processados. Descarte qualquer produto que tenha mais gorduras que esse limite. Prefira alimentos pobres em gorduras (em especial, pobres em gorduras saturadas e gorduras trans), que forneçam alguma medida de fibras e de baixas a médias calorias. Quanto mais gorduras, mais calorias. Portanto, limite o teor de gorduras totais a não mais que 3g para cada 100kcal.

O foco aqui é na taxa de gorduras em vez de na quantidade de gorduras, porque não é desejável recompensar fabricantes que mantêm a quantidade de gorduras baixas ao dividir os produtos em pequenas porções. O rótulo de uma refeição congelada pode até dizer: "Apenas 8g de gorduras e 210kcal", mas será que essa é mesmo uma refeição? Uma xícara de iogurte com frutas contém 250kcal, mas não chamamos isso de refeição. É apenas um petisco. É verdade que 7 de cada 10 americanos estão lutando contra a balança, mas nenhuma dieta deve ter menos de 1.200kcal por dia; supondo que uma pessoa coma um terço das calorias do dia em cada refeição, isso significa ingerir ao menos 400kcal por vez. Se você comer uma refeição congelada de 200kcal, é provável que diga a si mesmo: "Ora, meu almoço foi tão saudável, acho que posso comer um docinho agora, como aquele meio pote de sorvete do congelador." É preciso uma refeição saudável que o faça ficar satisfeito sem que ela tenha calorias demais.

2. Limite as gorduras saturadas a 1g para cada 100kcal.
Prefira produtos que tenham menos de 10% de calorias vindas de gorduras saturadas. Isso significa cerca de 1g de gordura saturada ou menos para cada 100kcal.

3. Elimine as gorduras trans.
Bem, o rótulo diz em letras chamativas e grandes: "SEM GORDURAS TRANS". Mas "zero" gorduras trans nem sempre é realmente zero. Pode ser que esse zero signifique

0,5mg em "nutricionês". Confira as informações nutricionais e busque "óleos vegetais hidrogenados". Se isso estiver presente, descarte o produto. Uma exceção para essa regra é a manteiga de amendoim. Há tão pouca gordura hidrogenada na maioria das marcas de manteiga de amendoim que seriam necessárias 153 porções (um total de 28.764kcal!) para se obter 0,5mg de gorduras trans.

4. Limite o sódio.

Quer você tenha pressão alta ou não, você terá benefícios se reduzir a ingestão de sódio. Muitos alimentos processados, em particular as refeições congeladas de jantar e café da manhã, grãos industrializados, comidas enlatadas ou ensacadas e, claro, salgadinhos, são como bombas de sódio, muitas vezes preenchendo a quantidade diária recomendada de 2.400mg. Prefira alimentos verdadeiros com taxas de sódio próximas a zero e complemente esses alimentos com comida embalada que tenha não mais de 480mg por porção.

Truques de pessoas felizes e saudáveis

Certa vez, fiz um trabalho de assessoria com corredores das Universidades Estaduais de Ohio e de Oregon, que consistia em perder peso com uma dieta de 7.000kcal por dia. Você não gostaria de ceder a qualquer tentação alimentícia, permitindo-se comer como um jovem de 20 anos que corre 160km por semana? Bem, esqueça. Para os mortais, como nós — magros e gordos, homens e mulheres — devemos estabelecer um limite para a ingestão de calorias, evitando ficarmos tristes e obesos. Eis alguns truques que essas pessoas saudáveis e felizes dividiram comigo ao longo dos anos em que os ajudei a se manterem em forma e otimistas.

"Peça saladas sem *croutons* e queijo, com o molho em separado. Deixe 95% do molho intacto ao terminar de comer."

"Nos restaurantes, peça que sirvam torradas virgens, sem manteiga. Mais ainda, peça para o garçom trocar a porção de batatas cozidas ou fritas por uma porção extra de legumes cozidos."

"Nos sanduíches, use mostarda em vez de maionese."

"Economizo muito dinheiro e toneladas de calorias carregando sempre comigo minha própria garrafa d'água, evitando ter de comprar refrigerantes, chás gelados ou isotônicos."

"Nunca coma nada frito ou empanado."

"A regra mais importante de minha dieta é não comer refeições que não incluam ao menos duas frutas ou vegetais."

"Escove os dentes depois do jantar para diminuir a tentação de fazer um lanchinho mais tarde."

"Quando como fora, sempre peço para o garçom separar para viagem metade de meu pedido mesmo antes de a comida chegar à mesa."

"No jantar, como coisas do café da manhã, assim fico menos tentado a querer uma sobremesa."

"Todo dia, ou o almoço, ou o jantar, sempre é uma salada."

"Sempre preparo o almoço ou o lanche que vou levar. Assim, sei o que e quanto irei comer."

"Quando bate a tentação de comer bobagens, lembro a mim mesmo que preciso de 5 minutos para comer, mas depois voltarei a me sentir culpado, e talvez estufado."

"Masco um chiclete sempre que sinto a tentação de exagerar na comida, como quando cozinho, para evitar ficar provando demais a comida, ou depois de comer, quando posso até ouvir os biscoitos me chamando."

Uma dieta com alimentos verdadeiros *à la* comida embalada

Eis alguns exemplos de como você pode combinar alimentos verdadeiros com comida processada para seguir a regra dos 75% e poder equilibrar uma nutrição adequada com a correria do dia a dia.

Café da Manhã

Opção 1: Um *waffle* integral. Prefira uma marca que forneça pelo menos 3g de fibras. Cubra com manteiga de amendoim e geleia de mirtilo. Sirva com suco de laranja enriquecido com cálcio e vitamina D.

Opção 2: Ovo mexido, uma fatia média de queijo com baixo teor de gordura e uma fatia de bacon envoltos em uma massa folheada com 0g de gordura trans por porção de 40g. Essa opção atende aos limites de gorduras totais e gorduras saturadas, mas exagera um pouco no sódio. Por isso, sirva com uma tigela de frutas em conserva (conservadas no próprio suco) e um copo de suco de laranja enriquecido com cálcio. (Leia os rótulos dos sucos de frutas: talvez o rótulo diga tratar-se 100% de suco da fruta, mas, se o suco for de concentrado de pera, uva verde ou maçã, então ele é apenas água com açúcar. Prefira sucos que não contêm concentrados e que não contêm xarope de glicose. As melhores escolhas são sucos naturais de laranja, abacaxi e tomate. Confira o Capítulo 8 para mais informações sobre bebidas.)

Opção 3: Uma omelete com vegetais. Prepare a omelete com sobras de vegetais e um substituto de ovo (polvilho azedo *ou* clara de ovo em pó) misturado a um ovo inteiro.

Sirva com pão integral tostado, um copo de leite e meio melão.

Opção 4: Uma tigela de mingau de aveia. Experimente fazer o mingau de aveia com ameixa e amêndoas ou de aveia com abóbora da seção "Receitas", ou aveia com mel e castanha preparada com leite, ou leite de soja. Sirva com um copo de suco de laranja integral enriquecido com cálcio e vitamina D.

Almoço

Opção 1: Duas fatias de pão integral com recheio de vegetais refogados. Sirva com uma tigela de frutas picadas e um copo de leite de soja ou misture as frutas com iogurte enriquecido com ácidos graxos ômega-3.

Opção 2: Coquetel de camarão. Procure camarões congelados com molho para coquetel nas prateleiras de congelados. Sirva com minicenouras e molho pobre em gorduras, fatias de maçã, salada picada ou outras frutas e vegetais. Ou compre camarão pré-cozido congelado e misture com alface picada para uma salada instantânea.

Opção 3: Pizzas congeladas. Essa opção é um pouco traiçoeira, mas você pode comer pizza e manter a cintura fina e o bom humor. De modo geral, escolha pizzas com maior quantidade de vegetais. Por exemplo, uma fatia de pizza grande de 140g com champignon e espinafre chega a ter até 100kcal a menos e muito menos gorduras totais e saturadas que qualquer pizza feita apenas com queijo ou com queijo e carne. Experimente também as pizzas integrais. Elas não se enquadram nos limites de gorduras totais e saturadas e de sódio, mas ficam bem próximas desses limites e a massa é feita de grãos integrais. Sirva com grande quantidade de salada e molho pobre em gorduras. Além disso, melhore sua pizza acrescentando tomates ou pimentões fatiados. Atenção para o tamanho das porções quando comparar as marcas de pizzas.

Opção 4: Sopas enlatadas. Produtos com a palavra "saudável" no rótulo têm de atender aos padrões estabelecidos para gorduras totais e saturadas e de sódio, por isso essa palavra é um indicador certeiro de que o produto é verdadeiramente saudável. Turbine a sopa e dilua mais o sódio acrescentando vegetais congelados ou que sobraram das refeições anteriores. Por exemplo, até a terceira série meus filhos não sabiam que a sopa de macarrão com frango da marca americana Campbell's continha ervilhas. Sirva qualquer sopa com frutas frescas e com uma salada.

Jantar
Como fazer para distinguir o que é bom do que é ruim?

Vamos nos concentrar em uma seção do mercado, a seção dos congelados. As refeições congeladas evoluíram muito desde os tempos das propagandas na televisão, quando a única dúvida consistia em escolher entre bolo de carne ou frango assado. Primeiro, reduziram-se as gorduras. Depois, começou o movimento de reduzir o sal. Hoje em dia, várias linhas fazem uso de grãos integrais. Algumas acrescentaram um pouco de vegetais, ainda que nenhuma os tenha em quantidade suficiente. Na maioria dos casos, a quantidade de vegetais é medida por colheradas, e não xícaras. A boa notícia é que você pode comprar bastante vegetais nas gôndolas de congelados para complementar sua refeição.

Opção 1: Carne bovina. O bife de carne magra moída, feito com aveia, ovo, cebola e temperos naturais continua como favorito imbatível. Lembre-se dos limites de 3g de gorduras totais e de 1g de gordura saturada para cada 100kcal. Com esses valores em mente, as linhas de produtos light com baixo teor de gorduras atendem aos limites estabelecidos, apesar de algumas marcas terem altos índices de açúcar, fornecendo cerca de 5 colheres de chá de açúcar por refeição! Em comparação, outras marcas de produtos industrializados que não possuem produtos com redução de gordura fornecem mais de 600kcal, sendo que 50% delas têm sua origem em gorduras e em mais de 3 colheres de chá de gorduras saturadas. Opte por produtos light com redução no teor de gorduras totais e saturadas e sirva com vegetais congelados preparados no vapor, como ervilhas ou feijões verdes, e uma salada feita de alface picada com molho pobre em gorduras.

Opção 2: Macarrão. Uma boa solução seria incluir macarrão integral coberto com molho para espaguete e servido com vegetais cozidos e uma salada picada. Infelizmente, esse é um dos exemplos que fizeram a má fama dos carboidratos. Não porque o macarrão tem muitas calorias, mas porque muitas das refeições feitas com ele estão carregadas de gorduras. As calorias de um fettucine ao molho branco feito com *cream cheese*, queijo parmesão e queijo de cabra acompanhado de pão de alho, brócolis e cenoura equivalem a comer cinco bifes bovinos ao alho acompanhado de brócolis. Por outro lado, uma massa integral com frango e legumes assados, ao molho de tomate com alho e manjericão e queijo parmesão é uma ótima escolha. Novamente, sirva com vegetais cozidos e salada para acompanhar a refeição.

Opção 3: Frango. Nos supermercados, há muitas opções de produtos light congelados com teores de gorduras e sódio reduzidos. Sirva com salada, vegetais congelados e um copo de leite desnatado.

Opção 4: Frutos do mar. Peixes são ótimos. E são a única fonte natural do ácido graxo ômega-3 DHA (ácido docosahexaenoico), que reduz o risco de doenças do coração e de perda de massa óssea, depressão, perda de memória e outros problemas. Uma massa integral com espinafre e cenoura ao molho de manjericão acompanhada de uma posta de salmão é uma ótima opção e uma das poucas refeições do mercado que contêm os saudáveis ômega-3!

Você pode até comer sobremesa nesta dieta de alimentos verdadeiros. Existem picolés no mercado com apenas 50kcal, sem adição de açúcar. Tortas de frutas ou legumes como abóbora, cenoura, maçã com 280kcal e 14g de gorduras totais por fatia são boas opções na seção de alimentos congelados. As melhores sobremesas congeladas são frutas frescas ou congeladas (confira o Capítulo 4 para outras ideias). Para mim, a melhor sobremesa são mirtilos congelados. Eles têm gosto de *sorbet*, mas não contêm açúcar e têm grande quantidade de antioxidantes!

Devolva os alimentos verdadeiros à sua despensa

Tenho consciência de que, para algumas pessoas, mudar para uma dieta baseada em alimentos verdadeiros irá requerer algum esforço. Mas isso não significa que você não consiga fazê-lo. Todos nós fazemos coisas de que não gostamos ou que são de difícil realização. Ora, quem é que gosta de pagar impostos ou de acordar cedo?

As pessoas felizes e saudáveis também se esforçam. Qualquer pessoa com mais de 25 anos que seja feliz e sadia está trabalhando para isso, acredite em mim. Essas pessoas planejam, organizam, preparam e estabelecem limites e regras. Elas monitoram o quê, quando e quanto comem. Acredite, é preciso maior disciplina e mais tempo para planejar uma dieta baseada em alimentos verdadeiros que para tomar os remédios que combatem o diabetes ou as doenças cardíacas, mas os lucros compensam! O simples recusar de uma recompensa como dizer "não" para uma rosquinha hoje fará você perder peso, sentir-se bem, ter mais energia, raciocinar de forma mais clara, parecer mais jovem e ter maior disposição amanhã.

Eis os três hábitos mais poderosos que você pode adotar para fazer a transição entre uma dieta que alimente as chamas da depressão e do ganho de peso para outra que irá ajudá-lo a voltar a andar nos trilhos do peso ideal e do bom humor.

Hábito nº 1: Limpe sua cozinha. Quanto mais tentações você conseguir remover de sua despensa, melhor será. Livre-se do lixo, para que ele não controle sua vida.

Hábito nº 2: Reabasteça a fortaleza. Quando as prateleiras estiverem vazias, preencha-as com alimentos verdadeiros usando a "Lista de compras de alimentos verdadeiros" e os "100 Produtos que atendem a maioria dos limites para alimentos verdadeiros" deste livro como guias. É preciso sentir-se satisfeito para ser feliz e para desejar manter-se no caminho da perda de peso. Estudos mostram que a falta de satisfação leva à ansiedade, ao estresse e à depressão. Assegure-se de ter sempre alimentos gostosos, porém saudáveis, perto de você.

Hábito nº 3: Leve a comida com você. Nunca deixe sua casa sem preparar um lanche com alimentos verdadeiros para deixar na lancheira, na mala, na bolsa, no porta-luvas ou na mochila, tais como fatias de maçã, amendoim, sopas, biscoitos integrais ou um sanduíche com pão integral, e assim por diante.

Lista de compras de alimentos verdadeiros

HORTALIÇAS: FRUTAS E VEGETAIS

Na seção: todas as frutas e vegetais frescos; ervas frescas.

Nas gôndolas: frutas conservadas no próprio suco; suco natural de laranja, tomate, ameixa; frutas secas; tomates enlatados: massa, cozidos ou inteiros; molho marinara light; molho salsa.

Nas geladeiras: embalagens de sucos naturais de laranja.

Nos congeladores: vegetais congelados (mas não batatas); frutas como *berries* (uvas, amora, morango, mirtilo), pêssegos e cerejas.

GRÃOS/CEREAIS

Na padaria: alimentos de grãos integrais: pães, bolos, bolinhos, pão sírio.

Nas gôndolas: massa para *wraps* de germe de trigo, de milho ou integrais; biscoitos integrais; pipocas para micro-ondas; arroz: integral (instantâneo ou normal) ou basmati integral, arroz selvagem; cereais para mingau, como aveia em flocos, flocos de trigo, quinoa, cevada e aveia com mel e castanha; cereais preparados para consumo instantâneo, como granola light; macarrão, como integrais ou semi-integral; farinhas, como de trigo integral, de centeio e de aveia.

Nos congeladores: *waffles* integrais.

Carnes, peixes e legumes

Na seção: cortes magros (não mais que 7% de gordura em relação ao peso); peito de aves; todos os frutos do mar (exceto tilápia, que é pobre em ômega-3 e rico em gorduras ômega-6).

Nas gôndolas: atum, salmão ou moluscos em conserva na água (limite para ingestão de atum de 160g por semana, devido ao mercúrio); todos os grãos secos, incluindo ervilha e feijão comum, preto, branco, feijão-de-lima, grão-de-bico, soja e lentilha; feijões e grãos prontos (feijões em pratos preparados, como feijões em *chili* ou cozidos devem ser escolhidos baseados na quantidade de gordura e sódio); misturas de grãos prontas, como *homus* e pilafe de lentilha (confira a quantidade de sódio); cremes de castanhas, incluindo amendoim, amêndoa, soja e de caju, com preferência para variações "naturais".

Na seção de hortaliças: tofu macio, firme e extrafirme.

Leite e outros itens ricos em cálcio

Na seção de laticínios: leite semidesnatado ou desnatado; iogurte natural semidesnatado ou desnatado; soro de leite desnatado, leite de soja enriquecido com DHA; queijo cottage light; queijos pobres em gorduras; muçarela fresca; queijo de soja; ricota light; queijo cremoso light; coalhada light; creme de leite light; chantili light; ovos ou clara de ovo em pó; suco de laranja fortificado com cálcio e vitamina D.

Óleos e gorduras

Nas gôndolas: azeite de oliva; óleos de castanhas; molhos para salada light ou de baixas calorias; maionese light ou de baixas calorias.

Doces e sobremesas

Nas gôndolas: geleia; mel; alimentos para bebês de ameixa seca (em substituição às gorduras nas receitas); biscoitos de grãos 100% integrais.

Nos congeladores: barras de frutas naturais congeladas e picolés de frutas naturais; sorvetes light e *sorbet.*

Condimentos

Nas gôndolas: vinagres; mostardas; fermento biológico; ervas e temperos.

Quanto?

Lisa tem 1,60m e ao menos 27kg de sobrepeso. Ela jura que come apenas aves grelhadas, vegetais e grãos integrais. Rollie e Dolores adoram refeições elaboradas, com montes de alimentos verdadeiros, porém usam mais azeite de oliva, que é rico em calorias, em um mês, do que eu consigo usar em um ano. Ambas estão em boa forma, magras, felizes, e são muito saudáveis.

Mas o que está acontecendo? Obviamente, Lisa tem algum problema com ser honesta, já que ninguém consegue ficar obeso sem comer alimentos mais calóricos que os que ela cita. No entanto, esse exemplo também serve para mostrar que importa não apenas o que comemos, mas também o quanto. Lisa come em grandes quantidades, muito maiores do que ela necessita, enquanto Rollie e Dolores fazem a festa com pequenas porções de delícias carregadas de sabor. Coma bastante qualquer coisa — mesmo alimentos verdadeiros e saudáveis — e você irá ganhar peso.

Nos últimos 30 anos, as porções cresceram cerca de 10 vezes, tanto em casa quanto fora, sendo que os maiores aumentos se verificam em alimentos processados de redes de fast-food, alimentos ricos em carboidratos processados e nas carnes. Os restaurantes estão usando pratos maiores, as padarias vendem bolinhos maiores, as pizzarias estão usando formas maiores, os carros têm porta-copos maiores e os restaurantes de comida fast-food estão servindo bebidas e batatas fritas em embalagens maiores. Um estudo da Universidade da Carolina do Norte concluiu que essas porções maiores representam mais calorias, enquanto o Departamento de Agricultura dos Estados Unidos (USDA) relata que o cidadão comum passou a consumir 300kcal a mais por dia quando comparado ao consumo da década de 1980.

Refeições grandes e porções enormes também fazem com que você se sinta mais preguiçoso, o que é um grande impeditivo se você quer ser feliz e ter disposição. "Tenho muito mais energia, muito mais motivação para concluir minhas tarefas diárias e me sinto muito mais vivo quando não exagero nas refeições", conta Vince, um *personal trainer* que mora no estado do Oregon. Ele descobriu que o hábito de sair da mesa com um pouquinho de fome faz uma grande diferença para sua disposição. "É preciso um pouco de força de vontade para parar de enfiar a comida goela abaixo antes de se sentir estufado, e às vezes tenho de me manter ocupado nos 15 ou 20 minutos seguintes a uma refeição para evitar meter a mão no pote de biscoitos, mas me sinto tão bem no resto do dia e à noite que acaba compensando!"

Temos todos de prestar mais atenção às porções. As pessoas sempre, e quero realmente dizer *sempre*, subestimam o quanto comem, especialmente quando se trata de grãos, carne e fast-food. Quanto mais comemos, mais disfarçamos nossas medidas. Na verdade, cerca de 700kcal que ingerimos por dia costumam nem entrar na conta! John Foreyt, phD e diretor do Centro de Pesquisas de Medicina Comportamental da Escola Baylor de Medicina de

Houston, no Texas, e especialista no controle do peso, diz que o hábito da desonestidade é tão prevalente que ele já considera um fator corretivo quando faz consultas sobre nutrição. "As pessoas geralmente subestimam em um terço a quantidade de comida ingerida, por isso, para que cheguemos mais perto da quantidade de calorias realmente ingeridas, recomendo a criação de um diário alimentar e o acréscimo de ao menos um terço na soma das calorias diárias."

As pessoas felizes e saudáveis aprenderam que fiscalizar o tamanho das porções traz recompensas. Maureen, uma escritora *freelancer* residente em Portland, no Oregon, perdeu 14kg ao reduzir as porções, concentrando-se em alimentos verdadeiros:

> Eu ficava satisfeita com porções menores ingeridas a cada duas ou três horas em vez de fazer grandes refeições de uma só vez. Descobri que incluir grande quantidade de fibras me fazia mais satisfeita, de modo que ficava menos tentada a exagerar. Então dei um grande passo à frente e passei a experimentar receitas saudáveis de preparo bem fácil (sou péssima cozinheira, não gosto de cozinhar e nem perco muito tempo tentando). Também comecei a levar lanches rápidos e saudáveis sempre comigo, como vegetais com *homus*. Esses pequenos esforços realmente recompensaram!

Precisão nas porções

Para entender verdadeiramente uma porção, compre uma balança e instrumentos de medida e passe uma semana praticando como identificar uma porção com precisão.

Por exemplo:

Carne, magra, frango, peixe	90g ou o mesmo tamanho de um baralho de cartas ou o tamanho da palma da mão feminina
Massas integrais, arroz, mingau de aveia, batatas, vegetais cozidos	½ xícara ou o tamanho da mão fechada ou de uma bola de tênis
Bolinhos ou rosquinhas integrais	30g ou o tamanho de uma bola de pingue-pongue
Queijo magro	30g ou o tamanho de um polegar feminino
Azeite de oliva	1 colher de chá ou o tamanho de um selo
Molho para salada light	2 colheres de sopa ou o tamanho de um cubo de gelo padrão
Vegetais ou frutas crus	1 xícara ou o tamanho de uma bola de beisebol

Você não precisa jantar fora

Nunca antes na história deste planeta tantas pessoas saíram para jantar fora com a frequência com que fazem hoje. Em um esforço para ganhar a concorrência, os restaurantes passaram a oferecer porções superdimensionadas. Essas "refeições generosas" são extremamente ricas em gorduras e calorias. Não surpreende que os índices de sobrepeso e depressão aumentem na mesma proporção com que as pessoas comem fora, especialmente quando essas refeições vêm de redes de restaurantes fast-food.

De acordo com o USDA (Departamento de Agricultura dos EUA), uma porção de carne deveria ser de 90g. Mas em um restaurante comum, quer seja um filé ou o peru de um sanduíche, as porções de carne chegam a pesar até 450g. Isso equivale a cinco porções verdadeiras! Reduza a porção de 450g para 90g e você poderá poupar até 1.200kcal.

Os alimentos feitos com grãos refinados também são outro grupo que podemos encontrar superdimensionado. De acordo com o USDA e sua Pirâmide Alimentar, devemos incluir de 5 a 11 porções de grãos na dieta diária. Uma porção de massa equivale a ½ xícara, ou cerca de quatro garfadas (claro, a maioria das pessoas come mais do que isso, então talvez uma xícara ou duas porções de massa seriam uma porção mais realista). A maior parte das opções de massas nos restaurantes é servida em pratos, não em porções, e tem em média quatro ou mais xícaras. Acrescente a isso o pão de alho e você comerá o equivalente a dois ou três dias da cota de grãos em uma só refeição.

A solução? Independentemente do que estiver no prato, cabe a você decidir o quanto vai comer. Peça meias-porções, peça *à la carte*, ou mande embalar para viagem metade do pedido antes de chegar à mesa. Um estudo recente descobriu que comer salada antes (sem o molho) deixa você mais satisfeito, de modo que você come menos o prato principal e poupa calorias. Além disso, a salada é uma ótima oportunidade de consumir superalimentos (confira o Capítulo 5 para mais informações).

Muitas vezes estamos com pressa e acabamos pedindo para viagem. Como esse hábito influencia as porções? Basta supor que a porção de qualquer coisa que você coma em um estabelecimento fast-food é grande demais e contém de duas a cinco vezes mais calorias do que você imagina. Um café vendido em lojas e restaurantes só vem nas porções grande, maior e enorme (o que aconteceu com os tamanhos pequeno e normal?); um Caffè Mocha do Starbucks contém 470kcal e quase 5 colheres de chá de gordura, o equivalente em calorias a uma enorme fatia de bolo de chocolate com cobertura.

Os restaurantes temáticos especializados em comida rápida estão na moda agora. Muitas redes têm um lindo visual. Mas uma refeição pode pesar 1,8kg e conter 3.370kcal, 39 colheres de chá de gordura e 63g de gordura saturada! Mesmo se você só comesse isso durante um dia inteiro, acabaria ganhando peso nessa única refeição!

A solução? Você pode tomar um café. Peça um do menor tamanho com leite desnatado, descarte o chantili, cubra com um pouco de raspas de chocolate e adoce com aspartame ou sucralose. Quando optar por uma refeição em um restaurante temático, peça a menos calórica e divida com um amigo.

Ainda, não seja enganado pelas chamadas "opções saudáveis" dos restaurantes fast-food. Muitas vezes elas vêm em porções maiores e com mais calorias que as opções normais. Por exemplo:

- Um sanduíche de peito de peru defumado pode conter 760kcal e 34g de gordura (8,5 colheres de chá!).
- Um sanduíche de filé de peixe pode conter 710kcal e 39g de gorduras, metade das quais são saturadas.
- Uma salada em um fast-food com *croutons* e um sachê de molho contém 550kcal, o equivalente a um hambúrguer duplo com queijo e a metade da cota diária de gorduras (35,5g ou 9 colheres de chá).

A solução? Quando passar no *drive-thru*, peça sanduíches de peito de frango grelhado sem maionese e um suco de laranja, ou reparta o sanduíche e leve minicenouras e leite de soja para acompanhar a refeição. Se preferir as saladas das redes fast-food, peça sempre as de frango grelhado, tire os *croutons* e peça molhos sem gorduras.

Quando for jantar fora, siga as seguintes regras:

1. A regra da unidade. Quanto maior a embalagem, mais você come. De acordo com uma pesquisa da Universidade da Pensilvânia, as pessoas comem em unidades, como um sanduíche, um biscoito, um prato de comida, um pacote de salgadinhos, uma fatia de pizza. Hoje em dia, essas unidades viraram hambúrgueres jumbo, pratos imensos e bolinhos do tamanho de um bolo pequeno. Uma maneira de contornar esse problema é pedir meia-porção, servida em um prato de salada em vez de um prato normal. Ainda, evite as refeições "generosas" e as "embalagens econômicas" das bobagens, divida um pacote de confeitos no cinema em vez de comer um pacote enorme sozinho, acostume-se a deixar comida no prato e peça as opções infantis em vez de um Big Mac.

2. Divida o prato principal. Divida com outra pessoa o prato principal e peça um acompanhamento de salada ou sopa para completar a refeição.

3. Ajuste a atitude. No passado, jantar fora era sempre uma ocasião especial, então concedíamos licenças para comer o que quiséssemos. Hoje, a média chega a mais de quatro refeições longe de casa. Essa atitude relaxada não funciona mais, já que os pratos vêm depressa e lotados. Passe a enxergar os restaurantes através de seus hábitos alimentares saudáveis ou economize seu precioso dinheiro e deixe as refeições nos restaurantes para uma ocasião especial mensal, não como uma rotina semanal.

4. Carregue nos vegetais. Você não precisa comer menos para reduzir as porções, só precisa comer melhor. Não é que as porções maiores causem problemas de peso, isso acontece apenas com as porções gigantes das comidas cheias de gorduras, açúcar e calorias. Fique à vontade para devorar baldes de superalimentos, como vegetais, sopas e caldos, frutas, grãos integrais, leite de soja e outros alimentos verdadeiros ricos em água e em fibras, e você irá sentir--se satisfeito antes que possa perceber.

Quando comer alimentos verdadeiros

O efeito das refeições sobre o humor não depende apenas de *o que* nem apenas de *quanto* você come, mas também de *quando*. Seguir uma dieta, pular alguma refeição ou comer poucos carboidratos pode acabar diminuindo os níveis de açúcar no sangue, causando sintomas como fraqueza, irritação e fadiga. Hábitos alimentares erráticos também acabam baixando os níveis de açúcar no sangue fazendo o corpo ficar sem energia, de modo semelhante a esquecer--se de carregar a bateria do celular. Um estudo da Universidade de Bristol descobriu que, em um grupo de 144 adultos, aqueles que comiam com regularidade, a começar pelo café da manhã, apresentavam um humor melhor, trabalhavam de forma mais eficiente e se sentiam mais calmos ao fim do período do estudo quando comparados aos indivíduos que comiam de forma aleatória ou que pulavam alguma refeição.

As pessoas que dividem o consumo de alimentos em pequenas refeições e lanches ao longo do dia raciocinam de forma mais clara e se sentem melhor que as pessoas com hábitos alimentares irregulares. Em comparação, aqueles que pulam alguma refeição ficam mais propensos a variações no humor, provavelmente porque, quando comem, o fazem em excesso e com os alimentos errados. Com muita frequência algumas pessoas pensam que irão poupar calorias ao pular uma refeição, porém, se essas pessoas escrevessem um diário alimentar, descobririam que acabam mais do que compensando as calorias economizadas das refeições evitadas.

Reabasteça seu corpo de forma regular comendo pequenas refeições ou lanches nutritivos espaçados por períodos de quatro ou cinco horas ao longo do dia, começando com o café da manhã. Faça sempre refeições leves. Refeições pesadas, carregadas de gorduras ou calorias deixam você grogue durante o dia e arruínam uma boa noite de sono, forçando-o a acordar cansado. Por outro lado, as refeições leves, feitas com frutas, vegetais, grãos integrais e legumes ricos em carboidratos, com pequenas porções de derivados do leite ricos em proteínas e carnes magras, fornecem bastante energia.

Almoçáveis

Tratarei do café da manhã no Capítulo 2. Por enquanto, vamos falar do almoço.

Como parte da regra da "regularidade", você tem de parar e reabastecer no meio do dia. Certifique-se de que o almoço contém um pouco de gorduras. Os níveis de um neurotransmissor chamado galanina se elevam mais ou menos no horário do almoço, concentrando-se na região do centro de controle do apetite no cérebro, fazendo cócegas em nossos desejos por gorduras. Quanto mais gorduras ingerimos, mais galanina é produzida. Peça um cheeseburguer com batatas fritas ou uma salada forrada de molho gorduroso e os níveis de galanina irão disparar, possivelmente levando a desejos por mais alimentos gordurosos durante o resto do dia. É certo que você precisa de um pouco de gorduras para deixar a galanina feliz, especialmente gorduras boas, como as gorduras saudáveis das castanhas e do azeite de oliva e da gordura ômega-3 DHA presente nos peixes. Portanto, coma um pouco dessas gorduras, mas não exagere, durante o almoço.

Não cometa o erro de se concentrar apenas nos carboidratos. Um almoço rico em carboidratos, como um prato de macarrão com molho marinara e uma salada, eleva os níveis do composto neuroquímico chamado serotonina, que deixa você relaxado e talvez um pouco sonolento. Tudo bem se for um sábado e você não tiver nada para fazer, mas pode ser um desastre se você tiver um prazo para cumprir no meio da semana.

10 sugestões de lanches para melhorar o humor e afinar a cintura

1. Enrolado: Recheie uma massa de *wrap* com 60g de peito de peru, ½ xícara de alface-romana picada, 2 colheres de sopa de cenoura ralada e 1 colher de sopa de molho para salada light. Sirva com um copo de leite semidesnatado e um pedaço de fruta.

2. Salada enfeitada: Cubra 3 xícaras de espinafre e/ou alface-romana com ½ xícara de *berries* (uvas, amora, morango, mirtilo), 1 colher de sopa de noz-pecã, ½ xícara de brócolis, ½ xícara de feijões comuns ou pretos e 2 colheres de sopa de molho para salada light. Sirva com pão 100% integral e uma fatia de queijo light.

3. No bolso: Recheie um pão sírio integral com ½ xícara de feijões pretos, ¼ de xícara de cenoura ralada, ¼ de xícara de pepino picado, ¼ de xícara de pimentão vermelho em cubos e 2 colheres de sopa de molho italiano para salada light. Sirva com iogurte e um copo de suco natural.

4. **Hamburgolândia:** Recheie 2 pães para hambúrguer integrais com um hambúrguer vegetariano, 2 colheres de sopa de queijo tipo *feta* esfarelado, ½ xícara de folhas de espinafre e 1 colher de chá de mostarda de Dijon. Sirva com um pedaço de fruta e um copo de leite semidesnatado.

5. **Sanduíche de frutos do mar:** Recheie duas fatias de pão integral com 2 folhas grandes de alface-romana e uma mistura de 60g de atum em conserva drenado, 1 colher de sopa de vinagre balsâmico, 1 colher de sopa de maionese light e ¼ de xícara de aipo em cubos. Sirva com uma salada ou um pedaço de fruta e um copo de leite de soja.

6. **Apressado para viagem:** Se está com pressa, peça um cheeseburguer infantil, um acompanhamento de salada com molho light e maçã, ou um sanduíche de filé de peito de frango grelhado com molho de mel e mostarda (sem maionese), uma embalagem individual de leite desnatado e um copo de suco de tangerina.

7. **Sopa e sanduíche:** Pegue uma lata de sopa de peito de frango cozido, com caldo de galinha, cenouras, arroz, batatas e cebolas e acrescente vegetais descongelados. Sirva com uma fruta fresca e um sanduíche de queijo quente feito com 2 fatias de pão integral, queijo light e use óleo de cozinha em spray para grelhar em vez de manteiga ou óleo.

8. Assado vegetariano: Corte pela metade e asse um bolinho 100% integral. De um lado, coloque 2 colheres de sopa de abacate amassado, ¼ de xícara de broto de alfafa, 1 fatia fina de cebola roxa, 1 colher de chá de semente de gergelim e 2 colheres de chá de molho para salada light, cobrindo com 30 gramas de queijo cheddar light. Coloque para grelhar e aqueça até o queijo borbulhar. Remova e acrescente a outra metade para fazer um sanduíche. Sirva com suco de tomate e uma salada ou uma fruta.

9. Sanduíche crocante de acampamento: Misture 2 colheres de sopa de *cream cheese* light com uma pitada de suco e casca de limão, 2 colheres de sopa de cerejas azedas secas, ¼ de xícara de cenoura ralada e 3 colheres de sopa de castanhas sortidas. Coloque em uma fatia de pão integral, distribua uniformemente e cubra com a outra fatia para fazer um sanduíche. Sirva com leite semidesnatado e um pedaço de fruta ou salada.

10. Sanduíche-rosca de repolho: Espalhe 2 colheres de chá de mostarda de Dijon em meia rosquinha integral; coloque uma fatia de cebola roxa, outra de pepino, outra de pimentão vermelho, folhas de espinafre e termine com queijo light; coloque a outra metade da rosquinha. Sirva com salada de brócolis e repolho e amoras secas.

Que, quanto e quando dos alimentos verdadeiros

Os alimentos verdadeiros são fundamentais em uma dieta para se obter um *barato natural*. As pessoas felizes e saudáveis sabem disso. E quanto mais comem esses alimentos, melhores se sentem. Coma ao menos 75% de alimentos verdadeiros em sua dieta; coma em garfadas, mas sem fazer "levantamento de garfo"; e coma com regularidade ao longo do dia, e eu prometo que você irá sentir-se melhor e que irá perder peso. Por sua vez, adotar esses hábitos irá melhorar seu humor e motivar você a seguir o planejado, o que significa maior perda de peso e, o que é melhor, um ótimo humor.

SEGREDO Nº 2:
Siga a regra do 1-2-3

A promessa

Após uma semana adotando este hábito, você irá:
- Notar uma melhora na disposição.

Após um mês, você irá:
- Pensar de forma mais clara.
- Melhorar a memória.
- Ter maior consistência na disposição durante o dia.
- Notar uma diminuição na vontade de comer.

Após um ano, você irá:
- Perder 7kg ou mais.

Eu deveria ter me antecipado. Talvez eu precisasse desse "soco no estômago", quando, em um dia ensolarado em Napa Valley, na Califórnia, aprendi do modo mais difícil o que acontece quando não tomamos um café da manhã correto.

Minha amiga Karen e eu estávamos no meio de nossa aventura ciclística anual, que dura uma semana. Nos três dias anteriores, pedalamos por cerca de 240km desde a cidade de Sonoma, passando pela cidade costeira de Bodega Bay (você se lembra do filme *Os pássaros*, de Hitchcock?), percorrendo toda a costa, passando pelo interior ao seguir o rio Russian, até chegar a uma pequena e adorável cidade chamada Healdsburg (estou descrevendo a rota para que você tenha uma ideia da fadiga muscular que sentíamos ao final do quarto dia). A dona da pousada onde nos hospedamos se orgulhava de ser quase uma cozinheira *gourmet*, então, em vez do café da manhã rico em carboidratos de que precisávamos (imagine aqui uma tigela grande de cereais, leite desnatado, torradas integrais com geleia e depois uma segunda porção de cereais, talvez até uma terceira), a *chef* da pousada nos serviu ovos com bacon no pão, salsicha, batatas fritas e frutas afogadas em um creme pegajoso. Então, varremos os ovos com bacon, deixamos de lado as batatas e as salsichas gordurosas, retiramos o creme e comemos tudo o que sobrou — o pão e as frutas. Reclamando sobre como é que alguém conseguia comer algo com tanta gordura e tanto colesterol, partimos para um dia repleto de pedaladas. Porém, 16km antes de chegar ao destino previsto, estávamos "no fundo do poço".

Você conhece o poço, não? É quando os atletas correm, pedalam ou nadam por tempo suficiente para que seus corpos esgotem todo o estoque de energia de rápida obtenção, chamado glicogênio. Uma vez acabado o combustível, os músculos param de funcionar.

Karen e eu não somos atletas, mas estávamos comendo poeira no fundo do poço. Nossos músculos se recusavam a se mexer, o bom humor caiu vertiginosamente, e estávamos paradas à beira da estrada sem a menor motivação para percorrer 1m, que dirá 16km. Ah, e eu disse que estava escurecendo? "Não darei mais um passo adiante", Karen gritou para mim com a língua de fora e os pés plantados no chão, longe da bicicleta. "Não podemos acampar aqui", lamentei. "Bom, mas você também não conseguirá me fazer andar por mais 1cm", disse ela irritada, quase me batendo com seu saco de dormir.

Não preciso dizer que terminamos o trajeto, mas foram os 16km mais longos e sofridos de nossa vida. Apenas depois de grandes pratos de macarrão Karen e eu tornamos a lidar de forma civilizada uma com a outra, enquanto nos arrastávamos para um hotel. Qual fora o assunto durante o jantar? O café da manhã rico em carboidratos que deixamos de tomar logo cedo.

Decerto trata-se de um exemplo extremo, e você pode até argumentar: "Bela história, mas eu prefiro dirigir, não pedalar, pela terra do vinho. Então, qual é o ponto?" O ponto é que todos nós precisamos reabastecer todas as manhãs, seja qual for a necessidade. As consequências de uma negligência como essa faz com que um atleta fique comendo poeira, mas também faz com que o resto de nós encare um minipoço, com um péssimo humor e a mente confusa, passando o dia todo com desejos de salgadinhos e com a cintura aumentando a cada minuto. As pessoas felizes e saudáveis sabem bem. Quase todas elas fazem questão de tomar o café da manhã na maioria das manhãs, se não em todas.

Por que o café da manhã é um barato natural?

Tomar café da manhã afeta o ritmo natural de seu corpo, a começar pelo cérebro. O pequeno computador localizado acima de seus ombros é responsável por apenas 2% do peso corporal, mas consome até 30% das calorias que você ingere. Ele também é detalhista quanto ao tipo de combustível, exigindo apenas glicose, que você obtém dos amidos e dos grãos.

Claro, o restante do corpo também exige carboidratos. Pela manhã, é provável que já tenham decorrido de 8 a 12 horas desde sua última refeição. Durante esse tempo, os estoques de energia imediata, chamados de *glicogênio* no fígado e nos músculos, e de *glicose* no sangue, já foram usados para manter a máquina corporal funcionando. Em cada segundo após a última refeição, o corpo usa os estoques de glicose para manter seus olhos piscando, seus cabelos crescendo, as enzimas trabalhando, o cérebro sonhando, o coração batendo e outros 43 zilhões de processos mais, incluindo aquele que faz com que o taco que você jantou seja digerido, absorvido e usado para construir tecidos corporais.

Aposto que você raras vezes passa 8, que dirá 12 horas durante o dia sem comer. Até mesmo um período de 4 horas entre as refeições faz com que algumas pessoas tremam e fiquem mal-humoradas. Imagine, então, o que um jejum de 12 horas — entre as 7 da manhã e as 7 da noite — faria com você! Quando o despertador dispara de manhã, você — dos pés à cabeça — estará funcionando, resumidamente, à base do restinho de combustível. É certo que você se sente bem depois de uma xícara de café matinal, mas isso acontece devido a seus hormônios de alerta estarem no pico durante a manhã e também por você ter dormido. No entanto, trata-se de uma energia falsa, já que o corpo e o cérebro estarão necessitados de carboidratos para reabastecer os estoques minguados de combustível. Na verdade, mesmo que você coma bem no almoço, você não irá retomar a disposição corporal e cerebral que teria se tivesse gastado 5 minutos para tomar um café da manhã decente.

O barato natural

Colabore com seu ritmo natural reabastecendo os estoques de combustível pela manhã. Seu corpo, sua mente e sua energia irão recompensá-lo ao longo do dia.

Não ponha a culpa na escolha burra de pular o café da manhã em seu cérebro. Ele faz o melhor para forçar você a comer, desde o momento em que aperta o botão de soneca. Em infinita sabedoria, o corpo libera um composto químico cerebral chamado neuropeptídeo Y (NPY) ao raiar de cada dia. A função do NPY é atiçar você para que reabasteça os estoques de carboidratos. Ele não se importa se você ingerir apenas proteínas e gorduras. Ele não está preocupado se determinada vitamina ou mineral entra por sua boca. Ele não está programado nem para fazer você caminhar em direção às fibras. Tudo que ele quer são carboidratos. O NPY sussurrando no subconsciente faz com que você deseje comer algo rico em amido do mesmo modo com que a palavra *coma*, piscando imperceptivelmente em uma tela, faz com que você pense em devorar quaisquer sobras que tenham ficado na geladeira. Não é possível sentir o NPY inundando o cérebro. Você nem mesmo considera a fome causada por ele como desejo. Ele é muito mais sutil. Conforme o NPY percorre seu cérebro, as panquecas em que você pensou começam a parecer muito, muito, *muito* gostosas.

Não é de se surpreender que a maioria das culturas do mundo inclua alimentos ricos em amido em um café da manhã tradicional: no Japão, o papel é do arroz, enquanto em Paris ele é do *croissant*. Um pão em forma de disco chamado *injera* é comido na Etiópia, enquanto as pessoas em Gana amam pão doce, e os costa-riquenhos comem arroz com feijão-rajado. Nos Estados Unidos, temos panquecas, *waffles*, torradas, cereais, pães e rosquinhas.

O modo com que você responde ao NPY terá um efeito sutil, embora profundo, no resto de seu dia. Ouça seu corpo, colabore com os impulsos naturais acrescentando uma rosquinha à xícara de café matinal e assim o NPY terá cumprido seu papel — você terá reabastecido a glicose de que seu corpo necessita durante as horas da manhã. O NPY então deixa de ser necessário, e cai para zero. Por outro lado, ignore o instinto básico de sair de casa com apenas o café; dessa forma, é provável que você atinja o fundo do poço em algum momento do dia, ficando com a mente confusa, um humor irritável ou pouca disposição.

Trem matinal para espertolândia

Se você não acredita em mim, pare por um momento e faça uma avaliação pessoal. Pare de ler e veja como você se sente. Conforme você lê estas frases, o que você escolhe para o café da manhã, para o bem ou para o mal, pode afetar suas capacidades de concentração, de análise, de memória, de foco e até mesmo de desfrutar o momento. Essa decisão também afeta seu humor e quão alerta você fica.

Alex passou de alguém que pulava o café da manhã para defensora da refeição em seu primeiro ano de faculdade:

> Eu ouvia dizer que o café da manhã era a refeição mais importante do dia, mas só compreendi a mensagem quando passei a cursar a universidade. Se não tomo café da manhã antes de ir para as aulas, mal consigo me manter até a hora do almoço. Tenho dores de cabeça e não sou capaz de me concentrar. No entanto, se perco alguns minutos para comer algo

saudável, como uma torrada com manteiga de amendoim e alguma fruta, então durmo melhor, lido bem com o estresse e me sinto mais bem-disposta. Se pulo a refeição e não como com regularidade ao longo do dia, acabo ficando cansada mais rapidamente. Tenho de arranjar tempo para comer, quer seja no caminho para as aulas, quer seja na biblioteca. Converti-me totalmente à refeição matinal. Sinto estar em minha melhor forma quando tomo café da manhã.

Quer sejam os efeitos sutis ou não, eles acontecem, esteja você em sintonia com seu corpo ou agindo com total negligência. Repare em seu próprio corpo. Você se sente alerta, vigoroso, motivado, esperto? Sente-se calmo, relaxado, concentrado? Ou você se sente um pouco irritado, carrancudo e tenso? E quanto à preguiça? Devagar? Sonolento? Triste? Agora, pense no que você comeu de manhã (se não conseguir se lembrar, então precisa mais de um bom café da manhã do que imaginava!).

Tenho uma gaveta inteira em meus arquivos cheia de pesquisas mostrando que as pessoas que tomam café da manhã são mais felizes ao longo do dia (é preciso o café da manhã certo, é claro, mas chegaremos nesse ponto depois). Elas se sentem dispostas e com energia constante. Elas não passam por uma montanha-russa com picos de energia e vales de cansaço sobre a qual quem pula o café da manhã tanto reclama nos intervalos para o lanchinho da empresa. Essas pessoas se sentem mais motivadas e alegres, além de menos deprimidas e cansadas. Quem toma café da manhã tem maior capacidade de resolver problemas e fica mais alerta. Também perdem menos dias de trabalho ou de aulas. Mesmo a capacidade matemática melhora (e até onde me é dado saber, isso é o mais próximo de um milagre que você pode chegar!).

Se você não acredita em mim, pergunte para Lindsay, uma relações-públicas que trabalha em Minneapolis, que conta: "Não costumava tomar café da manhã antes de ir trabalhar e vivia preguiçosa e distraída durante esse período do dia. Há dois anos, quando fiquei grávida, sabia que tinha de começar a fazer o desjejum. E que diferença em minha vida a refeição fez! Desde então, quase sempre tomo café da manhã e com toda certeza sinto que fico mais alerta e focada no trabalho."

Não posso prometer que tomar café da manhã irá garantir que você se forme com méritos em Harvard, que entre para o quadro de professores em Rhodes ou que vença o Prêmio Nobel da Paz, mas você irá desfrutar muito mais da vida, irá perder alguns quilos e talvez até ganhe um aumento.

Carboidratos novos em folha

O cérebro não armazena energia, como os músculos. O macarrão do almoço de ontem ou a pipoca do jantar da noite passada pouco servem para o cérebro no dia seguinte. Ele precisa de glicose nova em folha. Os carboidratos de um bom café da manhã fornecem a ignição para o cérebro, provendo exatamente o combustível de que ele mais gosta, fazendo você pensar de forma mais clara, ser mais criativo, ter boa memória, cometer menos erros, alcançar resultados melhores em testes de inteligência e prestar maior atenção aos detalhes.

Você também passa a se preocupar menos. Em um estudo da Universidade de Cardiff, no País de Gales, pesquisadores investigaram os hábitos alimentares matinais de 136 indivíduos entre as idades de 23 e 60 anos e descobriram que as pessoas que perdiam 5 minutos para comer uma tigela de cereais durante a manhã tinham menores níveis do hormônio cortisol, o qual é ligado ao estresse.

Acrescente uma refeição, perca um centímetro

"Eu costumava pular o café da manhã todos os dias — chegava a pular o almoço, também, enquanto estava no ensino médio. Demorei um tempo para perceber que esse mau hábito estava me deixando gorda, gorda, gorda. Hoje, como uma tigela de granola com frutas e leite desnatado de quatro a cinco dias na semana. Surpresa, surpresa, perdi todo o peso que havia ganhado e me sinto ótima!", conta Linda, dona de uma companhia alimentícia, na Califórnia.

De modo surpreendente, enquanto muitas pessoas admitem o hábito de pular o café da manhã com a esperança de perder peso, o ato de acrescentar essa refeição corta pela metade o risco de ganho de peso. Ele também é o segredo para se manter com sucesso uma grande perda de peso.

O Estudo Nacional de Controle do Peso (National Weight Control Registry – NWCR, na sigla original) é um estudo em andamento conduzido pelas Universidades Brown e do Colorado que tem investigado os hábitos de milhares de pessoas que perderam uma média de 30kg (variando de 14 a 135kg) e que conseguiram manter o novo peso por mais de sete anos. Uma atividade que 90% dos avaliados fazem para manter o peso é tomar café da manhã todos os dias; apenas 4% deles não fazem a refeição. Em contraste, outro estudo da Escola de Medicina de Massachusetts, em Worcester, descobriu que pessoas que pulam o café da manhã tinham incríveis 450% de probabilidade a mais de se tornarem obesos que as pessoas que tomam café da manhã regularmente. Nossa! As pessoas magras devem estar aprontando alguma!

Para começar, o café da manhã atiça o metabolismo de forma a fazer você queimar 150kcal a mais do que se tivesse pulado essa refeição. Pode não soar muita coisa, mas essas calorias equivalem a um pequeno pacote de salgadinhos ou três biscoitos recheados. Queime 150kcal a mais por dia (ou desista dos salgadinhos e dos biscoitos) e, ao longo de um ano, isso terá equivalido a uma perda de 7kg. Depois, escolha a combinação correta de alimentos para o café da manhã e você irá calar as pontadas de fome por horas.

Estudos e mais estudos demonstram que as pessoas que tomam um café da manhã saudável têm menor probabilidade de sentir vontade de fazer lanchinhos no decorrer do dia. Elas também se satisfazem com menor quantidade de calorias no almoço e também no jantar. Um café da manhã rico em três ingredientes — água, proteínas e fibras — conduz à maior perda de peso. Na verdade, um estudo descobriu que um café da manhã rico em fibras e pobre em gorduras satisfaz por até seis horas, ou duas horas a mais que um desjejum pobre em fibras.

Mas o que há de tão mágico nesses três ingredientes? A água contida nos alimentos, tal como a de um mingau de aveia, dá maior sensação de saciedade com menor quantidade de calorias. As proteínas ajudam a balancear o açúcar no sangue e o mantêm satisfeito por mais tempo. Porém o mais importante são as fibras, que tornam a digestão mais lenta e diminuem o índice glicêmico (IG) dos alimentos, que é uma medida da rapidez e da eficiência com que um alimento eleva as taxas de açúcar no sangue. Alimentos com IG baixo fornecem um impulso suave nas taxas de açúcar do sangue, enquanto alimentos com IG alto jogam açúcar no sangue com maior rapidez que uma enchente descendo a ladeira. Como consequência, alimentos de baixo IG aumentam suas chances de evitar diabetes e de perder peso. Alimentos de IG baixo, como mingau de aveia, são excelentes para o controle do peso e para melhorar a memória e o desempenho no trabalho ou nos estudos, ao mesmo tempo em que mantêm o cérebro afiado e focado. Alimentos ricos em fibra também estimulam a produção de um hormônio que favorece a duração da sensação de saciedade (mais informações sobre o índice glicêmico no Capítulo 3).

As sete regras do emagrecimento

Os sete mais importantes hábitos das dietas de sucesso incluem:

1. Oito horas de sono por noite.
2. Tomar café da manhã.
3. Caminhar com vigor por pelo menos 60 minutos por dia (veja o Capítulo 11).
4. Anotar o que se come.
5. Pesar-se com frequência.
6. Obter apoio da família, dos amigos, de algum programa de 12 passos, dos colegas, dos vizinhos e conhecidos.
7. Nunca, nunca, nunca desistir!

Comparadas às pessoas que se empanturram de grãos processados, as pessoas felizes e saudáveis consomem ao menos três porções de grãos integrais ricos em fibras por dia, o que ajuda a explicar por que têm um índice de massa corporal (IMC) — que é uma relação entre peso e altura em que o baixo IMC equivale a corpos mais magros — muito menor. Alimentos ricos em fibras ou que contêm água, como mingau de aveia, pudim de arroz integral, uma raspadinha de frutas ou cereais integrais, de modo geral também têm poucas calorias, de modo que saciam sem estufar.

Você se lembra do NPY, o composto químico cerebral que faz com que você deseje comer carboidratos? Bem, ele só para de enviar essa mensagem para o cérebro se você segue as instruções dele. Ignore o chamado e o mensageiro continuará rondando. Ele irá assentar, criar um acampamento e fortalecer as tropas. Armado até os dentes, os níveis de NPY ficarão elevados até o meio do dia, sussurrando e gritando por carboidratos. Talvez isso explique por que as pessoas que pulam o café da manhã tendem a comer demais — e comer o tipo errado de alimentos ricos em carboidratos — do meio do dia até a hora de dormir. Também explica, em parte, por que pacotes de salgadinhos são o lanche preferido das pessoas que pulam essa refeição!

Impressionantes

As pessoas que tomam café da manhã geralmente baseiam suas dietas em alimentos ricos em elementos que aguçam o cérebro e melhoram o humor, como vitaminas (por exemplo, ácido fólico e vitaminas C e D), minerais (como ferro, zinco, cálcio e magnésio), fibras, fitonutrientes ricos em antioxidantes e gorduras benéficas, e pobres em alimentos ricos em gorduras saturadas, colesterol, gorduras trans e açúcar.

Até aqui, nenhuma novidade. Graças a uma aberração da natureza, as pessoas tendem a optar por alimentos mais nutritivos durante o período matinal que em qualquer outra parte do dia. Ainda que seja um cereal processado, uma tigela de cereais é muitas vezes a refeição mais nutritiva do dia de muitas pessoas. Não apenas por se tratar de grãos pobres em gorduras, mas também por causa dos acompanhamentos, que acabam rendendo uma combinação nutritiva pouco alcançada em outros momentos.

Os cereais com os respectivos acompanhamentos são um dos muitos modos de agrupar as comidas, chamados "grupamentos alimentares". Eles são conhecidos pelos lugares de origem. Por exemplo:

Grupamento fast-food: hambúrguer, batatas fritas e refrigerante.

Grupamento cinema: pipoca, doces e refrigerante.

Grupamento esporte: cachorro-quente, amendoim e cerveja.

Grupamento café da manhã: cereal integral, leite desnatado e frutas.

De todas essas opções, o grupamento café da manhã é o único benéfico, repleto de cálcio e proteínas. E uma vez que apenas um louco iria complementar esses cereais com itens que entopem as artérias, como queijo e bacon, as coberturas extras com *berries* (uva, amora, morango, mirtilo) ou uma banana picada acrescentam vitamina C, antioxidantes e fibras — sem qualquer gordura. Não surpreende que um estudo tenha concluído que mulheres que consomem o grupamento café da manhã com cereais, leite e frutas ingerem menos calorias no almoço, atendo-se a uma dieta geralmente pobre em gorduras. Elas também ficam mais alertas.

Alerta vermelho! Café da manhã "durma no volante"

Nem todo café da manhã é feito com a mesma preocupação. Quer seja em um restaurante, na seção de congelados do supermercado, ou nos livros de receitas e revistas guardados em casa, qualquer café da manhã que contenha ovos, queijo, queijo cremoso ou manteiga e/ou presunto, salsicha ou bacon está mais para um pesadelo. Desjejuns ricos em gorduras, sódio e calorias produzem o efeito contrário daquele obtido com a ingestão de uma tigela de cereais ricos em fibras e pobres em gorduras. Por exemplo, opte por uma minipizza feita com ovos e presuntos da seção de congelados e 40% das calorias da refeição virão de gorduras, contendo a miséria de apenas 1 grama de fibras. Mais de 42% das calorias de um hambúrguer com queijo, ovo e bacon vêm de gorduras, enquanto quase 90% das calorias de uma salsicha vêm de gorduras (se você não consegue viver sem comer alguma carne no café da manhã, experimente comer uma ou duas salsichas vegetarianas, que têm metade das calorias e apenas uma fração das gorduras das salsichas comuns). Comidas como essas nos deixam preguiçosos porque o excesso de gordura que entra na corrente sanguínea bloqueia o fluxo de oxigênio para o cérebro. Como um encanamento entupido, seu cérebro fica privado de uma fonte de sangue limpo. Não surpreende que esse tipo de refeição impeça você de raciocinar de forma clara, ficando mais propenso a sonhar acordado e a cochilar que a mergulhar com afinco em um projeto no trabalho ou na escola.

As piores escolhas, em termos de carboidratos, para o café da manhã, incluem carboidratos pegajosos, como os encontrados em bolos, rosquinhas recheadas, doces e rolinhos de canela, já que estão entupidos de açúcar, grãos refinados, sódio e gorduras e são patéticos no que diz respeito a fibras, proteínas, fitonutrientes e quaisquer vitaminas e minerais.

Essas escolhas fazem um grande estrago nos níveis de açúcar do sangue durante a manhã, deixando você mais preparado para uma *siesta* que para uma reunião — sem mencionar os estragos causados em longo prazo no coração e na cintura (confira "Monstro do açúcar no sangue: o índice glicêmico" no Capítulo 3). Aquilo que o NPY deseja, que o cérebro e o corpo necessitam e que você deveria comer é o mesmo café da manhã de qualidade que as pessoas felizes e saudáveis comem.

Limpe seu café da manhã

Em vez de...	Coma...
Um Cinnamon Roll do Starbucks. (510kcal, 23g de gordura)	1 xícara de cereal integral sabor canela, leite desnatado, ½ banana. (260kcal, 1g de gordura)
Uma massa de panqueca recheada com salsicha, presunto, ovo e queijo cheddar. (780kcal, 51g de gordura)	Uma massa para *wrap* recheada com 2 gemas de ovos mexidas, 30g de queijo com 50% de redução de gordura, ¼ de xícara de coentro, ½ tomate picado, 2 colheres de sopa de salsa (molho). Sirva com 1 xícara de leite desnatado. (302kcal, 5g de gordura)
Um *croissant* de salsicha, ovo e queijo. (650kcal, 45g de gordura)	Um bolinho integral coberto com 1 clara de ovo mexida, 60g de salsicha vegetariana, 1 fatia grande de tomate e 30g de queijo light. Grelhe. Sirva com 1 xícara de leite desnatado e 1 xícara de morangos frescos. (473kcal, 7,6g de gordura)
Um pão tipo rosca com recheio de *cream cheese*. (450kcal, 12g de gordura)	Uma rosquinha integral coberta com queijo cremoso light e geleia de morango. Sirva com 1 xícara de leite desnatado e 1 xícara de melão picado. (449kcal, 2g de gordura)
Ovos mexidos, salsicha com biscoito e 3 bolinhos quentes de canela. (590kcal, 24g de gordura)	Uma fatia de pão integral torrado coberta com 1 colher de sopa de manteiga e açúcar sabor canela. Sirva com 1 xícara de leite desnatado e 1 xícara de pedaços de manga. (315kcal, 6g de gordura)

Um pão com uvas passas e farelo de trigo. (480kcal, 15g de gordura)	Um bolinho de milho light servido com 1 xícara de leite desnatado morno adoçado com extrato de baunilha e Splenda, e 1 laranja descascada e salpicada com gengibre cristalizado. (396kcal, 11g de gordura)

A regra do 1-2-3

Se você não costuma tomar café da manhã desde quando sua mãe deixou de preparar seu lanche, então pode estar se sentindo um pouco perdido nesse momento. Você sabe que precisa comer algo de manhã, mas o quê? Não se trata apenas de *quando* você come, mas de *o que* você come, que irá fazer a diferença em termos de humor e de cintura. Escolha a combinação correta de alimentos e você irá colher todos os benefícios vigorosos que as pessoas felizes e saudáveis experimentam todos os dias. Porém, pule essa refeição ou avance para uma xícara de café e um biscoito recheado e você ficará rabugento durante todo o dia.

Claro, o tempo desempenha papel fundamental. Provavelmente, sua rotina se parece mais com o desespero dos passos de uma multidão escapando de um prédio em chamas do que uma meditação zen. No caótico amanhecer que inclui preparar a comida, brigar com o chuveiro, alimentar o cachorro ou a iguana, procurar o par do brinco, escolher uma roupa e até ser multitarefas (talvez aproveitando para secar o cabelo enquanto usa o banheiro?), preparar um café da manhã nutritivo pode vir a ser uma gota d'água emocional.

Não quero ouvir nenhuma reclamação. As pessoas felizes e saudáveis são tão ocupadas quanto você. Suas manhãs raras vezes são perfeitas. Elas fazem o mesmo malabarismo, dormem demais, levantam com o pé esquerdo, seus filhos se recusam a se levantar e as calças do uniforme delas ficam amassadas, a meia-calça aparece com um fio puxado... Mas, de qualquer jeito, elas tomam café da manhã. Como elas fazem isso? Elas seguem a Regra do 1-2-3.

Desculpas, desculpas, desculpas

Quando se trata de fazer mudanças nos hábitos alimentares ou perder peso, muitas vezes somos nosso maior inimigo. Queremos ser mais saudáveis, ter mais energia, pensar de forma mais clara, parecer mais jovens e ser mais magros, mas abandonamos a capacidade de realizar essas mudanças quando colocamos a culpa por não atingir os objetivos em alguma coisa ou em alguma pessoa. A verdade é que só existe uma resposta para cada desculpa apresentada. Assim, vamos esclarecer algumas delas aqui:

Eu tomaria café da manhã, mas...

1. Não tenho tempo. muito ocupado para tomar café da manhã? Na verdade, é mais provável que esteja ocupado demais para *não* comer! O café da manhã é a refeição mais rápida de se preparar. São precisos apenas cinco minutos para preparar e tomar um desjejum nutritivo! Sem contar que esse investimento irá render mil vezes mais frutos ao longo do dia. Você faz mais coisas, pensa melhor, tem mais energia e aproveita melhor tudo quanto tem combustível para abastecer seus motores. Acorde cinco minutos mais cedo, prepare alguma coisa na noite anterior, leve o café da manhã no caminho ou coma-o assim que chegar no trabalho (além do mais, quantas vezes já ouvi alguém dizer que não tinha tempo para tomar café da manhã e depois reclamar do tempo perdido na fila de uma lanchonete? Se você não tem tempo em casa, o que está fazendo em uma cafeteria?).

2. Não tenho fome pela manhã. Você deveria ter fome. Já terão passado de 8 a 12 horas desde a última refeição. Em qualquer outro momento do dia, um jejum de mesma duração faria você devorar qualquer coisa. Meu palpite é que você costumava ficar com fome, mas ignorou os sinais de alerta por tanto tempo que seu corpo parou de enviá-los. Comece a tomar um café da manhã leve, como uma fatia de torrada integral com manteiga de amendoim e um copo de suco de tomate. Em duas semanas, você irá reprogramar suas papilas gustativas e o relógio de seu apetite para esperar por alguma comida no período da manhã.

3. Não gosto das comidas matinais. Quem disse que você tem de comer cereais, panquecas ou qualquer outra comida típica da manhã? Contanto que sua refeição siga a Regra do 1-2-3, você pode comer o que quiser, como uma pizza de vegetais, um sanduíche de peru integral com alface, sopa fria de macarrão e vegetais e um sanduíche de manteiga de amendoim e geleia ou *chili* com pão de milho e uma salada de frutas.

4. Fico com fome o dia inteiro quando tomo café da manhã. Não é culpa do café da manhã, bobo! O aumento da fome não se deve à refeição matinal, mas sim aos alimentos que você ingere. Alimentos açucarados sem nenhum acompanhamento, sejam cereais em flocos, rosquinhas ou frutas, não produzem saciedade e deixam com fome dentro de cerca de uma hora. Whitney é uma relações-públicas que mora em São Francisco e que descobriu que a Regra do 1-2-3 funcionava para ela:

> Consegui notar a relação entre o modo como me sinto ao longo do dia e os alimentos que como no café da

manhã. Um desjejum leve com torradas ou frutas me deixa com fome, tremendo e nervosa até a hora do almoço. Entretanto, quando acrescento iogurte natural desnatado e nozes à refeição, noto uma grande diferença. Não fico com fome até o almoço e os níveis de açúcar em meu sangue permanecem dentro do limite por todo o dia.

5. Faço exercícios físicos durante a manhã, por isso não posso comer. Mesmo um lanche rápido de cinco minutos é melhor do que nada, além de poder melhorar sua performance. No entanto, aqui, a coordenação do tempo é essencial. Faça planos para comer uma ou duas horas antes da malhação de modo a melhorar seu desempenho sem irritar o estômago. A digestão dos líquidos é mais rápida que a dos sólidos, então um copo de frutas com iogurte ou um copo de suplemento em pó que substitui uma refeição preparado com leite desnatado ou leite de soja podem ser suas melhores escolhas, se você comer até uma hora antes de uma caminhada ou de algum esporte vigoroso. Antes de uma malhação pesada, coma uma refeição mais caprichada, sem esquecer-se de dar mais tempo — até quatro horas — para garantir que a comida já deixou seu estômago ou, pelo menos, já foi parcialmente digerida. É claro, se a malhação acontece às 6 da manhã, é improvável que você acorde às 4 apenas para comer. Nesse caso, coma algo leve, como algumas bolachas água e sal enquanto se prepara para a corrida. Depois, termine o café da manhã quando voltar.

Então, qual é essa mágica Regra do 1-2-3? Ela é uma fórmula que combina e mistura alimentos para formar um café da manhã saudável recheado de nutrientes que melhoram o humor e a disposição, como os apresentados no Capítulo 7. Você não precisa lotar sua despensa de alimentos irreconhecíveis, fazer um curso de nutrição e nem mesmo saber cozinhar para colocar essa fórmula em prática. O melhor da história é que a Regra do 1-2-3 permite que você prepare *e* coma seu café da manhã em cinco minutos ou menos. Eis aqui tudo de que você precisa para dar a partida em um dia repleto de energia. Combine:

1. De uma a três porções de carboidratos de qualidade, ricos em fibras.
2. Duas porções de frutas (ou vegetais).
3. Uma porção de proteínas.

Vamos dar uma olhada na Regra do 1-2-3 com maiores detalhes.

Número um do café da manhã 1-2-3: de uma a três porções de carboidratos de qualidade, ricos em fibras

Carboidratos de qualidade fornecem a glicose de que o corpo e o cérebro precisam para reabastecer os estoques de combustível e para manter as taxas de açúcar no sangue equilibradas durante a manhã. Eles satisfazem os níveis de NPY, evitando que você se empanturre no correr do dia. As fibras satisfazem com menor quantidade de calorias e permanecem por maior tempo no corpo, dando uma sensação de saciedade mais duradoura e fazendo você menos propenso a beliscar os chocolatinhos da mesa do colega de trabalho ou a rumar para a geladeira atrás dos doces que seus filhos compram. Na verdade, um estudo descobriu que as mulheres tinham um risco 49% menor de ganhar peso quando incluíam mais grãos integrais e menos grãos refinados na dieta.

Uma porção de carboidratos de alta qualidade e ricos em fibras inclui, mas não se limita a apenas os seguintes itens:

- 30 a 60g de cereal integral pronto para o consumo. Deixe esse lanche no topo da nutrição acrescentando alguns alimentos que melhoram o humor, como germe de trigo tostado, que é cheio de vitamina E, vitaminas B, minerais e colina, um importante nutriente para a memória.
- 1 fatia de pão integral, ½ rosquinha ou bolinho integral, 1 *tortilla* integral ou broinha integral de baixa caloria.
- 1 bolinho pequeno (60g) de baixa caloria, de preferência integral, de milho ou de cenoura.
- 1 fatia de pão de milho.
- ½ xícara de mingau de cereais integrais, como mingau de aveia, cereais de grãos variados, arroz integral, polenta ou cevada.
- 1 panqueca de 10 centímetros, *waffle* integral ou torrada. Para tornar seu carboidrato preferido mais nutritivo, acrescente germe de trigo torrado à massa da panqueca ou do *waffle* e prefira pães integrais para fazer as torradas.
- Confira a seção de congelados do supermercado mais próximo. Você encontrará uma variedade de refeições congeladas de café da manhã nutritivas e saborosas que ficam prontas em minutos. Prefira pratos que não contêm mais de 300kcal, 1 a 2g de gordura saturada, 0 gorduras trans, 480mg de sódio e ao menos 2g de fibras por porção.

Você não pode esperar estar tinindo de manhã se comer cereal de mel à base de marshmallow ou bolinhas de marshmallows. Há mais de 400 variedades de marcas de cereais nas prateleiras dos mercados, a maioria delas tentando enganá-lo e fazer você pensar que um cereal coberto com chocolate e transbordando açúcar seja saudável. Não se engane com marcas que estampam "feito com grãos integrais" ou "fonte de grãos integrais". Em vez disso:

1. Vire a caixa e confira a tabela de informações nutricionais. Uma regra prática: quanto maior a quantidade de açúcar, menor a de fibras. Lembre-se sempre do número 5. Escolha apenas cereais com:

- não mais de 5g de açúcar e
- 5g ou mais de fibras.

2. Leia a lista dos ingredientes. Quanto menos ingredientes e quanto mais deles você puder reconhecer e pronunciar, melhor. Além disso, grãos integrais, como trigo, aveia, centeio, cevada e painço devem ser os únicos — ou, ao menos, os mais importantes. As melhores escolhas são por cereais que trazem no rótulo "grãos 100% integrais". Essa informação garante grãos de qualidade, ricos em fibras. Outra regra prática: quanto menos refinados forem os grãos de um pão ou de um cereal, menor será a quantidade de sódio. Por exemplo, os mingaus de aveia tradicionais não contêm sódio, enquanto os de preparo instantâneo contêm cerca de 260mg de sódio para cada meia xícara do produto preparado.

3. Quanto menos processado, maior a sensação de saciedade e maior o tempo que ele "ficará em você" durante a manhã. Isso acontece porque o corpo precisa de mais tempo para digerir os grãos fibrosos que não foram processados, fazendo seu estômago ficar mais ocupado com a digestão, sem pensar com antecedência na próxima refeição. Grãos não processados também têm IG baixo, acarretando em níveis de açúcar no sangue bons e constantes, ao contrário da viagem de montanha-russa ocasionada pelos grãos refinados. A cevada e a aveia contêm um tipo de fibra chamada beta-glucano, cuja digestão é lenta e mantém por maior tempo a sensação de saciedade. Para resumir,

Grumos de aveia > Aveia em flocos > Aveia com mel e castanha > Aveia flocos regulares > Aveia em flocos com sabor de frutas

Você é monogâmico com os cereais? Você come a mesma tigela de cereais todos os dias, todas as manhãs e, por vezes, até de noite? Ora, você precisa de um tempero a mais! Acrescente aventura às suas manhãs com essas dicas:

Misture. Misture dois ou três tipos de cereais matinais integrais ricos em fibras, e depois acrescente nozes e passas. Essa também é uma boa solução para diluir as calorias contidas em cereais ricos em gorduras, como a granola, e em cereais cheios de açúcar. Use-os em pequenas quantidades misturados a um cereal menos gorduroso e mais nutritivo.

Dê um gostinho de torta. Acrescente abóbora enlatada ou tempero de abóbora ao cereal. Ou, então, prepare o cereal com leite misturado a extrato de amêndoas e pedaços de amêndoas por cima.

Varie a textura. Adicione ceral matinal feito de trigo e cevada, castanhas sortidas, pedaços de pêssego ou fatias de bananas ao cereal quente ou frio.

Número dois do café da manhã 1-2-3: duas porções de frutas ou vegetais

Não coma o cereal nu! Não, não quero dizer para você colocar uma roupa antes de comer. Digo isso do cereal, seu bobo. Cubra-o com superalimentos para o cérebro, como uva, amora, morango, mirtilo, ameixas secas, fatias de figo ou de banana, pedaços de maçã, cerejas secas ou pedaços de manga. Esses alimentos dão ao cérebro os antioxidantes de que ele precisa para se defender dos fragmentos de oxigênio, chamados radicais livres ou oxidantes, que danificam as membranas celulares e levam a um raciocínio devagar durante o período matinal. Escolha frutas e vegetais coloridos, já que os antioxidantes se encontram nos pigmentos (isto é, na "cor") — quanto mais pigmentos, mais antioxidantes. Tire vantagem das milhares de pesquisas que mostram que algumas frutas e vegetais de fato aumentam a capacidade do cérebro, desde mirtilos a ameixas secas.

Quando pensar em cor, pense em uva, amora, morango, mirtilo, cereja, tomate e laranja. Pense em kiwi, manga, mamão ou banana. Beba suco de cenoura, suco de tomate ou suco de ameixa. Para fazer seu café da manhã 1-2-3 favorito mais nutritivo, deixe de lado caldas e coberturas e cubra os *waffles*, torradas ou panquecas com pedaços de frutas frescas. Coma dois tipos diferentes de frutas ou vegetais, ou apenas dobre a porção de um deles.

O que é uma porção? Não são as três frutinhas de um bolinho da lanchonete, o cheiro de morango de um cereal processado, nem a miséria de passas contidas em uma tigela de um cereal matinal de uvas passas. Uma porção equivale a:

- **180ml de suco de frutas ou vegetais naturais.** Evite todos os sucos feitos com "concentrado puro de uva, pera ou maçã", já que essas bebidas "100% naturais" não passam de água com açúcar. Em vez disso, opte por suco de laranja natural, suco de abacaxi ou suco de tomate. Se você tiver tempo, faça você mesmo um suco de frutas.
- **Uma fruta pequena**, como ameixa, pera, maçã, banana, laranja, tangerina, kiwi ou pêssego. Ou metade de um melão ou mamão.
- **½ xícara de frutas** — frescas, congeladas ou em conserva no próprio suco.
- **Um tomate de tamanho médio**, fatiado.
- **½ xícara de vegetais sortidos no vapor** acrescentados a uma omelete ou a um enrolado.

E quanto a batatas fritas, ou qualquer tipo de batatas congeladas? Eu desafio você a encontrar uma marca que tenha menos de 3g de gordura para cada 100kcal *e* que não contenha gordura vegetal hidrogenada, principal fonte de gorduras trans, ou qualquer outro tipo de gorduras conhecidas por elevar o risco de doenças cardíacas e por acabar com o bom humor. Se você encontrar alguma marca que atenda a esses critérios e que não necessite de nenhuma gordura adicional para ser preparada, então você pode comprar esse produto de vez em quando. Mas, com toda certeza, ele não será um bom substituto para um suco de laranja, fatias de melão ou tomate ou qualquer fruta ou vegetal colorido.

Número três do café da manhã 1-2-3: uma porção de alimento rico em proteínas

Esta é a parte da Regra do 1-2-3 que contribui para a permanência da energia. Supondo que você faça a escolha certa, alimentos ricos em proteínas retardam a digestão. Enquanto um café da manhã composto apenas por carboidratos pode fazer com que você saia à procura de um lanchinho dentro de uma ou duas horas depois de comer, acrescente proteínas à sua refeição e você seguirá não pensar em comida por pelo menos quatro horas. Lembre-se, o leite ou leite de soja, ricos em proteínas, que são misturados ao cereal de nada adiantam se forem jogados no ralo. Além disso, muitas das vitaminas e minerais dos cereais fortificados se dissolvem no leite, por isso é importante virar a tigela e beber o que sobra depois de comido o cereal, para evitar desperdiçar muitos nutrientes! (Mais uma dica: para tornar seu café da manhã mais nutritivo, leia os rótulos dos alimentos e escolha apenas carnes — salsicha, presunto, bacon etc. — que não contenham mais de 3g de gorduras totais e 1g de gordura saturada para cada 100kcal.)

Algumas evidências também sugerem que o cálcio contido em alimentos que melhoram o humor, como o leite e o iogurte, ajudam o corpo a queimar gorduras e a armazená-las menos, ao mesmo tempo em que preservam os músculos. Para cada copo de leite adicional, pode-se esperar perder de 900g a 2,7kg de gordura corporal (confira o Capítulo 5, sobre superalimentos). Assim, esta é uma regra voltada para a manutenção do humor e da cintura. As opções de proteína incluem:

- Laticínios: leite ou iogurte semidesnatado ou desnatado (1 xícara), queijo cottage (2 xícaras), queijo (30g) ou ricota (60g).

- **Soja:** leite de soja original, sabor baunilha ou light (1 xícara).
- **Carnes:** uma fatia fina de carne, como peru, frango ou carne bovina (30 a 90g).
- **Legumes:** grãos cozidos, como manteiga de amendoim ou amêndoas (2 colheres de sopa), tofu (90 a 120g). O café da manhã é a ocasião perfeita para comer esses alimentos que melhoram o humor, que são ricos em fitonutrientes chamados esterois, estanois e fitoestrógenos, ligados à redução do colesterol e do risco de câncer.
- **Ovos:** ¼ a ½ xícara de substituto de ovo, 1 ovo inteiro ou 2 claras de ovo.

Café da manhã em 1 minuto

Você dormiu demais e agora não tem tempo nem mesmo para passar 5 minutos na cozinha. Ainda é possível ir trabalhar e abastecer o cérebro para ter um dia feliz tomando um café da manhã irresistível e conveniente. As seguintes recomendações "embolsáveis" ou "empastáveis" servem para aqueles dias que começam como um tiro de largada de uma corrida.

- Uma caixa de leite individual, uma banana e uma barrinha de energia que tenha ao menos 7g de proteína, menos de 8g de açúcar e mais de 3g de fibra, como barras de cereais integrais, gergelim e castanhas.
- 2 palitos de queijo light, uma minirrosquinha integral e uma laranja. Melhore a capacidade do cérebro acrescentando uma xícara de chá-verde.

- Um ovo cozido duro, uma fatia de pão integral e uma lata de 180ml de suco de tomate.
- Um iogurte desnatado de fruta com granola e uma fruta pequena trazida de casa.
- Um bolinho de cereais pequeno, iogurte natural desnatado orgânico e uma caixa de 240ml de suco de laranja fortificado com cálcio e vitamina D.
- Compre uma embalagem com 6 caixas de 240ml de leite (semidesnatado ou desnatado) para deixar na geladeira da empresa para a semana. Guarde embalagens individuais de cereais e pequenas frutas em sua gaveta. Quando chegar ao escritório, prepare seu próprio café da manhã. Não só é mais nutritivo como também mais barato que comprar um salgadinho na rua todos os dias!
- Prepare seu café da manhã na noite anterior. Antes de ir para a cama, coloque ½ xícara de cereais, 2 colheres de sopa de frutas secas picadas, 1 colher de sopa de açúcar mascavo e uma pitada de canela e outra de essência de baunilha em uma garrafa térmica de boca larga preaquecida. Adicione 1 xícara de leite desnatado ou semidesnatado fervente e feche bem. Na manhã seguinte, abra a garrafa térmica, acrescente 2 colheres de chá de pedaços de amêndoas e você terá um café da manhã quente e delicioso esperando você!
- Durante a noite, coloque seus ingredientes preferidos para fazer uma vitamina no liquidificador e leve à geladeira. Você precisará de apenas 20 segundos durante a manhã para batê-los.

Comece bem, termine com energia

Você não iria nem sonhar em deixar de carregar o celular se estivesse esperando uma ligação importante, do mesmo modo como você iria parecer um idiota se decidisse cruzar o país sem abastecer o tanque do carro. Trate seu corpo com o mesmo respeito e com a mesma gentileza com que você se prepara no dia a dia. Cada vez que você leva algo à boca está fazendo uma escolha entre cuidar ou não de si mesmo. Certifique-se de começar bem o dia e de cooperar com o ritmo natural de seu corpo para manter-se rumo à pessoa feliz e saudável que sempre sonhou ser.

Duas semanas de café da manhã instantâneo

Colocar a Regra do 1-2-3 em prática é tão simples quanto:

1. Preparar uma tigela de cereal integral, leite desnatado ou leite de soja e frutas.
2. Rechear uma massa para *wrap* com ovos enriquecidos com ômega-3 e molho. Sirva com suco de laranja.
3. Preparar um mingau de aveia ou outros cereais com leite no forno de micro-ondas, cobrindo com castanhas e açúcar mascavo e servindo com néctar de damasco ou frutas frescas.
4. Rechear um pão sírio integral com ovos mexidos ou clara de ovo em pó, tomates picados e coentro. Sirva com leite desnatado e frutas frescas.
5. Acrescentar pedaços de pêssego fresco, amoras secas, amêndoas ou cereal integral ao iogurte desnatado.

6. Servir iogurte com maçã e canela, uma fatia de pão de passas torrado coberta com manteiga de amendoim e fatias de nectarina.
7. Cobrir um bolinho integral com fatias grossas de tomate e uma fatia fina de queijo light. Grelhe. Sirva com suco de abacaxi.
8. Cobrir um *waffle* integral com coalhada light e mirtilo. Sirva com leite.
9. Cobrir meia rosquinha integral com salmão defumado e queijo cremoso light, cebola roxa e brotos de feijão. Sirva com leite ou suco de laranja.
10. Desfrutar de um ovo mexido, uma fatia média de queijo com baixo teor de gordura e uma fatia de bacon envoltos em uma massa folheada com 0g de gordura trans por porção de 40g, com um copo de suco de laranja.
11. Misturar partes iguais de manteiga de amendoim, germe de trigo torrado e mel. Espalhe no pão integral. Sirva com frutas frescas e leite.
12. Rechear meio melão com iogurte light de limão e granola.
13. Servir um sanduíche de salsicha vegetariana com clara de ovo em pó e uma fatia de queijo com redução de gordura e uma pera fatiada.
14. Cobrir duas fatias de pão de centeio com duas fatias de lombo canadense e um tomate médio fatiado. Sirva com suco de laranja.

Segredo nº 3:
Escolha carboidratos de qualidade

A promessa

Após uma semana adotando esse hábito, você irá:

- Ficar mais satisfeito com menos calorias.
- Notar uma melhora na disposição durante o dia.

Após um mês, você irá:

- Notar uma melhora no humor.
- Desfrutar de maior energia (e de energia mais constante) durante o dia.
- Sentir menos estresse.
- Dormir melhor.
- Pensar de forma mais clara.
- Diminuir as chances de abusar de bobagens.

Após um ano, você irá:

- Perder peso.

Em nenhum outro lugar a relação entre comida, humor e cintura é mais evidente que nos carboidratos. Tomemos Colleen, por exemplo, uma secretária forense residente em La Mesa, Califórnia, que por anos travou uma batalha com o anjo das boas intenções alimentares de um lado e o diabo dos carboidratos tentadores do outro.

Ela veio a mim depois de sua mais recente tentativa de seguir uma dieta falhar, deixando-a 2,3kg mais pesada. "Sou realmente viciada em carboidratos, especialmente quando estou sob pressão. Tenho sido escrava das rosquinhas, dos bolinhos e das batatas fritas por anos", ela confessou, olhando para mim, o papa das dietas, com um olhar de culpa, como se desejasse ser absolvida de seus pecados alimentares.

Colleen havia ganho 3,2kg em seu ano como caloura na universidade, aliviando o estresse com bolinhos e outras porcarias ricas em carboidratos vendidas na lanchonete do alojamento.

O hábito pegou e passou a aumentar de intensidade depois que ela passou a trabalhar. "Um dos advogados em meu escritório é tarado por perfeição. Se esqueço de colocar um pingo em um i ou se grampeio alguns papéis de forma errada, nossa, fico ouvindo por muito tempo. A pressão me estressa demais!" Ela tentou levar minicenouras e palitos de queijo para o trabalho na tentativa de controlar os ataques de fome, mas geralmente acabava atravessando a rua e sofrendo para se decidir entre um *pretzel* de uva passa com açúcar cristal ou um *pretzel* crocante coberto com gergelim.

A última tentativa fracassada de perder peso de Colleen havia sido uma dieta pobre em carboidratos. "Achei que negligenciar na marra minha fraqueza por bolinhos e batatas daria certo", reclama. Mas o efeito foi o contrário.

Por três semanas, ela evitou os carboidratos e perdeu 5,5kg, até que um dia especialmente ruim no trabalho deixou-a desolada. Com os ombros tensos como pedras e uma dor de cabeça insuportável, a fome por carboidratos voltou para se vingar. "Eu me sentia como as montanhas Saint Helen, prestes a explodir. Não conseguia mais controlar a vontade de comer um biscoito, como se não pudesse evitar a erupção. Comi um pacote inteiro de Doritos já no carro, mesmo antes de chegar em casa." Três semanas depois, ela apareceu em meu consultório.

Por que os carboidratos dão um barato natural

Se, assim como Colleen, você se volta para salgadinhos, bolinhos, rosquinhas, mingau, pão, macarrão ou qualquer outro alimento rico em carboidratos quando está se sentindo tenso, nervoso, estressado, rabugento ou cansado, então é mais provável que você esteja em busca de serotonina.

Provavelmente você já ouviu falar da serotonina. Trata-se de um composto químico neural, ou um neurotransmissor, que é ativado por alguns dos medicamentos antidepressivos favoritos dos Estados Unidos, como Celexa e Cymbalta até Prozac e Paxil. Nosso corpo produz naturalmente a serotonina, mas, em alguns casos, em quantidade insuficiente. Esse composto químico neural desempenha papel fundamental no que diz respeito ao humor e ao apetite. Ele ativa ou desliga a vontade por doces e carboidratos, ajuda a regular o humor, controla a tolerância à dor, afeta o raciocínio e a memória e até mesmo determina se dormimos bem. Turbine os níveis de serotonina, seja naturalmente ou com o auxílio de remédios, e suas vontades irão se acalmar, você ficará mais relaxado e feliz e irá dormir de forma mais profunda. Aumentos nos níveis de serotonina servem ainda para acalmar pessoas com tendência à violência, para aumentar a tolerância à dor, fazendo com que suportemos a broca dos dentistas sem abusar da novocaína e para amenizar as crises de melancolia na síndrome da tensão pré-menstrual (TPM) e na depressão invernal.

Por outro lado, quando os níveis de serotonina caem de forma ab-rupta, o mesmo acontece com o humor e com a capacidade de raciocínio, deixando você mais propenso a se entupir de carboidratos e a dormir de modo irregular. Você também ficará mais propenso a perder a calma em situações de estresse. Não é um quadro muito bonito, mas é algo com que muitas pessoas se identificam. Provavelmente você já adivinhou — pessoas felizes e saudáveis sabem como manter os níveis de serotonina altos, ou, ao menos, como evitar que caiam.

O barato natural

Lide com seus desejos e coopere com os níveis de serotonina. Isso irá evitar muitos dos problemas associados com a alimentação incorreta, com a fadiga, com a síndrome da tensão pré-menstrual (TPM), com os estados depressivos sazonais (EDS) e com a depressão.

Nenhum outro neurotransmissor é tão sensível às escolhas alimentares quanto a serotonina. Esse neurotransmissor é produzido no cérebro a partir de um aminoácido chamado triptofano, que pode ser encontrado em alimentos ricos em proteínas, como peru, leite, ovos, carnes, castanhas e grãos. Talvez você já tenha ouvido que o motivo por que o peru do Dia de Ação de Graças ou um copo de leite morno antes de dormir deixam você sonolento é por esses alimentos serem ricos em triptofano, aumentando o nível de serotonina quando ingeridos. Mentira! Alimentos ricos em proteínas são abundantes nos compostos que formam a serotonina, mas a ingestão de tais alimentos, na verdade, bloqueia a produção de serotonina. Apenas os carboidratos têm a capacidade de elevar a quantidade de serotonina no cérebro e aliviar tanto o humor quanto os desejos (na verdade, há outro nutriente que eleva os níveis de serotonina — o DHA das gorduras ômega-3 — mas chegaremos a isso no Capítulo 6).

O mecanismo pelo qual as rosquinhas, e não um peru, conseguiam turbinar as taxas de serotonina de Colleen é um pouco traiçoeiro; portanto, prepare-se para a aula.

O triptofano é um aminoácido de tamanho grande que compete com outros aminoácidos, como a tirosina, para chegar à barreira hematoencefálica (um conjunto de membranas, enzimas e vasos sanguíneos que separam o cérebro do corpo). Quando você faz uma refeição rica em proteínas, você inunda o sangue com triptofano e mais de 20 outros "aminoácidos competidores", criando uma disputa entre eles para entrar no cérebro. Pense neles como se estivessem em uma fila para a estreia do novo flme do Harry Potter. Se você for a primeira pessoa a comprar um ingresso, então não haverá espera e você escolherá primeiro onde quer sentar. Mas se 100 pessoas chegaram antes de você, então você terá de esperar bastante, é capaz de os ingressos esgotarem antes de chegar sua vez na bilheteria e talvez você tenha de ficar no fundo do cinema, atrás de um cara do tamanho de um zagueiro. O mesmo acontece com o triptofano. Um alimento rico em proteínas equivale a uma competição acirrada em que o triptofano perde — apenas pequenas quantidades do composto chegam à barreira hematoencefálica, pouca serotonina é criada e você acaba privado da melhoria no humor.

Apesar de o consumo de peru ou qualquer outro alimento rico em proteínas não resultar em um barato de serotonina, os carboidratos conseguem cumprir essa tarefa. Colleen mal imaginava que um alimento rico em amido, como uma rosquinha, era exatamente de que ela precisava para sentir-se melhor e, na verdade, a vontade que ela sentia era uma tentativa subconsciente de se automedicar. Quando o amido é digerido, uma inundação de carboidratos entra no sangue e ativa a liberação de insulina, um hormônio produzido no pâncreas. A insulina normaliza os níveis de açúcar no sangue e conduz uma série de aminoácidos (provindos da refeição ou que já se encontravam no sangue) por entre os tecidos. Mas a insulina ignora por completo o triptofano, deixando-o para trás. Com os aminoácidos competidores fora, o triptofano é o único sobrevivente a chegar à barreira hematoencefálica, ficando com o caminho livre e desimpedido para o órgão. Para resumir:

1. Quanto mais triptofano atravessar a interface, maior será sua concentração no cérebro.
2. Quanto maior for a concentração de triptofano no cérebro, tanto mais serotonina será produzida.
3. Quanto maiores forem os níveis de serotonina, mais feliz você ficará.

A serotonina obedece ao clássico problema do ovo e da galinha. Esse composto neuroquímico depende do que você come, ao passo que aquilo que você escolhe comer é, em parte, ditado pelos níveis de serotonina. Quando os níveis de serotonina estão baixos, você fica com vontade de comer carboidratos, tais como doces e alimentos ricos em amido, que são os alimentos que elevam os níveis de triptofano e serotonina no cérebro e que desligam essa vontade. Para resumir, as pessoas com esses desejos inconscientemente se voltam para sobremesas, rosquinhas e outros doces, macarrão, cereais, bolinhos, broas e pães para aliviar a falta de energia, a irritabilidade e a depressão causadas pela baixa no nível de serotonina. E o lanchinho funciona — ele eleva os níveis de serotonina, controla os anseios e melhora o humor. Quando os níveis de serotonina aumentam, a fome por carboidratos passa.

Por que as dietas pobres em carboidratos não funcionam

A relação entre carboidratos e o humor explica por que escravos dos carboidratos, como Colleen, não conseguem sobreviver com uma dieta pobre em carboidratos. Tais dietas impedem que o cérebro produza quantidade suficiente de serotonina, deixando o indivíduo cansado, rabugento, estressado e triste. Quem inicia uma dieta dessas tem sempre muita disposição e esperanças de que, desta vez, os quilos sumirão para sempre. Depois de perder alguns quilos, após semanas vivendo apenas de restos de serotonina, vem o baque emocional.

Foi o que aconteceu com Colleen. Depois de três semanas adotando uma dieta pobre em carboidratos, ela se sentia mal, impaciente e deprimida. Tudo isso por conta de um dia estressante (ainda que fosse por outro motivo, como uma viagem ou uma alteração na rotina), e — opa! — de volta aos maus hábitos alimentares como forma de vingança. Como disse a Colleen: "Se você quer perder peso, precisa sentir-se bem. Para se sentir bem, você precisa atentar para os níveis de serotonina. Você precisa entender — sentir-se bem ao seguir uma dieta não é apenas possível, é essencial para o sucesso!"

Pessoas viciadas em carboidratos, mas que são felizes e saudáveis, sabem disso. Elas escolhem os carboidratos certos na porção correta para trabalhar em sintonia com o corpo e sentir o barato natural, elevando os níveis de serotonina e evitando muitos problemas associados a dietas passageiras e ao estresse, bem como a TPM, estados depressivos sazonais (EDS) e depressão. Elas sabem que se não prestarem atenção à serotonina — isto é, se beliscarem demais os alimentos errados, seguindo tolas dietas pobres em carboidratos ou pulando as refeições — acabarão pagando com o corpo e emocionalmente.

Como sei que é a serotonina?

Boa pergunta. Apesar de não haver regra prática para medir seus níveis de serotonina, é possível ter alguma ideia por meio de um pouco de autoavaliação e um pouco de tentativa e erro.

Primeiro, faça a si mesmo a pergunta que fiz a Colleen: "Você vai atrás de carboidratos quando está..."

- Entediado?
- Cansado?
- Precisando relaxar?
- Sozinho?
- Irritado ou rabugento?
- Nervoso ou bravo?
- Tenso? Deprimido, triste, melancólico ou pessimista?
- A 10 ou 14 dias de sua menstruação? (apenas para mulheres)
- Estressado ou sobrecarregado?
- Ansioso?
- Tentando deixar de fumar ou beber?
- Se sentindo inquieto ou agitado?

- Incapaz de se concentrar?
- Impaciente?
- Decepcionado consigo mesmo? Na menopausa? (apenas para mulheres)

Quanto mais perguntas respondidas com "sim", mais provável é que você esteja tentando equilibrar os níveis de serotonina.

Segundo, quando você sente alguma das emoções acima citadas, consegue identificar uma causa específica? Você está morto porque ficou acordado a noite toda estudando para uma prova, terminando um projeto para o trabalho ou cuidando de um bebê irritado? Você está estressado por precisar cumprir um prazo ou preocupado por seu filho adolescente? Está inquieto ou triste por problemas no relacionamento ou por ter perdido uma promoção? Sente-se estressado porque as contas não conseguem caber na sua conta bancária? Está enfrentando alguma doença com risco de morte? Caso contrário, e caso não haja nenhum motivo óbvio, ou se o motivo for apenas uma desculpa fraca ("estou ficando velho", "eu nasci nervoso"), então é ainda mais provável que o problema seja a dieta. Claro, se houver uma razão justificável de por que você se sente triste, fazer algumas mudanças nos hábitos alimentares sempre, sempre, *sempre* ajuda.

Terceiro, você come mais com a cabeça ou com a barriga? Se você já tiver experiência em dietas, tendo adotado a primeira modinha passageira que passasse, desde combinar alimentos às dietas pobres em carboidratos, é provável que você tenha perdido a capacidade de distinguir a verdadeira fome. Fazer muitas dietas confunde a resposta à fome, de forma que você pode perder a capacidade de saber quando está com fome ou quando está satisfeito. As dietas passageiras lhe dizem o que e quando comer, e você acaba aprendendo com regras exteriores a você, em vez de com sua verdadeira fome.

Quem segue muitas dietas também fica mais propenso a interpretar todas as sensações conflitantes como fome. É um dilema compreensível. Talvez nada na vida esteja tão ligado à segurança pessoal como fome. Assim como o maior pacificador de bebês que estão irritados é a comida, também faz sentido pensarmos que os adultos continuam se voltando para esse símbolo buscando segurança. Agarrar um bolinho rico em carboidratos é como tentar retornar a essa segurança, a esse lar, a esse lugar seguro. Assim, a comida se torna um tranquilizante quando estamos ansiosos e um meio de levantar o humor quando estamos deprimidos. Ela nos alimenta quando sentimos fome emocional, nos conforta quando estamos sozinhos e nos diverte quando sentimos tédio. Quando comemos com a cabeça ou o coração, em vez de comer com o estômago, é fácil entender por que se pensa em comida o dia inteiro.

Infelizmente, voltar-se para a comida por qualquer motivo que não seja a nutrição física só funciona no curto prazo e resulta em trocar um problema (sentir-se bravo ou irritado) por outro (fadiga ou barriga). Portanto, pergunte a si mesmo: "Vou atrás de (preencha esse espaço, por exemplo, com rosquinhas, bolinhos ou doces) quando estou com fome de verdade, ou trata-se mais de algo emocional? Será que ouço meu corpo, comendo na maior parte das vezes por estar fisicamente com fome, com sintomas como sensação de vazio no estômago, com o estômago roncando, ou dor de cabeça? Ou será que como porque a comida está perto, porque outra pessoa está comendo, por estar triste ou entediado ou apenas porque a comida parece saborosa?"

Se você ainda não tem certeza se é seu estômago ou sua cabeça que comanda suas refeições, então reflita sobre as seguintes situações. Se alguma delas parecer familiar, é um bom indício de que a serotonina, em conjunto com as emoções, está tomando as rédeas de suas escolhas alimentares.

- Você planeja tomar um café com leite desnatado na cafeteria, quando vê aquele bolinho de frutas e decide pedir também.
- Em festas, você experimenta mais do que precisa da mesa do bufê porque tudo parece muito gostoso.
- Você e um amigo passeiam pelo shopping e, ao passar em frente a uma confeitaria, seu amigo sugere que dividam um doce; apesar de não estar com fome, você aceita.
- Em uma sexta-feira solitária em casa, sua companhia é a comida.
- Você pega uma rosquinha da cozinha da empresa porque alguém disse que elas eram ótimas.

Quando a vontade aperta

Em algum momento, a maioria das pessoas já se voltou para a comida em busca de consolo, conforto ou apenas para relaxar. Na maioria das vezes, essa recompensa é inofensiva e proveitosa. No entanto, algumas pessoas, na tentativa de aliviar um mau humor passageiro (dando partida nos níveis de serotonina), escolhem alimentos que irão fazer com que se sintam piores sem saber e que irão armar um círculo vicioso de sentir-se mal e comer demais. Isso é particularmente verdadeiro para qualquer pessoa que esteja enfrentando algum estado depressivo sazonal, alguma depressão em geral, que esteja repetindo alguma dieta ou para mulheres que estiverem passando pela TPM. Na maioria das vezes, essas pessoas também lutam contra as vontades e o ganho de peso.

Seja de forma consciente ou inconsciente, as pessoas felizes e saudáveis sempre atentam para os níveis de serotonina de forma a melhorar, se não a resolver, essas aflições. A alternativa aponta para resolver os problemas reais. Quando as pessoas não prestam atenção ao equilíbrio natural do corpo, quando comem de maneira errada e sempre nos momentos errados e com as porções erradas, apenas fazem com que os problemas fiquem piores. Ao "barato" passageiro e falso de uma farra de carboidratos segue uma "fossa" maior, que deixa apenas uma opção — abusar, novamente, de outra dose de carboidrato, criando um círculo vicioso que acarreta em ganho de peso e autodepreciação.

Carboidratos de qualidade, a solução

Como sabem as pessoas felizes e saudáveis, quando você faz as escolhas alimentares corretas, a recompensa é enorme! Os níveis de serotonina se elevam duas vezes mais com a ingestão dos alimentos corretos. Isso equivale a uma agradável melhora na sua vida noturna, já que pode cortar pela metade o tempo necessário para cair no sono, ajudando a dormir mais e melhor. Imagine acordar descansado, ansioso por um novo dia! Se você não acredita em mim, ouça o que têm a dizer os pesquisadores da Universidade de Sidney. Um estudo conduzido por eles descobriu que pessoas que sofrem de insônia demoram menos tempo para dormir depois de comer um lanche leve repleto de carboidratos uma hora antes de se deitarem. Se o sono é um problema, então um lanchinho rico em carboidratos antes de dormir pode ser seu melhor amigo (confira o Capítulo 10 para mais informações sobre carboidratos e o sono).

Escolher os carboidratos corretos também pode salvar o seu dia. Um aumento de duas vezes nos níveis de serotonina significa que você tem maior chance de sair do mangue emocional e rir de um insulto. Significa pensar positivo, para você ver através das nuvens em vez de focar no frio que faz lá fora. Significa alegria, em vez de tristeza e melancolia. Significa sentir-se alegre e disposto no inverno do mesmo modo como você se sente ao sol do verão.

Quanto mais se perde, melhor se sente

Escolher os carboidratos corretos também é um passo importante para perder os quilos indesejáveis. Para começar, significa que você não será mais tentado e poderá passar sem rosquinhas e outras guloseimas durante o trabalho e pipoca amanteigada em casa. Abusos mais raros significam menos calorias e, conforme baixam as calorias, o mesmo acontece com a gordura corporal.

O bônus extra é que, quanto mais peso se perde, maior é a melhora sentida com a ingestão dos carboidratos! Isso acontece porque, conforme você perde as gorduras indesejadas, a insulina contida em seu corpo se torna mais eficiente na tarefa de regular as taxas de açúcar no sangue e de conduzir os aminoácidos para os músculos e fora do sangue. Isso significa uma sobra maior de triptofano, que vai para o cérebro e se converte em serotonina. E, como agora você já sabe, quanto maior o aumento na quantidade de serotonina, melhor será seu humor e menor será a fome de carboidratos. Para resumir, quanto maior for a atenção dispensada à serotonina, melhor irá sentir-se e mais fácil será perder peso!

Essa solução é simples. Você não precisa ser dominado por suas reclamações interiores. Tudo que você precisa é comer carboidratos de qualidade, nas quantidades corretas.

Adeus, comida branca

Todos os carboidratos irão melhorar seu humor, já que cada um deles — do pão branco ao arroz integral — é feito de longas cadeias de glicose. No entanto, apenas os carboidratos dos grãos integrais e dos vegetais coloridos ricos em amido, como a batata-doce, irão dar a você uma energia duradoura e um bom humor sem as calorias a mais e sem uma montanha-russa com as taxas de açúcar no sangue. Apenas os grãos integrais contribuem para a manutenção do peso e para a redução nos riscos de doenças cardíacas, diabetes, hipertensão e, possivelmente, câncer.

Você já sabe que grãos processados são como um deserto nutricional. Deles é retirada a maioria das vitaminas e dos minerais que afetam o humor, além de privá-los da maior parte dos antioxidantes que protegem o cérebro.

Quanto a mais nos grãos integrais?

Quando comparado ao trigo processado, o trigo integral tem uma tonelada a mais de quase todos os nutrientes estudados.

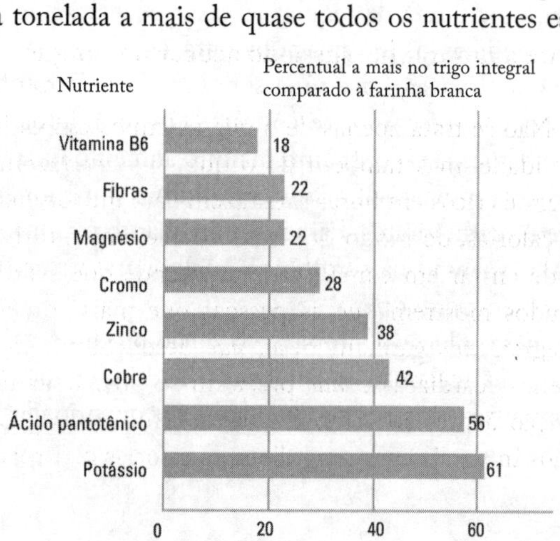

De modo contrário, grãos integrais não processados têm todas as três camadas do grão original — o germe, rico em nutrientes; o endosperma, repleto de carboidratos; e a casca fibrosa. Não é surpresa constatar que os grãos integrais estão repletos da nutrição original, além de milhares de antioxidantes, como o ácido ferúlico, o ácido cafeico, fitosteróis, saponinas, fenóis e ácido p-coumárico, que protege o cérebro contra danos e contra o envelhecimento, impedindo que seu bom humor se perca. Fitatos contidos em grãos integrais servem para anular substâncias cancerígenas. Fenóis impedem que o câncer atinja órgãos e tecidos. Lignanos desempenham um papel de proteção contra o câncer de mama. Grãos integrais também são carregados de nutrientes que ajudam o cérebro a converter triptofano em serotonina e que aumentam suas chances de viver uma vida longa e feliz. Por exemplo, um estudo descobriu que o cromo, um mineral residual encontrado em grãos integrais, ajuda a melhorar o humor e a reduzir os impulsos alimentares em pessoas que sofrem de depressão. Ora, comer o tipo certo de pão (ou cereal) pode salvar sua vida!

Evite a montanha-russa do açúcar no sangue

Não se trata apenas de o que fazem os carboidratos de qualidade, mas também de o que eles *não* fazem. Grãos integrais ricos em fibras satisfazem com menor quantidade de calorias, de modo que você *não* se empanturra a ponto de entrar em coma. Não surpreende que estudos após estudos mostrem que as pessoas que mais comem grãos integrais *não* ganham peso, *não* desenvolvem diabetes e doenças cardíacas e *não* precisam se preocupar tanto em relação à pressão arterial e até mesmo câncer. Combine grãos integrais com uma dieta de calorias controladas e os estudos mostrarão que você estará turbinando seu cérebro e reduzindo riscos inflamatórios, fazendo com que você *não* sofra com doenças que vão desde a demência senil até doenças cardíacas. Abuse dos grãos refinados e você terá o oposto: ganho de peso, mau humor e riscos elevados de doenças.

Mas como é que os grãos integrais contribuem para a perda de peso, enquanto os grãos refinados causam o aumento de peso? Grãos integrais têm fibras. Fibras nos satisfazem, então comemos menos. Além disso, a maioria dos grãos 100% integrais são pobres em açúcar e gorduras, resultando em poucas calorias. Porém, sem as fibras, os grãos refinados não satisfazem. Comemos demais, depois nos sentimos estufados e com preguiça. Já ouvi sobre isso muitas vezes. Quando as pessoas comem grãos processados, apesar de exagerarem, continuam se sentindo insatisfeitos. "Adoro pizza e macarrão. Mas não tenho um 'alarme de satisfação' para nenhum dos dois. Consigo ficar apenas comendo e comendo, o que, a longo prazo, me deixa arruinada... Chamo isso de ressaca alimentar! É estranho, mas independentemente de quão satisfeita me sinto, macarrão me deixa com vontade de sorvete, enquanto pizza me deixa com vontade de refrigerante. Vai entender!", diz Danielle, treinadora de corredores e professora em Salem, Oregon.

Monstro do açúcar no sangue: o índice glicêmico

Um dos motivos por que os grãos integrais ricos em fibras contribuem para a redução da cintura é a marca atingida no índice glicêmico (IG). Esse índice classifica os alimentos em uma escala de 1 a 100 em relação à velocidade com que se transformam em glicose e elevam as taxas de açúcar no sangue. Por exemplo, a glicose pura atinge a marca de 100, enquanto um iogurte desnatado sem açúcar ou o amendoim marcam cerca de 14. Quanto menor o número, mais suave o aumento na quantidade de açúcar e maior a probabilidade de o alimento contribuir para a perda de peso, para o humor e para a memória, bem como de ajudar na redução dos riscos de uma série de outros problemas, como o diabetes e doenças cardíacas. Uma dieta rica em alimentos de alto índice glicêmico tem o efeito contrário.

A pontuação de 55 é o limite: alimentos abaixo dessa marca são pouco glicêmicos. A partir dessa marca, conforme o IG sobe, o alimento passa a ser considerado de risco para o humor e para a saúde. Um estudo descobriu que, quanto mais alimentos muito glicêmicos as mulheres comem, piores ficam os sintomas da TPM. Outro estudo descobriu que as pessoas raciocinavam melhor quando a dieta era baseada em alimentos pouco glicêmicos. Por outro lado, pessoas que ingerem muitos alimentos de alto IG, especialmente quando esses alimentos são ricos em calorias (pense em pão branco de hambúrguer, batatas fritas, doces de confeitarias, biscoitos, blá-blá-blá), geralmente se sentem famintas com maior frequência. Elas também tendem a comer 700kcal a mais por dia do que as pessoas saudáveis e felizes que optam por grãos integrais e alimentos de baixo IG como fonte de carboidratos. Além disso, quanto mais grãos integrais e alimentos de baixo IG se come, mais afiados ficam a mente, o raciocínio e a memória. É simples. Por que você iria preferir o grão refinado quando os benefícios dos carboidratos de qualidade são tão grandes?

Muitos fatores infuenciam a velocidade com que o corpo digere alimentos ricos em carboidratos, mas, em geral, grãos integrais e alimentos ricos em fibras se saem melhor na escala do IG que os grãos refinados e os alimentos processados. *Uma regra prática: quanto menos processado for o alimento, menor será seu IG e maior a chance de ele melhorar o humor e contribuir com a perda de peso.* Por exemplo:

- Cereais tradicionais chegam à marca de 49, mas um mingau instantâneo marca 66.
- O arroz integral marca 50, mas a versão branca instantânea chega a 87.
- Sementes integrais chegam a 30, enquanto um creme instantâneo de trigo marca 74.
- Um espaguete integral marca 32, mas o espaguete enriquecido chega até 64.

Por consequência, pouco tempo depois de comer um *waffle* congelado (IG de 76), uma fatia de pão de forma (IG de até 70), um pouco de frutas secas (IG de 90) ou um punhado de biscoitos (IG de aproximadamente 70), as taxas de açúcar irão despencar e você ficará tremendo, cambaleando e com fome. A simples troca de grãos processados por grãos integrais pode fazer um mundo de diferença em seu humor. Lindsay, a relações-públicas de Minneapolis, sentiu isso na pele: "Troquei os bolinhos pegajosos da cafeteria por grãos integrais que trazia de casa depois de notar que, quando exagero nos carboidratos processados durante o dia, eles me deixam cansada e irritada, fora o inchaço."

Ela não está sozinha. Muitas pessoas reclamam que uma farra de carboidratos no meio da manhã ou no meio da tarde prejudica a concentração, deixando uma neblina mental e com vontade de encontrar a próxima máquina de doces. O resultado? Acabam abusando das coisas erradas e ganhando peso. Não surpreende que o hábito de comer grãos refinados eleva em mais de duas vezes o risco de diabetes! Flocos de milho, com IG de aproximadamente 84, e batatas, com IG de 93, causam tamanho estrago nas taxas de açúcar no sangue que alguns especialistas recomendam que se coloquem esses alimentos no topo da Pirâmide Alimentar, junto ao açúcar e outras bobagens comestíveis.

O IG é bastante complicado, pois o resultado atingido por certo alimento muda conforme os outros alimentos presentes na refeição. O IG muda de pessoa para pessoa e varia intensamente na mesma pessoa dependendo do dia. Também é preciso comparar a marca atingida no IG com a quantidade de calorias e carboidratos presentes no alimento, um fator chamado "carga glicêmica". Por exemplo, uma batata tem uma pontuação glicêmica elevada e contém grande quantidade de carboidratos, enquanto a cenoura e a melancia têm alto IG, apesar das poucas calorias e carboidratos. Em vez de ficar obcecado com números, a regra simplificadora para comer e contribuir com a taxa de açúcar e com os níveis de serotonina é optar por muitos alimentos ricos em fibra, trocando a batata por batata-doce, cortando os carboidratos processados e escolhendo grãos integrais em sua forma menos processada.

Como separar o carboidrato bom do ruim

Se você ainda não entendeu a mensagem, vamos deixar uma coisa absolutamente clara — o corpo e o cérebro necessitam de carboidratos. Esse é o combustível preferido pelo cérebro e o incentivo de que seu corpo precisa para queimar a gordura corporal. Coma menos de 130g de carboidratos por dia e eu prometo que você terá problemas de concentração, de memória, de aprendizado e de criatividade. É provável, ainda, que seu humor despenque.

Aconteceu comigo na época em que era uma tola em dietas e que adotava a primeira modinha que passasse, como a dieta de Atkins, lá nos anos 1980. Eu já estava seguindo essa dieta ridícula e pobre em carboidratos por dois dias quando minha amiga Abby e eu fomos jogar uma partida de tênis. Ao fim do primeiro set, eu tinha tão pouca energia que não consegui terminar a partida. Fui direto para casa e dormi por 14 horas. Acordei daquela soneca vazia de carboidratos e comi meio pacote de pão de forma. Foi a dieta mais curta que já segui!

Todos os especialistas em nutrição respeitados, das Orientações Dietéticas do Departamento de Agricultura dos Estados Unidos, até a American Heart Association, recomendam que a maioria das pessoas ingira de 45% a 65% do total de calorias provenientes de carboidratos. Isso significa de 225 a 325g de carboidratos em uma dieta de 2.000kcal. Colocando em outra perspectiva:

- Uma fatia de pão tem, em média, 15g de carboidratos.
- Uma banana tem cerca de 27g de carboidratos.
- Duas cenouras contêm 12g de carboidratos.
- Uma porção de Tigela de Arroz, Laranja e Romã com Sabor de Menta (confira a seção de Receitas) contém 53g de carboidratos.
- Uma porção de Purê de Batata-doce Assada com um Toque de Mel (confira a seção de Receitas) contém quase 48g de carboidratos.
- Uma porção de Arroz com Chá-verde (confira a seção de Receitas) contém quase 39g de carboidratos.
- Um *burrito* pequeno de feijão fornece cerca de 36g de carboidratos.
- Uma xícara de macarrão com molho marinara tem cerca de 45g de carboidratos.

Complemente esses pratos com salada, pão, frutas e iogurte e será fácil perceber como a quantidade de carboidratos sobe rapidamente.

Pessoas saudáveis e felizes escolhem a maioria de seus carboidratos dentre aqueles que estão na categoria de alta qualidade. No entanto, isso não é tão fácil quanto parece. Se você for um norte-americano típico, sua média é de menos de um grão integral por dia. Você provavelmente come mais que isso, mas apenas porque a maioria dos alimentos parece ter mais grãos integrais do que realmente têm. Por exemplo, qual dos seguintes produtos você apontaria como verdadeiramente integral?

- Pão de forma orgânico com multigrãos.
- Biscoito feito com aveia integral e cevada.
- Barra de cereal feita com farelo de aveia e farinha fina enriquecida.
- *Waffle* feito com multigrãos.
- Pão de forma feito com grão de trigo inteiro e mel.

A resposta? Nenhum.

As companhias da indústria alimentícia estão tropeçando umas nas outras na tentativa de criar maneiras para tirar vantagem da tendência dos grãos integrais, apesar de ainda oferecerem produtos que se parecem e têm o gosto do lixo a que tantos norte-americanos cresceram acostumados. Muitos dos grãos que aparecem nas prateleiras dos supermercados podem soar como saudáveis, mas são verdadeiros lixos disfarçados. Termos que aparecem nos rótulos e que não significam absolutamente nada incluem:

7 grãos	Trigo	Trigo germinado
Multigrãos	Trigo em grão	Com trigo integral
Trigo refinado	Centeio	
Trigo rachado	Aveia	

Quando se trata de rótulos, apenas termos acompanhados de "100%" são 100% confiáveis. A menos que um pão ou um cereal tenha escrito "100% grãos integrais", não acredite em nada que está lá. Mesmo o pão branco se chama de pão de trigo, já que o principal ingrediente é a farinha de trigo, que é processada. Sempre vire a embalagem e confira as tabelas de ingredientes e de informações nutricionais. O grão integral — tal como trigo, aveia, cevada, painço e flocos de trigo integral — deve ser o principal ingrediente e, de preferência, as palavras *enriquecido, refinado* ou *farinha de trigo* (nomes diferentes para a farinha branca) devem estar ausentes. Quando se trata de fibras, escolha alimentos com pelo menos 5 por porção, em cereais, e 2g por fatia de pão ou porção de arroz, macarrão ou outros produtos feitos a partir do processamento dos grãos (a recomendação diária é de ao menos 30g de fibra provinda de grãos integrais, vegetais, frutas, castanhas e legumes).

Fique de olho em alimentos preparados e embalados com temperos exóticos — geralmente, eles abusam das quantidades de gordura ou sódio. Uma xícara de mistura de arroz e aletria (massa árabe) com caldo de carne, cebola, cenoura e alho ou de arroz parboilizado enriquecido em vitaminas e minerais com feijão-preto pré-cozido equivalem à quota de sódio máxima diária em uma única porção. Uma porção de penne ao molho branco de frango tem 1.300mg, e o macarrão de ovos enriquecidos e peito de frango da mesma marca tem 1.400mg de sódio — esta é a recomendação máxima diária de sal em uma única refeição!

Não brinque de cego nem mesmo com suas marcas favoritas — elas podem enganar. Algumas marcas produzem cereais de grãos integrais ricos em fibras maravilhosos, mas há outros produtos da mesma marca que podem ter mais farinha branca que o recomendável e excesso de sódio.

Escolha marcas de grãos integrais que forneçam não mais de 480mg de sódio (que ainda é muito alto, mas você terá trabalho para encontrar valores mais baixos). Alguns produtos que obedecem a esse limite incluem:

- Barra de cereal com aveia.
- Quinoa.
- Arroz integral instantâneo.

É claro, mesmo um bolinho de farelo de milho feito com farinha de trigo integral 100% orgânica ainda pode ser uma tentação gordurosa e excessivamente doce, por isso, use de bom senso quando for escolher produtos de grãos integrais. Sempre, sempre confira a relação de ingredientes e faça as contas com os números da tabela de informações nutricionais.

De quanto você realmente precisa?

Meu palpite é que, se você está acima do peso ou com frequência se sente irritado ou de mau humor, não se trata apenas de *o que* você come, mas também de *quanto*.

Nas últimas décadas, os norte-americanos aumentaram o consumo de calorias ingeridas diariamente em colossais 15%, ou cerca de 300kcal a mais por dia do que costumávamos comer durante a década de 1980. Estamos comendo mais de 405m² de pizza por dia e 3 bilhões de quilos de salgadinhos — 10kg por ano a mais para cada homem, mulher e criança. O cidadão comum norte-americano hoje traga quatro porções de batatas fritas por semana.

As porções de alimentos ricos em amido aumentaram na mesma velocidade das cinturas norte-americanas; o tamanho médio de um bolinho é o mesmo de uma bola de *softball*, ao contrário da média recomendada, que é de uma bolinha de pingue-pongue. Em um segmento que produzi para o *Good Morning America* da rede ABC, uma porção de espaguete para viagem totalizava o equivalente a 16 porções de grãos, sem contar as duas fatias de pão de alho que acompanhavam o pedido!

Estamos basicamente nos empanturrando de montanhas de porcarias de carboidratos e, como resultado, nos sentimos piores e ficamos cada vez mais gordos. Não é de surpreender que 70 milhões de norte-americanos não durmam direito, que um em cada quatro indivíduos combata a depressão, que quase 123 milhões de pessoas tomem remédios para elevar os níveis de serotonina e que mais de 6 de cada 10 de nós estejam acima do peso!

O limite dos 30 gramas

Apesar de você precisar de algumas centenas de gramas de carboidratos por dia para abastecer o corpo e a mente, são precisos apenas 30g para dar um impulso à serotonina. Isso equivale de 30 a 45g de carboidratos de qualidade. Mesmo assim, coma devagar. É preciso cerca de 20 a 30 minutos para o carboidrato que está na sua boca passar pelo trato digestivo e estimular o aumento no nível de triptofano no cérebro. Coma um lanche leve e rico em carboidratos meia hora antes de encarar o chefe, de fazer uma apresentação de tirar o fôlego, de ir para a cama ou de sentir fome de doces e, até atravessar a porta e se pôr a caminho, você estará mais calmo, relaxado, feliz e mais disposto.

Foi exatamente o que mandei Colleen fazer, e os resultados foram surpreendentes. Ela passou a levar de dois a três lanches com 30g de carboidratos, embalados em casa, para o trabalho. Ela chamava esses lanches de "arsenal de serotonina". Ao lidar com o estresse bem-armada com seu estoque de carboidratos de qualidade, ela domou suas vontades, ficou mais calma e deu fim às idas diárias à loja de doces. Ela perdeu 10kg em apenas 3 meses. Mais importante ainda, ela manteve o peso em ordem. "E eu nem estava tentando perder peso", diz ela, sorridente.

Carboidratos felizes: basta um pouquinho

Para maximizar o impulso nos níveis de serotonina, coma um lanche 30 minutos antes de você relaxar, ir para a cama ou do momento do dia em que sente desejos. Limite o lanche a cerca de 150 a 200kcal e 30g de carboidratos, que equivalem a:

- 1 bolinho integral do tamanho de uma bola de pingue-pongue.
- 4 xícaras de pipoca de micro-ondas (salgue levemente para uma ótima alternativa aos salgadinhos).
- 2 fatias de pão de passas e canela.
- 1 bolinho inglês 100% integral com 2 colheres de chá de geleia.
- 5 biscoitos *cream-cracker*.
- 9 biscoitos integrais *cream-cracker*.
- 75 palitos finos de massa 100% integral (biscoito palito salgado).

• 1 fatia fina de bolo de claras coberto com ¼ de xícara de uva, amora, morango, mirtilo.

11 passos para uma mudança de carboidratos

Se você é viciado em carboidratos, precisa tratar a si mesmo com algum carinho. Não é culpa sua não conseguir evitar de manter as mãos longe da lata de biscoitos ou dos pacotes de salgadinhos. Não se pode "fazer desaparecer" essa fome. Ela está arraigada em sua cabeça.

Assim, lide com esse desejo por carboidratos. Certifique-se de que cada refeição contenha ao menos um grão integral. Prepare um lanche integral no momento em que o desejo é maior no dia (em geral, no meio da tarde ou no fim da noite). Para maximizar o bom humor e minimizar o peso, você precisará levar esses conselhos sobre carboidratos a sério. Isso significa resolver o problema com um plano de 10 passos.

Passo nº 1. Livre a cozinha de todas as farinhas brancas. Abra a despensa e jogue-as fora. Comece pelo óbvio: arroz branco, purê de batatas instantâneo, qualquer biscoito ou bolacha que não sejam feitos de grãos 100% integrais (o que reduz as opções praticamente a biscoito feito com trigo integral e biscoito feito com grão inteiro de trigo), todos os salgadinhos, biscoitos recheados, caixas de farelo de pão, pratos de massa pronta, hambúrgueres congelados, massa de ravióli pronta, bolos recheados prontos e assim por diante. Vasculhe o congelador à procura de batatas fritas, alimentos matinais feitos de grãos processados e outros itens de baixa qualidade e com muitas calorias, como pratos de macarrão e empadas.

Jogue fora definitivamente os alimentos que atiçam os carboidratos, besteiras a que você é incapaz de resistir.

Lembre sempre, se você tiver de dirigir até a loja mais próxima para comprar sorvete, ficará menos tentado a ceder.

Então, leia o rótulo dos alimentos que sobraram. Se farinha de trigo ou farinha enriquecida estiver entre os três principais ingredientes de um rótulo, você estará segurando um produto com carboidratos de baixa qualidade. Jogue fora.

Certo, certo, se esta abordagem severa é um pouco excessiva, mantenha um ou três produtos ruins e jogue fora o resto. Mas atenção: esses produtos podem ser alimentos "gatilhos", que tentam você a ceder. Ainda, tenha em mente que *não se trata de "abrir mão", mas de "melhorar" a saúde, o humor, sua barriga e suas coxas.*

Passo nº 2. Reabasteça a cozinha com produtos fabricados com grãos 100% integrais de sua preferência, como pão integral, cereais tradicionais ou arroz integral de preparo instantâneo. Experimente novos grãos, como cevada, painço, amaranto, cuscuz integral ou bulgur.

Se você não consegue imaginar sua esposa ou seus filhos apaixonados por macarrão ou massa para *wraps* integrais, então escolha a opção mais próxima. Por exemplo, experimente massa de panquecas feita com grão inteiro, ou macarrões e massa para *wraps* feitos de misturas de farinhas processadas e integrais.

Passo nº 3. Troque por carboidratos de qualidade nas receitas. Por exemplo, se uma receita pede:

Arroz branco: use arroz integral instantâneo ou arroz selvagem, bulgur, painço ou outro grão integral.

Farinha: use pelo menos meia medida de farinha integral.

Pão (como em torradas): use pão integral.
Batata: use batata-doce, inhame, abóbora e/ou milho.

Passo nº 4. Prepare lanches e leve os grãos com você. Quando preparar seu almoço e os lanches do dia, faça sanduíches com pão integral, use queijos light, como os que possuem 50% de gordura reduzida, e inclua outros grãos como biscoitos integrais ou pipoca para micro-ondas.

Passo nº 5. Crie recompensas que não sejam comida. Faça um carinho a si mesma indo à manicure, comprando flores, caminhando na praia no sábado ou assistindo a um filme na TV. Siga a regra do "se-então": *se* você ficar longe das besteiras, *então* ganhará uma massagem nas costas, tempo para gastar consigo mesma ou um banho de espuma.

Passo nº 6. Não se apresse. Muitas vezes pegamos uma comida sem mesmo saber se a queremos. Essa reação automática geralmente nos causa problemas. Faça uma pausa de 10 minutos antes de mergulhar em um lanche, de pipocas a sobras das rosquinhas.

Passo nº 7. Identifique sua fome. Ela busca alguma coisa crocante ou macia? Fria, doce ou cremosa? Quando você tiver identificado exatamente o que quer, então encontre um alimento de baixa caloria que satisfaça sua fome. Felizmente, quanto melhor você comer, mais seus desejos por alimentos gordurosos ou excessivamente doces irão sumir.

Passo nº 8. Tome café da manhã. Como discutido no Capítulo 2, tome um café da manhã nutritivo e você estará muito mais capacitado a resistir às tentações ao longo do dia.

Passo nº 9. Mantenha um olho na fome. Coma em pequenas quantidades distribuídas de forma homogênea ao longo do dia. Isso ajuda a manter os níveis de serotonina (e outros compostos neuroquímicos, como o NPY) em valores adequados.

Passo nº 10. Longe dos olhos, longe do coração. Ou, de outra maneira, ver é desejar. Atenção com as tentações nos shoppings, nos restaurantes e na casa de amigos. É fácil exagerar nos carboidratos quando a maioria do que lhe é oferecido consiste de carboidratos de baixa qualidade. Por exemplo, estudos da Universidade de Illinois mostraram que as pessoas ingeriam 45% a mais de calorias quando uma cesta de pães era colocada nas mesas dos restaurantes do que quando o garçom oferecia para trazer a entrada. Peça para retirarem as *tortillas* quando for comer em um restaurante mexicano e você irá poupar a si mesmo de 300kcal desnecessárias. Evite cafeterias com bolinhos, broas e *croissants* à mostra na vitrine.

Hábito, e não química

Nem todos os impulsos são causados pela serotonina. Às vezes, comemos por força do hábito. Se comer batatas fritas à tarde é gostoso, é provável que você tenda a repetir a experiência. A repetição de um lanche muitas vezes, dia após dia, resulta em um hábito, ou mesmo em um desejo.

Nesses casos, assuma o controle substituindo o lanche habitual por outro mais nutritivo. Troque a rosquinha do meio da manhã por um bolinho integral, troque o salgadinho da tarde por pipoca de micro-ondas ou troque o sorvete da noite por iogurte desnatado ou mirtilo congelado. Você pode ainda criar um hábito novo para substituir um antigo, como dar uma caminhada no horário de seus desejos ou pedalar uma bicicleta ergométrica em vez de lanchar enquanto assiste à televisão.

Pense grande. Você quer sentir-se bem hoje e melhor ainda no futuro. Quanto mais tempo você gastar cuidando de si mesmo, cooperando com seu corpo e com o ritmo natural, melhor você irá se sentir, mais energia você terá e mais afiadas estarão sua mente e sua memória. Quanto mais melhorias você realizar em sua dieta, mais rápidos e mais assombrosos serão os resultados. Mas qualquer mudança, não importa o tamanho, que você adote de forma permanente irá contribuir para melhorar seu humor, seu raciocínio e a sua disposição. É isso que as pessoas saudáveis e felizes aprenderam a fazer, um passo de cada vez.

Seja paciente. Você não pode esperar que o macarrão funcione como um Prozac, pelo menos não de imediato. Serão necessárias de duas a três semanas de boa alimentação para você notar uma melhora no humor e nas vontades. Cada dia é um passo. Certifique-se de que ele é dado na direção correta.

Segredo nº 4:
Adote a solução dos 6%

A promessa

Após uma semana adotando esse hábito, você irá:

- Notar uma mudança na fome por doces.
- Começar a apreciar o sabor dos alimentos.

Após um mês, você irá:

- Desfrutar de mais energia e de um nível de energia mais constante ao longo do dia.
- Sentir-se menos estressado.
- Ficar livre da fome por doces.
- Perder alguns quilos.
- Notar uma melhora no humor.
- Focar sua atenção e raciocinar de forma mais clara.

Após um ano, você irá:

- Perder até 23kg.
- Diminuir o risco de muitas doenças degenerativas, como doenças cardíacas, diabetes e pressão alta.

Quando Keli era criança, uma das maneiras com que sua mãe demonstrava a ela o quanto a amava consistia em incluir refrigerantes em todas as refeições, algo que os pais não conseguiam fazer pela mãe de Keli quando ela era jovem por serem muito pobres. Ao chegar à escola primária, o açúcar já era um dos alimentos da base alimentar da menina. Rolinhos de canela faziam seu olhos brilharem de manhã, os doces eram o combustível durante o dia e bolachas e mais refrigerante eram a recompensa noturna. Durante a faculdade, ela precisava de todos esses doces apenas para se acalmar, para focar sua atenção nos estudos e para incrementar a quantidade de energia insuficiente: "Naqueles dias, eu estava convencida de que, não fosse pelo açúcar, minha personalidade sensível jamais teria conseguido lidar com a vida."

Provocando em relação à dieta, uma amiga desafiou Keli a abrir mão do açúcar por um mês. Toda vez que cedia à tentação do açúcar agarrando uma rosquinha ou um chocolate, tinha de começar a contagem de novo, sempre começando com o dia 1. "No início, foi horrível", ela conta. "Meu temperamento estava no limite. Eu me sentia ansiosa e desesperada por um pouco de açúcar." Em diversas oportunidades ela resistiu por alguns dias, depois cedeu à fome de açúcar e teve de começar de novo. Mas, como ela mesma diz: "Sou uma pessoa bastante competitiva, por isso estava determinada a provar que conseguiria."

E ela conseguiu. Ao fim do período de um mês sem açúcar, Keli era uma nova mulher. A personalidade irritável desapareceu. A incapacidade de se concentrar e a montanha-russa de energia pela qual sempre passara e pensara ser parte da vida se deviam apenas à queda dos níveis de açúcar. Hoje, ela diz: "Eu nunca soube quem de fato eu era porque sempre estava ou no barato do açúcar, ou na fossa por causa dele. Depois de cortar todo açúcar de minha dieta, descobri que realmente gostava de mim mesma. Passei a ter energia, sem ser frenética. Passei a ficar calma, concentrada, esperta e, em alguns momentos, extremamente sábia."

Afogando em doces

Como Keli, a maioria de nós não tem ideia da quantidade de açúcar que ingere ou de como ele afeta o humor, a disposição, o peso e a própria vida. O Departamento de Agricultura Norte-Americano (USDA) relata que nós nos afogamos em de 30 a 50 colheres de chá de açúcar adicionado todos os dias (isso sem contar o açúcar natural contido no leite, nas frutas e em outros alimentos não processados). "Os níveis de ingestão de açúcar subiram rapidamente no período da década de 1960 a 1999, seguindo-se uma pequena diminuição. Mas a média norte-americana continua em 65kg por pessoa, por ano", diz Steve Haley, especialista em açúcar do USDA.

Pense nisto: ingerimos cerca de 30 colheres de chá de açúcar por dia. Isso equivale a 497kcal por dia (o mesmo que comer um hambúrguer e batatas fritas!), mais de 25% do consumo diário recomendado de uma substância que não fornece *nada* além de calorias e problemas para o coração. Ou, de outra maneira, se você desistisse, em termos alimentares, apenas do açúcar adicionado, você perderia 23kg por ano!

Nascidos para amar o açúcar

Nosso caso com o açúcar começa com um beijo. A língua tem cerca de 10 mil papilas gustativas, cada uma delas programada para detectar o sabor de doces, azedos, amargos ou salgados. Apesar disso, são as papilas gustativas ligadas à percepção dos doces que têm o lugar de maior prestígio

— bem na frente, na ponta da língua. Herdamos a fome por doces de nossos mais antigos ancestrais como uma das muitas habilidades voltadas à sobrevivência — doces são alimentos essencialmente seguros e com grande carga calórica, enquanto alimentos amargos com maior frequência são tóxicos ou venenosos. Os habitantes das cavernas que descobriram isso viveram e se reproduziram mais. Somos os descendentes deles.

O cérebro desenvolveu compostos químicos para que confiássemos ainda mais nos doces. Estudos realizados na Universidade Johns Hopkins e em vários outros lugares descobriram que o simples gosto do açúcar na língua faz com que o cérebro libere compostos químicos semelhantes à morfina, chamados endorfinas, que servem para acalmar os nervos e produzir um barato natural (a propósito, também se consegue um barato de endorfinas com a meditação, com uma risada bem forte ou com exercícios). É o gosto dos doces que acalma os bebês, que convence as crianças a comer cereais matinais e que aquece o coração dos amantes. Por amor ao doce, caçadores-coletores pré-históricos desenharam imagens de figos ao lado de representações de encontros, os egípcios cultivavam abelhas já em 2.600 a.C. e a Terra Prometida foi descrita com rios de leite e mel. A essa altura, pode-se dizer que já somos loucamente apaixonados por açúcar há um bom e longo tempo.

Todos nós somos programados para amar o açúcar. Nada pode ser mais natural e normal. De acordo com um estudo conduzido pela Universidade Tufts, quase todos nós sentimos vontade de comer um doce de vez em quando, independentemente de ser gordo ou magro, feliz ou triste, jovem ou idoso, relaxado ou estressado. O açúcar em pequenas quantidades, como as ingeridas por nossos ancestrais, até nos deixa felizes! Mas, assim como existem pessoas com problemas graves de alcoolismo, abuse do barato do açúcar e você terá problemas com P maiúsculo.

O barato natural

O corpo é programado para amar doces. Trabalhe esse instinto natural incluindo pequenas quantidades de doces de qualidade em sua dieta e você conseguirá melhorar o humor sem sacrificar a cintura.

Açúcar vicia?

Com toda essa rede de dispositivos voltados para os doces, desde os compostos químicos cerebrais que nos convencem a comer até as papilas gustativas que nos dizem que ele é delicioso, não surpreende que haja pessoas que se digam viciadas em açúcar. Açúcar é o alimento preferido quando se busca conforto, o que ajuda a explicar por que as mulheres irritadas pela TPM vão atrás de doces, aumentando a ingestão diária em 20 colheres de chá de açúcar (chegando a um total de 50 colheres de chá!). Alcoólatras em fase de reabilitação buscam açúcar e cafeína para combater a depressão, a fadiga e a irritação. O mesmo fazem as pessoas que tentam largar o cigarro.

Por anos, especialistas disseram não ser possível algo como um viciado em açúcar; o amor pelos doces era apenas um hábito, não um vício. Mas pesquisas feitas na Universidade de Princeton mudaram tudo isso. Tais estudos mostraram que animais alimentados com uma dieta rica em açúcares exibiam todos os sintomas de abstinência, incluindo agitação e nervosismo, quando privados de açúcar. As autópsias também revelaram mudanças no cérebro que imitavam o vício por drogas. "Bastou reintroduzir o açúcar na dieta para os animais fazerem uma festa, o que é um sintoma clássico de abuso de uma substância", diz Bartley Hoebel, phD e professor de psicologia em Princeton, coordenador dos estudos.

Os pesquisadores também descobriram que, mesmo depois de o açúcar ser retirado da dieta, apenas depois de duas semanas os sintomas da abstinência começam a desaparecer. O Dr. Hoebel lembra que, ainda assim, o açúcar não é uma droga perigosa como a heroína. Ele prefere chamar de dependência em vez de vício. Outros pesquisadores discordam, citando estudos em animais que mostram que o açúcar vicia mais que a cocaína.

Um dos motivos por que o açúcar tende a criar um hábito em nós é por ativar os compostos químicos semelhantes à heroína, as endorfinas. O simples gosto do açúcar na língua faz com que o cérebro libere endorfinas, e esse composto parente da heroína e da morfina é altamente viciante. O corpo aprecia esse barato e tende a repeti-lo; então, o cérebro libera outro componente neuroquímico chamado dopamina, que grava essa experiência de forma permanente na memória para, no futuro, estimular a repetição do prazer. A resposta a esse estímulo é tão poderosa que mesmo avistar uma comida, quanto mais sentir seu aroma, é suficiente para uma descarga de dopamina e para criar o desejo por outra dose para satisfazer a gula e o humor.

O açúcar também tem efeito calmante e confortador quando estamos estressados, o que só contribui para seu potencial de vício. Mary Dallman, phD da Universidade da Califórnia, em São Francisco, descobriu que ratos que consumiam açúcar em excesso quando estressados demonstravam uma resposta mais suave ao estresse quando comparados a ratos saudáveis. "O mais fascinante nessas descobertas foi que, sem o açúcar, a resposta ao estresse dos ratos permanecia intensa", diz a Dra. Dallman. Os ratos precisavam de açúcar para se acalmarem; sem ele, continuavam estressados.

Os hormônios ligados ao estresse, em particular o cortisol, aparentemente se encarregam de dar a resposta de fuga ou de enfrentamento a qualquer ameaça, mas também bagunçam os níveis dos compostos químicos relacionados ao controle do apetite, como a serotonina, o NPY e as endorfinas, que avisam ao cérebro para procurar por alimentos ricos em calorias. Esses alimentos, por sua vez, nos acalmam e controlam o estresse. Ou seja, acabamos buscando os alimentos como forma de automedicação.

Foi o que aconteceu com Taryn, uma dona de casa residente em Oregon. A vontade que ela sentia por mingau adocicado cresceu e se transformou em abuso durante os anos em que o casamento dela estava indo por água abaixo. Quanto mais estressada ela ficava, mais tigelas lotadas de carboidrato adocicado ela comia, até chegar ao ponto de esse abuso monopolizar a atenção dela por dias a fio. Então, começaram os ataques de pânico. "Depois de alguns dias separada de meu marido e sem sofrer com os ataques verbais dele, os desejos incontroláveis passaram a diminuir", ela conta. Ela não tem um ataque de pânico há 10 anos, desde que se libertou da dependência.

No entanto, os adoradores de biscoitos ganham bastante peso e aumentam muito o volume de gordura abdominal, provavelmente por conta de o cortisol ser bastante mandão quanto a onde o corpo deve armazenar gordura em períodos de estresse. Isso também já foi mostrado em outros estudos feitos com humanos: comemos mais doces quando ansiosos, sendo o sorvete o alimento favorito nos momentos em que buscamos consolo. Como resultado, ganha-se mais peso, especialmente na região do tronco. A gordura abdominal é como uma autoestrada para doenças cardíacas, diabetes, pressão alta e, possivelmente, para o câncer e para a síndrome metabólica. Apesar de os alimentos doces proverem conforto e apertarem os freios nos momentos de estresse, ajudando a melhorar o humor quando os tempos são difíceis, a longo prazo eles nos deixam gordos e miseráveis.

Não se deixe enganar!

A indústria alimentícia usa esse desejo natural geneticamente programado por açúcar para tornar uma dieta que já conteve apenas pitadas de açúcar em um grande deserto de lixo adocicado.

Durante toda a história da humanidade, contando centenas de milhares de anos, o açúcar sempre desempenhou um papel ínfimo na dieta alimentar. Originalmente, as pessoas costumavam mascar cana de açúcar; então, em algum momento em torno do ano 350 a.C., foi inventada na Índia uma maneira de extrair o açúcar dos alimentos. Mesmo depois disso, o açúcar continuou como uma recompensa rara, e não como ocorrência diária. Apenas nos recentes anos da década de 1900 é que o açúcar passou a ser diretamente levado ao consumidor, sob a forma de geleias caseiras e de tortas. Isso significa que pessoas como a minha avó, que vivia em Banks, Oregon, por volta de 1910, passaram a incluir cerca de 4 colheres de chá de açúcar em cada uma das refeições diárias de seus filhos, resultando num total de 64kcal contidas no açúcar adicionado e cerca de 6kg de doces por ano.

Vamos avançar para o presente em que, a cada 4 colheres de chá de açúcar, 3 são acrescentadas a alimentos processados mesmo antes que eles cheguem a nossas mesas, e em que cada homem, mulher e criança ingere uma média de cerca de 45 a 64kg de açúcar por ano, ou cerca de 1 a

1,4kg de açúcar adicionado por semana! Isso equivale entre 181.600 e 257.872kcal vazias por ano. Se você está tendo dificuldade de imaginar esses números, tente isso: faça uma pilha de 45 pacotes de 1kg de açúcar no balcão de sua cozinha. Afaste-se e olhe bem para essa pilha e veja quanto açúcar adicionado cada pessoa de sua família ingere entre dois aniversários. É impressionante!

Você come mais do que pensa

Meu palpite é que você come mais açúcar adicionado do que acredita. É obvio que cereais matinais infantis, refrigerantes e balas de goma contêm açúcar. É fácil sentir o gosto do açúcar em uma bolacha, em uma colher de geleia ou em um pouco de cobertura para panqueca. Mas uma grande quantidade do açúcar da dieta do norte-americano médio vem de alimentos processados que nem ao menos são doces, desde *chili* enlatado, pratos congelados de peru, pizza e manteiga de amendoim a cachorro-quente, grãos processados, sopas enlatadas e molhos para salada. Por exemplo:

- ½ xícara de milho cremoso enlatado tem quase 2 colheres de chá de açúcar adicionado.
- Frango grelhado picado com vegetais e arroz integral ao molho teriyaki ou uma porção de feijões enlatados com linguiça tem mais de 3 colheres de chá de açúcar adicionado.
- Um Cheeseburguer Hot Pocket tem 3,5 colheres de chá de açúcar adicionado.
- Uma xícara de ravióli enlatado ou uma barra de cereais orgânica têm ambos 4 colheres de chá de açúcar adicionado.

- O fettucine ao molho branco feito com cream cheese, queijo parmesão e queijo de cabra acompanhado de pão de alho, brócolis e cenoura tem quase 5 colheres de chá de açúcar adicionado.

Uma vez, preparei um segmento para o programa *Good Morning America* da rede ABC que fazia a seguinte pergunta: "Qual será o mal causado pelos doces que as crianças comem no dia das bruxas?" A mensagem que tentei transmitir com a reportagem era que, se limitássemos a farra dos doces apenas ao dia das bruxas e à Páscoa, não haveria problemas com a quantidade de doces que comemos. Mas crianças e adultos estão comendo açúcar equivalente a uma grande sacola de doces todos os dias, 365 dias por ano, ano após ano. O exemplo que dei no programa mostrava um cardápio típico e aparentemente nutritivo, que incluía:

No café da manhã: um pacote de cereais com sabor, frutas enlatadas e leite.

No almoço: feijão com linguiça, molho de maçã adocicado, um achocolatado e dois biscoitos pequenos.

No jantar: espaguete, salada com molho, suco de amora e iogurte congelado.

Esse menu diário totalizou 46,8 colheres de chá (187,2g) de açúcar adicionado — o equivalente a 17 barras de chocolate pequenas com 45% menos gordura do que a média de produtos similares!

Carboidratos, blá-blá-blá: quem liga se é açúcar ou amido?

O açúcar é apenas um tipo de carboidrato e, conforme dissemos no Capítulo 3, os carboidratos interferem nos níveis de serotonina e nos deixam relaxados e felizes. Então, qual o problema?

O problema é que, apesar de o açúcar ser um carboidrato, ele é um péssimo substituto para os carboidratos contidos no pão ou no arroz integral. Pense nele como uma tigela grande de pura gordura. Claro, ele irá fornecer calorias e irá manter você vivo, mas você não viverá bem e nem por tempo bastante.

Carboidratos são divididos em dois grupos: complexos e simples. Os carboidratos complexos encontrados na aveia ou na batata-doce são longas cadeias de moléculas de açúcar ligadas umas às outras como em um colar de pérolas, ou como os vagões de um trem. Seu corpo não consegue usá-los desta maneira e, por isso, essas cadeias precisam ser digeridas, ou quebradas, em unidades de açúcares menores (como uma pérola ou um vagão) antes de serem absorvidas e usadas como combustível para o corpo. Esse processo de quebra acontece no intestino e leva tempo, fazendo com que os carboidratos de qualidade entrem aos poucos na corrente sanguínea e aumentem suavemente as taxas de açúcar no sangue. Como consequência, o corpo obtém a energia necessária para pensar, para correr ou para manter seu coração batendo. Você se sente cheio e satisfeito e tem menor probabilidade de abusar da comida no resto do dia.

Como mencionado no Capítulo 3, as pessoas que comem mais carboidratos de qualidade são as que têm maior tendência de permanecer magras. O que as pessoas felizes e saudáveis descobriram é que, ao trocar o açúcar por grãos integrais, passam a trabalhar melhor o equilíbrio natural do corpo. Elas cortam calorias e perdem peso, ao mesmo tempo que incrementam a energia e o humor. Que bom negócio!

Por outro lado, os carboidratos simples, ou açúcares, estão prontos para consumo imediato, de modo que não requerem digestão alguma e são absorvidos rapidamente, elevando com excesso e com muita velocidade as taxas de açúcar no sangue. Esses alimentos têm alto índice glicêmico (IG).

A maioria dos alimentos ricos em açúcar eleva os níveis de açúcar antes mesmo que você possa dizer: "mais açúcar, por favor". A concentração elevada de açúcar no sangue acarreta na liberação do hormônio insulina, que conduz o açúcar para fora do sangue. Mas, como acontece com qualquer alimento de alto IG, quando os níveis de açúcar no sangue se elevam, a insulina muitas vezes exagera, removendo mais açúcar do sangue que o necessário e convertendo essa quantidade em gordura armazenada, em vez de usá-lo para dar energia. A diminuição do nível de açúcar, por sua vez, faz com que você fique ansioso, com fome e irritado. Você come de novo e o ciclo continua, levando a uma montanha-russa nas taxas de açúcar no sangue e ao aumento de gordura na cintura, nas coxas e no quadril.

Isso explica por que alguns estudos demonstraram que ingerimos 53% mais calorias depois de um lanche contendo alimentos de alto IG comparado a um lanche com carboidratos de baixo IG. Victoria, uma escritora residente em Beaverton, Oregon, sentiu isso na pele:

> Meu marido e eu perdemos um pouco o controle sobre o açúcar alguns anos atrás. Percebemos que, quanto mais cedíamos à tentação, maior a frequência com que desejávamos açúcar. Desistimos radicalmente do açúcar, bem, com exceção da sobremesa das noites de sábado. As primeiras duas semanas foram muito difíceis. Tive desejos desesperados por açúcar e cheguei até a ter dores de cabeça, que atribuí à "desintoxicação" do açúcar. Mas tudo ficou bem mais fácil

depois disso e passei a me sentir melhor — além de perder cerca de 5kg nos dois meses seguintes.

Qual a sensação causada pelos níveis reduzidos de açúcar no sangue?

Coma um lanche rico em açúcar e depois sinta a reação do corpo. Se você experimentar alguns dos seguintes sintomas dentro de uma hora, é provável que os níveis de açúcar em seu sangue tenham caído.

Apatia	Depressão	Confusão
Fadiga	Esquecimento	Dor de cabeça
Tremores	Irritabilidade	Tontura
Variações no humor	Memória fraca	Falta de clareza no raciocínio

Açúcar engorda

Você provavelmente já ouviu que todos os carboidratos — quer venham de algum doce, do arroz integral ou de uma maçã — contêm 4kcal/g. Mas isso é verdade apenas em teoria. Os carboidratos puros, qualquer que seja a fonte, se equivalem em termos calóricos. No entanto, no mundo real, os carboidratos ficam diluídos em grãos integrais, frutas e vegetais ricos em amido por causa da água e das fibras. Alimentos processados ricos em açúcar não contêm fibras e água — são apenas calorias concentradas. Grama por grama, 30g de açúcar puro têm quase quatro vezes mais calorias que 30g de arroz pronto ou que uma fatia de maçã. No caso de não ter ficado claro, deixe-me repetir:

açúcares processados fornecem quatro vezes mais calorias quando comparados a frutas naturais, porque as moléculas de açúcar nestas últimas ficam diluídas no suco e nas fibras.

Para piorar tudo, a maioria do açúcar adicionado é encontrada em alimentos que transbordam gordura, como bolachas, bolinhos, bolos, sorvetes, doces, barras de granola e demais semelhantes. Vários estudos mostram que a probabilidade de engordar está diretamente ligada à ingestão de açúcar. Por sua vez, quanto mais gordo, mais se deseja açúcar. Mesmo quando a quantidade de calorias é igual, uma pessoa que ingere calorias vindas de alimentos ricos em açúcar tende a engordar antes mesmo que você possa dizer "barra de chocolate". Um estudo da Universidade do Sul da Califórnia descobriu que, quanto mais açúcar se come, maior o risco de obesidade e de insensibilidade da insulina, um fator de risco para diabetes. Outro estudo, da Universidade do Alabama, descobriu que nem mesmo limitar o açúcar como responsável por apenas 10% das calorias ingeridas é suficiente para evitar ganho de peso, diabetes, doenças cardíacas e perda de memória.

Por outro lado, as pessoas felizes e saudáveis aprenderam que é mais fácil perder peso quando se corta o açúcar. Alex, por exemplo, estudante universitário residente em Washington, conta: "Perdi 27kg e mantive o peso desde que entrei na universidade. Sei que ter cortado o açúcar foi um dos grandes motivos para meu sucesso. Não consigo dar apenas uma mordida em uma bolacha. Se faço isso, acabo comendo o pacote inteiro, então dizer não à tentação torna a manutenção do peso muito mais fácil para mim."

Não me entendam errado. O açúcar em si não causa ganho de peso ou mau humor. Além disso, é natural sentir-se mal-humorado de vez em quando e recorrer ao sorvete ou a uma rosquinha para aliviar o estado, vamos dizer, por exemplo, quando você percebe que não cabe no biquíni do ano passado ou quando discute com a pessoa amada. Sentir-se para baixo é parte dos altos e baixos da vida. Recorrer a um pouco de açúcar em busca de ajuda quando você está se descabelando pode ajudar, e decerto não irá fazer mal. A maioria das pessoas felizes e saudáveis mata a fome por doces de vez em quando. Na verdade, fomos feitos para ceder a um pouco de açúcar uma vez ou outra. Os doces são fonte de um dos melhores baratos naturais da vida. O problema não é o que, mas quanto e com que frequência. É a fartura de açúcar que está acabando conosco — em termos de humor e de peso.

O açúcar é um depressor

Você não adora os comerciais com jovens magros, lindos e saudáveis brincando na praia? Então, eles param por um instante o jogo de vôlei ou depois de pegar a maior onda do mundo e comem uma barra de chocolate para um rápido ganho de energia. O comercial termina com a pergunta: "Por que dar um tempo da vida agitada quando tudo o que você precisa é uma barra de energia para manter o ritmo?" Mas quanta bobagem! A última coisa de que você precisa para elevar o nível de energia é um pedaço de lixo atolado de açúcar!

Como Keli descobriu ao cortar radicalmente o açúcar, alimentos lotados de adoçantes altamente processados mandam você direto para o mau humor. É claro, o açúcar pode elevar os níveis de serotonina do mesmo modo que fazem os carboidratos de qualidade. Mas, diferentemente das contrapartes ricas em fibras, as tentações doces são uma solução de curto prazo. A longo prazo, elas funcionam mais como depressoras. Depois de 30 minutos do barato do açúcar, as taxas de açúcar no sangue despencam, e você começa a cair mais rápido que um avião sem combustível. O período de torpor se arrasta, deixando você sonolento por muitas horas depois.

Enquanto os grãos de qualidade representam enorme ajuda no combate à depressão, o açúcar só piora as coisas. Estudos da Universidade do Sul do Alabama descobriram que, ao contrário dos jovens lindos e comedores de açúcar da praia, muitas pessoas que combatem a fadiga e a depressão relataram se sentirem melhores uma ou duas semanas após cortarem o açúcar da dieta. Conforme a fadiga melhora, melhora também a depressão. Os pesquisadores concluíram que, comparado ao barato temporário conseguido com a ingestão de açúcar, a eliminação desse alimento da dieta é uma solução permanente nos casos de depressão de muitas pessoas.

Talvez você esteja pensando: "Ora, mas esse não é o meu problema. Sou magro e saudável, então, por que deveria me preocupar com essa coisa de açúcar?" Você precisa se preocupar porque, apesar de os estudos terem sido conduzidos em pessoas diagnosticadas com depressão clínica, os pesquisadores disseram que qualquer pessoa sensível ao açúcar pode se beneficiar, já que, em algum momento da vida, essas pessoas podem sentir os efeitos da ingestão de açúcar.

Todos nós conhecemos alguma garota feliz e magra que vive comendo rosquinhas, ou algum cara musculoso que segue uma dieta rica em bolachas. Essas pessoas são exceção, não regra. Essas quatro ou cinco pessoas em todo o mundo que parecem imunes ao açúcar são uma aberração. Para a imensa maioria de nós, a saúde e a cintura estão ligadas de forma direta à quantidade de açúcar contido na dieta. Além do mais, se você é uma das raras pessoas que está dentro da margem de peso ideal, o excesso de açúcar pode aumentar o risco de problemas relacionados a esse aumento, o risco de fadiga e mesmo o risco de ganhar peso. Todos, magros ou gordos, felizes ou tristes, devem prestar atenção ao açúcar, quando se trata de saúde.

Das cáries ao câncer

Todo mundo sabe que uma dieta rica em açúcar causa todo tipo de problemas dentários. Mas esta é apenas a ponta do iceberg. Um estudo da Universidade da Columbia Britânica descobriu que dietas ricas em açúcar desligam um gene que regula os níveis de hormônios sexuais, como a testosterona e o estrogênio, aumentando o risco de uma série de doenças, desde acne e infertilidade a ovários policísticos e câncer do útero. De acordo com a Associação Americana do Coração, dietas abundantes em açúcar aumentam as quantidades de triglicérides enquanto reduzem as taxas de HDL, que é o colesterol bom, assim elevando o risco de doenças cardíacas. Outros estudos descobriram que o consumo excessivo de açúcar aumenta o risco de câncer no pâncreas, de câncer de mama e de diabetes. Muitos pesquisadores também desconfiam que dietas carregadas de açúcar são culpadas pelo desenvolvimento e pela progressão da depressão e das variações de humor, da perda de memória, da fadiga, da osteoporose, da perda de visão e de doenças renais. Alguns até relacionaram essas dietas a complicações na gestação e defeitos de formação.

Sempre que você coloca na boca um alimento altamente processado repleto de açúcar, você perde a oportunidade de nutrir seu corpo com alimentos que turbinam o humor, repletos de nutrientes que turbinam o cérebro, tais como os vegetais coloridos, as frutas frescas, os grãos integrais, os legumes, as castanhas e os laticínios desnatados ou feitos de soja. Quanto mais açúcar você ingere, maiores as chances de você ficar malnutrido.

A solução dos 6%

O que é que um Mocha Frappuccino grande do Starbucks, um molho do McDonald's, um pote de 240ml de iogurte de frutas e meia xícara de iogurte de chocolate congelado com pedaços de brownie com redução de gordura têm em comum? Todos atingem ou excedem o limite diário recomendado para açúcar adicionado. Na verdade, peça um bolinho de milho e um Mocha Frappucino grande e o total de açúcar adicionado ingerido terá sido de quase 18 colheres de chá, ou mais do que o dobro da quantidade diária recomendada.

Uma de cada 4kcal (25%) da dieta da maioria dos norte-americanos vem do açúcar. A Organização Mundial da Saúde recomenda que o total de calorias vindo do açúcar adicionado não ultrapasse 10% e que seja, preferencialmente, de 6%. Estudos mostram que, mesmo quando apenas 9% das calorias vêm do açúcar adicionado, a bandeira vermelha para o peso e para os problemas de saúde se ergue. Portanto, o limite menor de 6% é o mais indicado. Para uma dieta de 2.000kcal, isso equivale a 30g ou 7 colheres e meia de chá de açúcar por dia.

Quanto mais sensível você for ao açúcar, mais importante se torna abandoná-lo e maiores serão os benefícios quando você fizer isso. Quanto mais açúcar adicionado você retirar de sua dieta e quanto mais rapidamente você fizer essas mudanças, mais dramáticos serão os resultados na perda de peso, na melhora do humor e no aumento da disposição. A notícia boa é que quanto mais você fica longe do açúcar, menos tentado você ficará em ceder. Você irá sentir-se muito melhor e, como acontece com qualquer droga, seus desejos irão sumir com o tempo. "Depois que passei do baque inicial, evitar o açúcar foi ficando cada vez mais fácil. Sinto-me tão bem agora que não há como eu voltar a ser uma viciada em açúcar", diz Keli.

Açúcar verdadeiro versus açúcar adicionado

Vamos deixar uma coisa bem clara. Estamos falando sobre açúcar *adicionado*, não sobre açúcar *natural*. Você precisa se concentrar apenas no açúcar adicionado. O açúcar natural presente nos alimentos verdadeiros, como a frutose das frutas frescas ou a lactose do leite ou do iogurte natural, não é o problema. As pequenas quantidades de açúcar em uma maçã ou em um copo de leite vêm acompanhadas de vários nutrientes. Esses açúcares geralmente têm baixo índice glicêmico, provocando um aumento de baixo a moderado nas taxas de açúcar no sangue. Uma maçã está cheia de fibras e repleta de fitonutrientes que chegam a ter o equivalente antioxidante de 1.000mg de vitamina C. O leite é uma importante fonte de proteínas, cálcio e vitamina D, além de conter zinco, magnésio, vitaminas do complexo B e muito mais. Ambos os alimentos têm calorias mais diluídas por causa da grande quantidade de água. Por exemplo, vamos comparar uma cenoura a um doce. A cenoura tem 30kcal, toneladas de beta-caroteno, fibras, água e potássio, enquanto o doce é uma bomba de 250kcal feita de açúcar e gordura.

É o açúcar *adicionado* que causa ganho de peso e doenças. É o açúcar *adicionado* que deixa você cansado e resmungando. É o açúcar *adicionado* que não conseguimos controlar, muitas vezes comendo qualquer coisa doce que vemos pela frente. E é ao açúcar *adicionado* que as pessoas felizes e saudáveis aprenderam a colocar um limite. E, a menos que você seja diabético, é apenas do açúcar *adicionado* que devemos contar os gramas. Para resumir, o açúcar adicionado deixa você para baixo, enquanto alimentos naturalmente doces como uvas, laranjas e mangas ajudam a perder peso e a manter a felicidade. Se a Mãe Natureza colocou açúcar em um alimento, então ele é bom. Se foram pessoas que colocaram, então não é tão bom.

As empresas de alimentos têm usado essa questão "adicionado *versus* natural" em vantagem própria, tentando convencer você de que o lixo adocicado delas é feito de ingredientes verdadeiros. Por exemplo, produtos adoçados com xarope de milho rico em frutose são rotulados como contendo açúcar "natural", quando, na verdade, esse açúcar excessivamente doce tem contribuído para o crescimento epidêmico da obesidade nos Estados Unidos.

Números do açúcar

- 30 colheres de chá: consumo médio diário de açúcar adicionado para cada homem, mulher ou criança nos Estados Unidos.
- 11 colheres de chá: recomendação diária máxima fornecida pela Organização Mundial da Saúde.
- 16: quantidade de calorias em uma colher de chá de açúcar.
- 10 a 11 colheres de chá: quantidade de açúcar adicionado em uma lata de refrigerante.

Navegando pela zona de guerra açucarada

Como distinguir açúcar natural de açúcar adicionado? Não há como. Ao menos, não usando a tabela de informações nutricionais do rótulo dos alimentos, já que das companhias pede-se apenas que informem o total de açúcar, sem explicitar a origem. Você tem de bancar o investigador e procurar a melhor informação possível — a lista de ingredientes. Mesmo assim, o açúcar vem disfarçado sob alguns nomes, que incluem:

- Açúcar mascavo
- Frutose
- Açúcar invertido
- Xarope de arroz integral
- Adoçante de milho
- Concentrado de suco de frutas
- Maltose
- Sacarose
- Xarope de milho
- Glicose
- Xarope de malte
- Açúcar
- Frutose cristalina
- Xarope de milho rico em frutose
- Melaço
- Xarope
- Dextrose
- Mel
- Açúcar bruto

Por lei, os ingredientes dos alimentos devem ser listados no rótulo em ordem decrescente de quantidade. Quanto mais próximo do topo, maior a quantidade de um ingrediente na comida. As empresas produtoras sabem que você é esperto e pode conferir isso. Eles sabem que o açúcar estará no topo da lista se eles colocarem uma grande quantidade de um único tipo de açúcar nos alimentos — e que você é esperto o bastante para descobrir isso. Então, eles se aproveitam da brecha na lei para os rótulos: eles acrescentam açúcar de diferentes variedades em pequenas quantidades, fazendo com que todos os tipos de açúcar vão para o fim da lista, ainda que o total de açúcares, quando somados da lista de ingredientes, seja enorme. Nem mesmo um comprador experiente consegue apontar o total de açúcar adicionado que é escondido na lista de ingredientes. Por exemplo, um cereal instantâneo pode não ter a palavra açúcar entre os três ingredientes principais, mas mais abaixo aparecem as palavras açúcar, açúcar mascavo, xarope de milho sólido, mel e maltose. Traiçoeiro, não?

O que você pode fazer? A regra prática para ler os rótulos de qualquer alimento processado que venha em caixas, pacotes, garrafas ou potes é descartar qualquer produto:

1. que contenha açúcar (sob qualquer um dos apelidos) entre os três principais ingredientes, ou
2. que faça menção a muitos apelidos para açúcar na lista de ingredientes.

Por outro lado, jamais

- seja enganado por qualquer produto novo com açúcar reduzido, como Sucrilhos, que tem tantas calorias e carboidratos quanto a versão normal (o açúcar foi apenas substituído por mais farinha refinada!).
- se preocupe com o açúcar natural das frutas, dos vegetais e do iogurte ou do leite natural, já que esses

açúcares vêm acompanhados de vitaminas, minerais, fitonutrientes, fibras e/ou proteínas.

• troque por açúcares "naturais", como mel, açúcar mascavo, açúcar bruto, xarope de arroz ou de agave ou açúcar turbinado. A mera poeira de nutrientes contida nesses açúcares em quase nada colabora com as necessidades nutricionais (são precisas 15 xícaras de mel — contendo 15.450kcal — para fornecer a mesma quantidade de cálcio presente em uma xícara — com 90kcal — de leite desnatado).

• seja enganado por alimentos que soam saudáveis, como iogurte de frutas, preparados de *shake* de frutas, barras de cereais ou sucos de frutas com as palavras *natural* ou *orgânico* no rótulo.

• seja vítima de alimentos rotulados com "feito com fruta de verdade". Talvez você veja um morango ou uma banana no rótulo, mas não dentro da embalagem. Quer seja uma barra de cereais ou uma de chocolate, a maioria desses produtos tem pouco ou nada dos nutrientes, das fibras ou dos fitonutrientes das frutas de verdade. As companhias misturam uma gota de suco ao produto e depois acrescentam açúcar, óleo e colorantes e ainda querem chamar de fruta. O mesmo acontece com produtos que trazem no rótulo a frase "feito com suco natural da fruta". Na maioria dos casos, o açúcar adicionado supera em peso a quantidade da fruta.

E quanto a todos os adoçantes "naturais"? Conte-os como açúcar adicionado. Quando em quantidades iguais, malte de cevada e xarope de arroz integral têm mais calorias que açúcar branco refinado. O açúcar turbinado é menos processado, mas também é açúcar adicionado, enquanto o melaço é um pouco mais nutritivo, apesar de, hoje em dia, ser feito de uma mistura de melaço com açúcar refinado. O açúcar Lo Han vem de uma fruta chinesa, mas deixa um gosto residual amargo e metálico, além de não ter sido aprovado pela FDA (Food and Drug Administration — órgão responsável pelos alimentos nos Estados Unidos). O néctar ou xarope de agave é um extrato de uma planta mexicana. Consiste a maior parte de frutose e é mais doce que o mel, permitindo o uso em menores quantidades e com um índice glicêmico menor que o de outros açúcares. Mas há poucas pesquisas que sustentem essas afirmações e que provem que ele seja mais saudável que outros adoçantes.

Devagar com os substitutos do açúcar

Os adoçantes sem calorias têm duplo sentido, por assim dizer. Do aspartame e da sacarina à sucralose e ao acessulfame-k, todos fornecem doçura sem acrescentar calorias. Mas será que são tão bons quanto dizem ser? Seu palpite é tão bom quanto o meu.

- **Os Contras.** Um estudo da Universidade Purdue descobriu que, apesar de os adoçantes não conterem calorias, causam o ganho de peso em animais. Os pesquisadores especulam que a doçura intensa engana o cérebro, avisando que há calorias a caminho, o que é mentira. O corpo se confunde, retarda o metabolismo e aumenta o apetite. O resultado final é um desequilíbrio na regulação de calorias que leva ao abuso alimentar. Além disso, nem todos foram aprovados como seguros. Por exemplo, o esteviosídeo, da planta stevia, é o extrato de um arbusto da América do Sul que ainda não foi aprovado pela USDA como seguro (estudos mostram que ela pode influir em problemas cardíacos, nos rins e na infertilidade). Outras marcas, a base de eritritol, podem causar diarreia.

• **Os Prós.** Uma revisão em 2007 de pesquisas conduzidas por 10 universidades e escolas de medicina que incluiu mais de 500 estudos sobre o aspartame, um dos principais adoçantes sem calorias, revelou que esse produto é seguro para o uso mesmo em grandes quantidades e não causa aumento de peso, câncer ou danos nervosos. A sucralose tem sido estudada há mais de 20 anos, com mais de 100 estudos que sustentam sua segurança e é aprovado para uso em 80 países. Ele é seguro até mesmo para gestantes e lactantes.

• **Resultado Final.** Quer os adoçantes de zero caloria contribuam para ou atrapalhem o peso, uma coisa é certa: estamos hoje mais gordos do que há 20 anos, apesar do uso desses adoçantes. Talvez seja esta uma razão pela qual as pessoas comam mais hoje ao usarem esses substitutos, podendo pensar como: "Ora, adocei o café com sucralose, o que significa que posso comer um bolinho!" Para alguém que queira controlar a ingestão de carboidratos por problemas de saúde, os adoçantes artificiais são uma boa ideia. Para qualquer outra pessoa, é bom fazer uso com moderação.

17 dicas para a solução dos 6%

O açúcar é um dos muitos prazeres da vida. Você pode ser feliz e magro e ainda apreciar um pouco de açúcar em sua dieta. Não é preciso abandoná-lo completamente. Além do mais, se há uma ocasião em que é bom comer açúcar, é quando ele incentiva a comer alimentos que turbinam o humor (veja o Capítulo 5 para mais detalhes sobre os superalimentos). Você pode precisar reduzir, sem precisar eliminar, o açúcar. Para algumas pessoas, incluindo as que estão lutando contra o peso, um distúrbio de humor, uma falta de energia ou as que simplesmente comem muitos alimentos processados, talvez seja preciso reduzir uma grande parte.

Quanto mais sensíveis ao açúcar forem seu humor e os desejos, maior será a dor sentida com a redução. Alimentos açucarados altamente processados são o que há de pior em termos de alimentos "mortos". Você merece mais que isso. Você merece ser nutrido e bem-cuidado. Merece sentir-se vibrante e saudável. Mas você jamais conseguirá isso comendo um caminhão de besteiras. Você pode se tornar uma pessoa feliz e saudável fazendo mudanças simples em sua dieta, sendo uma delas reduzir o consumo de alimentos lotados de açúcar adicionado.

Comece adotando duas das 17 dicas. Pratique essas dicas até que tenham se tornado hábito, então volte e escolha mais duas. Seu objetivo é adotar mais da metade das dicas para acabar com a dependência do açúcar.

- Dica nº 1: Concentre-se nos alimentos que são mais culpados. Mais de 75% do açúcar consumido nos Estados Unidos vêm de refrigerantes e sucos de frutas (falaremos sobre isso no Capítulo 8), doces, doces preparados como biscoitos, bolinhos e sorvete. Grande parte dos norte-americanos eliminaria 78.000kcal e perderia até 9kg em um ano se cortasse esses alimentos da dieta.
- Dica nº 2: Livre a cozinha do açúcar. Leia os rótulos de todos os produtos embalados e empacotados da despensa, das prateleiras, do congelador e da

geladeira. Jogue fora qualquer coisa que se encaixe nestas duas regras básicas: (1) açúcar entre os três principais ingredientes ou (2) diversos açúcares listados entre os ingredientes. Enquanto você estiver fazendo isso, limpe qualquer outro lugar que sirva de esconderijo para esconder açúcar. O que não estiver na casa não será comido.

• Dica nº 3: Tire o doce das receitas. Quando estiver cozinhando, corte a quantidade de açúcar em um quarto ou um terço. Você não verá a diferença.

• Dica nº 4: Controle a tentação. Não traga "alimentos-gatilho" para casa. Se você for forçado a ter alimentos açucarados em casa, distribua-os em embalagens de porções individuais e deixe-os longe de vista.

• Dica nº 5: Evite ficar com muita fome. Tome o café da manhã, depois coma com regularidade por todo o dia. Leve lanches saudáveis com você, como pipocas para micro-ondas ou alguns *cream-crackers*, para cortar a tentação pela raiz. As pessoas que distribuem bem a alimentação em pequenas refeições e pequenos lanches atingem o centro do apetite, o que ajuda a evitar a fadiga, variações de humor e desejos incontroláveis. Não surpreende que quem coma sempre tenha menor tendência a desejar açúcar e tenha maior facilidade de controlar o peso.

• Dica nº 6: Apegue-se às coisas boas. Por que gastar a quantidade permitida de açúcar em alimentos que nem mesmo são doces, como uma refeição congelada? Pule o lixo e se concentre em pequenas quantidades de boas sobremesas, que são mais satisfatórias.

• Dica nº 7: Prolongue a recompensa do doce para saborear a ocasião. Coma devagar. Concentre-se no sabor e na experiência de comer uma fina fatia de bolo de chocolate. Pare, ponha o garfo de lado e tome água entre os pedaços. Escolha doces que tomam tempo para comer, como uma tigela grande de morangos frescos com calda de chocolate.

- Dica nº 8: Divida a sobremesa. Tome uma xícara de café em vez de comer uma sobremesa, ou divida a sobremesa com outras pessoas.
- Dica nº 9: Ansioso por um pouco de açúcar? Então se concentre nas três primeiras mordidas. É nelas que a descarga de endorfinas é dada e as papilas gustativas aplacadas. Depois disso, você estará apenas exagerando.
- Dica nº 10: Estabeleça limites. Honre o antigo ditado: erre ao planejar e você terá planejado falhar! Estabeleça regras sobre quando e como você irá ceder, como não comer na pia da cozinha, direto da panela, da sobremesa de alguém ou enquanto estiver assistindo à televisão. Há uma regra que é essencial: jamais coma açúcar com o estômago vazio. O choque causado pelo açúcar irá causar uma montanha-russa nos níveis de açúcar no sangue que irá arruinar seu humor e seu peso.
- Dica nº 11: Incremente os níveis de serotonina com carboidratos de qualidade. Você terá o mesmo incremento na serotonina com alimentos de qualidade, como grãos integrais, sem sofrer com a queda brusca. Se sua fome de doce é realmente uma necessidade inconsciente de serotonina, então lanche um bolinho inglês integral com mel ou uma rosquinha de canela com geleia.
- Dica nº 12: Use temperos. Temperos e condimentos doces, como baunilha, canela, menta e noz-moscada são alternativas sem calorias ao açúcar.

• Dica nº 13: Pense em gêneros agrícolas. Use o tempo gasto com sobremesas para atingir sua quota diária de oito frutas ou vegetais. Coma uma pera escaldada, uma maçã cozida, mirtilos congelados ou tangerinas enlatadas com gengibre adocicado.

• Dica nº 14: Mude sua atitude. Fome por doces são sugestões para comer, não um comando para se refestelar. Você tem o controle do que passa por sua boca. Quando se sentir tentado a comer alguma coisa doce e pouco nutritiva, lembre a si mesmo de que você merece mais.

• Dica nº 15: Prefira versões sem açúcar de seus produtos preferidos, e adoce-os em casa. Você não acrescentará a mesma quantidade de açúcar da versão processada. Por exemplo, meia xícara de molho de maçã adocicado ou um sachê de mingau de aveia sabor canela têm mais de 4 colheres de chá de açúcar adicionado, enquanto não há açúcar adicionado algum nas versões naturais. O iogurte natural tem apenas a lactose natural encontrada no leite, enquanto iogurtes de frutas têm seis ou mais colheres de chá de açúcar adicionado.

• Dica nº 16: Entenda bem o açúcar adicionado. É fácil ficar perdido em relação ao açúcar adicionado quando lidamos com alimentos processados. Certifique-se de concentrar os esforços no lugar certo. Sim, há açúcar demais no ketchup, nos molhos de salada e no molho barbecue, mas você consome esses produtos às colheradas. É nas broas, nos bolinhos, nos biscoitos e em outros produtos consumidos em grandes quantidades que está a maior quantidade do açúcar adicionado.

• Dica nº 17: Mime a si mesmo. A melhor opção para domar o desejo por doces em um momento de estresse é não se estressar em primeiro lugar. Leia um livro, medite todos os dias, faça ioga, tome banho de espuma, ande por um bosque, corra com o cachorro ou dê uma volta de bicicleta regularmente para evitar ficar tenso, abusar dos doces e acabar engordando. Você tem escolha: você quer ingerir mais de 162kcal com um refrigerante ou prefere gastar a mesma quantidade de calorias durante uma caminhada relaxante de 35 minutos? Sim, você pode aliviar o estresse de forma temporária devorando uma fatia de torta de maçã de 340kcal, mas uma caminhada de 75 minutos irá queimar a mesma quantidade de calorias, além de remover alguns centímetros de sua cintura.

Doces felizes

Com vontade de comer um docinho? Aqui estão 15 opções saudáveis.

1. ***Parfait* de *berries* com lavanda:** cubra uva, amora, morango e mirtilo frescos ou outras frutas com uma embalagem de iogurte desnatado orgânico de mel. Cubra com uma camada de cobertura para sobremesa light.
2. **Pêssegos grelhados:** corte metades de pêssegos frescos. Descasque e retire os caroços, depois misture-as com óleo de canola, extrato de conhaque e mel. Grelhe até ficar levemente queimado, ou cerca de três minutos. Vire e grelhe até ficar a marca. Sirva.
3. **Vitamina de abacaxi com coco:** confira na seção de Receitas.

4. **Pudim de arroz:** faça com arroz integral, leite desnatado enriquecido com DHA ou leite de soja, substituto de ovos e frutas secas.
5. **Melão com gengibre mentolado:** bata uma colher de sopa de mel, uma colher de chá de hortelã e uma colher de chá de gengibre fresco ralado em um processador de alimentos. Derrame sobre cubos de melão.
6. **Sorvete de manga:** misture uma manga descascada e sem sementes, ¼ de xícara de suco de laranja, o suco de uma lima pequena e uma fatia de gengibre fresco. Coloque em um recipiente e congele. Com um garfo, raspe a mistura fazendo fios e sirva em tigelas individuais.
7. **Maçãs de torta de maçã:** fatie e retire o caroço de algumas maçãs. Salpique açúcar sabor canela.
8. **Doce da Mãe Natureza:** pegue quatro ameixas secas sem caroço e recheie com uma amêndoa em cada para uma alternativa doce, gostosa e crocante aos doces comerciais.
9. **Banana Split:** prepare com 2 bolas de sorvete light, uma banana, 1 colher de sopa de castanhas picadas, ½ xícara de uva, amora, morango e mirtilo frescos ou congelados e 3 colheres de sopa de calda de chocolate amargo light.
10. **Gelatina de laranja sem açúcar:** faça com suco de laranja natural em vez de água.
11. **Peras cozidas com calda de chocolate e lavanda:** confira na seção de Receitas.
12. **Pudim de tapioca:** faça com leite desnatado enriquecido com DHA e cubra com frutas frescas.
13. **Torrada de tâmara:** cubra uma fatia de pão de nozes e tâmaras com queijo cremoso light e tâmaras ou figos em cubos.

14. **Ambrosia de frutas:** misture 1 xícara de cubos de abacaxi, 2 bananas fatiadas, 1 lata de abacaxi sem a calda, uma embalagem de iogurte desnatado orgânico de baunilha e ¼ de xícara de mini *marshmallows*. Rende quatro porções.
15. **Rosca de cereja e limão:** confira na seção de Receitas.

Evite a reação automática

Pessoas felizes e saudáveis prestam atenção, ao contrário de alguns de nós que cedem ao desejo por doces antes mesmo que a consciência e a mente façam algum esforço. Ficamos de pé à pia da cozinha e comemos metade da torta de maçã direto da forma. Engolimos meio pacote de biscoito recheado antes mesmo de notar que abrimos o pacote. Pessoas felizes e saudáveis não fazem isso. Eis algumas dicas para evitar a gulodice descuidada:

Lembre-se da regra dos 10 minutos. Dê a si mesmo 10 minutos antes de ceder à tentação de um doce. Você pode descobrir que dar alguns minutos longe de sua vida corrida pode ser suficiente para ver o desejo diminuir e passar.

Meça sua fome. Antes de mergulhar no sorvete, pergunte para si mesmo: "Em uma escala de 1 a 5, quanto estou com fome?" Apenas alimente a ideia de comer se você acabar acima de 3, que é uma fome moderada. Mesmo nesses casos, crie uma regra para comer ao menos três alimentos saudáveis, como uma maçã, uma porção de sobra de espaguete e um copo de leite, antes de comer algum doce.

Coma a cada quatro ou cinco horas. Ajuste seu relógio se você está acostumado a lanchar mesmo antes do limite de 4 horas. Se sua fome for mais frequente que isso, provavelmente você terá escolhido os alimentos errados na refeição anterior. Prepare lanches saudáveis, como uma garrafa térmica com leite de soja, biscoitos 100% integrais, queijo desnatado, um pedaço de fruta, um pacote de minicenouras e/ou uma lata de suco de tomate.

Planeje as refeições. Certifique-se de incluir alimentos ricos em fibras e com bastante água, como saladas, grãos integrais cozidos e frutas que satisfazem com poucas calorias.

Doces soluções

Fazer algumas mudanças em quanto e quando você come açúcar pode fazer algo que nenhum remédio consegue. Esse hábito pode reequilibrar a química do cérebro e controlar os desejos fora de hora que buscam um *barato natural*. Melhor ainda, não há efeitos colaterais além da melhora na disposição, da clareza de raciocínio, na redução dos riscos de doenças relacionadas à idade e a uma vida mais duradoura e satisfatória. Pessoas felizes e saudáveis que cuidam de si mesmas chegam a parecer 20 anos mais novas que pessoas que se empanturram de açúcar e alimentos altamente processados. Você merece ter uma boa aparência e se sentir bem; portanto, toda vez que for comer algo, dê um passo atrás e pergunte a si mesmo: "Esse alimento irá ajudar ou atrapalhar?" A menos que o alimento represente um passo na direção da saúde e da felicidade, provavelmente ele não vale o sabor que tem.

Segredo nº 5:
Espalhe os superalimentos

A promessa

Após uma semana adotando esse hábito, você irá:

- Ter mais energia.
- Começar a apreciar o sabor dos alimentos.

Após um mês, você irá:

- Raciocinar com maior clareza.
- Sentir-se menos estressado.
- Perder alguns quilos.
- Notar uma melhora no humor.

Após um ano, você irá:

- Desacelerar o envelhecimento do cérebro.
- Diminuir o risco de todas as doenças relacionadas à idade.
- Perder peso.
- Sentir-se ótimo.

Quando encontrei Teresa pela primeira vez, ela pesava mais de 159kg. Ela era garçonete em uma lanchonete que ficava no caminho para o litoral do Oregon, e seu tamanho dificultava o trânsito entre as mesas e cadeiras no apertado restaurante. Ela tinha um rosto lindo, mas não era segredo que estivesse deprimida. Era um problema para ela se movimentar anotando os pedidos dos clientes e buscando-os na cozinha.

Parei na mesma lanchonete dois anos depois, e mal consegui reconhecer Teresa. Ela havia perdido 87kg e parecia deslumbrante. Ela não estava apenas magra, estava também radiante. Seu lindo rosto brilhava e ela desfilava pela lanchonete como uma dançarina. Ela andava com os ombros para trás e com a cabeça erguida. O sorriso que ostentava deixou de ser forçado. Ela estava verdadeiramente feliz, e mostrava isso para todos.

Quando perguntei a ela o que havia feito para perder peso, ela respondeu:

> Comecei a prestar atenção no que as pessoas magras pediam. Elas escolhiam salada de espinafre com o molho separado. Pediam sanduíches em pão integral e sem maionese. Faziam uma refeição com a sopa do dia. Bebiam suco de laranja feito na hora, e não milk-shakes. Para sobremesa, pediam frutas da estação, não a torta de maçã com sorvete. Comecei a perceber que todo aquele peso não pertencia à minha vida. Na verdade, considerando o que costumava comer, estava com o peso justo. Se passasse a comer como as pessoas magras, iria me parecer com elas.

Assim, ela seguiu as sugestões das pessoas felizes e saudáveis que frequentavam o restaurante e, ao longo de dois anos, perdeu muitos quilos. Ela também recuperou a energia e a confiança. Ela estava feliz, vibrante e, obviamente, satisfeita consigo mesma.

O que Teresa não percebeu foi que, ao comer de modo semelhante a seus clientes felizes e saudáveis, ela estava seguindo uma dieta baseada em alimentos verdadeiros, com ênfase em alguns dos alimentos que turbinam o humor que a Mãe Natureza oferece. A dieta seguida não apenas a ajudou a perder peso como também a manteve feliz durante todo o processo. Na ocasião seguinte em que parei na lanchonete, Teresa já não estava mais lá. A nova garçonete me contou que ela havia se apaixonado e tinha se casado. A última notícia que tiveram dela veio de um cartão-postal com uma foto de Roma.

Desta vez, faça a coisa certa!

As melhores dietas ajudam você a superar a questão da privação garantindo que você coma alimentos de baixa caloria suficientes para não ficar com fome — um estômago em fúria é uma passagem garantida para o mau humor. Essa é uma estratégia brilhante. Por que não dar um passo adiante e adotar um truque ou dois de pessoas como Teresa, que perderam peso e permaneceram felizes ao acrescentar alguns dos alimentos conhecidos por turbinar o humor, a memória *e* a perda de peso?

Sim, existem alguns alimentos que, quando adicionados a uma dieta de porções e calorias controladas baseada em alimentos verdadeiros, podem contribuir para o bom humor e para acelerar a perda de peso. Tais alimentos também deixam a mente afiada e reduzem o estresse, o que é impressionante, já que a maioria das dietas passageiras faz os níveis dos hormônios ligados ao estresse aumentarem, deixando uma sensação de torpor, diminuindo o tempo de reação e nublando a mente — resultando em fracasso, no longo prazo.

Felizes superalimentos. Escolha os alimentos certos e eles irão ajudar a se manter no caminho para sentir-se melhor. "Vejo muitas pessoas caindo em 'depressão dietética', que derruba a motivação e sabota as chances de sucesso na perda de peso e, acima de tudo, na manutenção dele", diz John Foreyt, especialista no controle do peso, phD e diretor do Centro de Pesquisas de Nutrição da Faculdade de Medicina Baylor, em Houston. Para evitar a armadilha, você precisa estabelecer metas realistas, dando pequenos passos em direção ao sucesso na perda de peso e espalhando pela dieta alguns superalimentos que nutrem o humor, a mente e o corpo.

Combine o que você aprendeu no Capítulo 1 em relação a alimentos verdadeiros com o que vai aprender sobre superalimentos neste capítulo e você terá a garantia de perder peso e sentir-se bem. Foi o que descobriu Whitney, uma relações-públicas de São Francisco:

> Quando estou em casa, como muito bem, tenho bastante energia e me sinto ótima. Mas acho que não tinha a noção da importância de comer os alimentos corretos até meu trabalho me forçar a viajar. Foi quando passei a comer coisas processadas. Comecei a me sentir mal, gorda e inchada (especialmente com alimentos salgados), o que é a provável razão por eu me sentir tão cansada quando caio na estrada. Agora, entendo de verdade como comer do jeito certo pode fazer um mundo de diferença para a energia e para o humor.

Se a sua dieta típica é a mesma de quando Whitney está viajando, então você ficará surpreso em como irá sentir-se depois de adotar uma dieta baseada em alimentos verdadeiros e regada de superalimentos.

O barato natural

Comer bem não significa limitar as opções a alguns poucos alimentos, mas a saúde de toda a dieta. Assim, alguns alimentos são verdadeiramente especiais, contendo mais do que apenas nutrientes e fitonutrientes que melhoram a memória, a energia e o humor e reduzem o estresse, ao mesmo tempo em que ajudam a garantir a perda de peso permanente e a dar sabor.

A história por trás dos superalimentos

Muitos alimentos processados que forram as prateleiras dos supermercados, desde sucos exóticos a iogurtes com garrafas futuristas, tentam convencer você de que estão carregados de nutrientes e antioxidantes. A maioria desses alimentos mais fala do que cumpre. O que faz um alimento ser super de verdade?

- Ele deve conter milhares de nutrientes e poucas calorias. Procure pensar nesta proporção — para cada caloria, deve haver uma grande dose de fibras que reduzem medidas e de vitaminas e minerais que melhoram o humor.
- Deve haver provas de que o alimento acelera a perda de peso e o metabolismo, que ajuda a queimar gordura corporal, que satisfaça com menos calorias e/ou que ajude a seguir a dieta.
- Ele deve ser carregado de antioxidantes. Esses são os nutrientes, e cerca de um milhão de fitonutrien-

tes, contidos nos alimentos não processados que ajudam a proteger o cérebro de pequenos fragmentos de oxigênio chamados radicais livres que, quando não combatidos, contribuem para acelerar o envelhecimento, para obstruir a memória, para arruinar o humor, elevar o estresse e sugar a energia.

Um alimento deve ter todas essas qualidades para merecer o título. Decerto, alguns alimentos são ricos em antioxidantes e têm uma baixa proporção de calorias, mas, por não obedecerem aos outros critérios, não se encaixam no conceito de superalimentos.

Há uma série de alimentos bastante nutritivos que seriam ótimas opções em qualquer dieta, mas para listar todos eles seriam precisos vários livros. Por isso, estou escolhendo meus 12 alimentos favoritos. Acrescente esses alimentos aos alimentos verdadeiros apresentados nos outros capítulos e você terá boas opções para melhorar o humor e afinar a cintura.

O que os radicais livres têm a ver com você?

Superalimentos são recheados de antioxidantes. Para entender por que isso é tão importante, você precisa de uma lição rápida sobre radicais livres.

Radicais livres são fragmentos de oxigênio presentes na poluição do ar e na fumaça do cigarro, consumidos em alimentos gordurosos e gerados pelo corpo durante os processos metabólicos naturais. Deixados sozinhos, esses fragmentos de oxigênio, ou oxidantes, atacam as membranas das células e o código genético, em um processo chamado oxidação. O corpo "enferruja" à presença do oxigênio, o que faz com que as células morram ou sofram mutação. O "enferrujar" das células, ou a oxidação, contribui para as doenças relacionadas à idade, desde doenças cardíacas e câncer a catarata e, possivelmente, osteoporose.

Os radicais livres também danificam os delicados canais de comunicação do cérebro. A cada minuto, a cada dia, a cada ano, a cada década, os radicais livres atacam e danificam as células do cérebro, resultando em perda de memória, diminuição da velocidade de reação, piora no estado de alerta e até no mal de Alzheimer. O dano causado às células cerebrais também contribui para a fadiga, para a depressão e para o estresse. Na próxima vez em que você entrar em um quarto sem se lembrar o motivo ou quando esquecer onde colocou as chaves, talvez você esteja experimentando pessoalmente os efeitos dos ataques diários dos radicais livres.

Cadê meus antioxidantes?

A boa notícia é que o corpo tem um sistema de combate aos radicais livres, na forma dos antioxidantes, que impede os oxidantes de danificar as células. Antioxidantes também ajudam a manter o coração batendo e a proteger os finos vasos sanguíneos que transportam oxigênio e nutrientes para as células cerebrais. Como 20% do sangue que passa pelo coração vai para o cérebro, todos esses benefícios resultam em um fluxo sanguíneo melhorado e, consequentemente, em um raciocínio mais claro, em mais energia, em melhor humor e em menos estresse. O truque é manter o arsenal de antioxidantes em quantidade igual ou maior à dos radicais livres.

Estocar antioxidantes é essencial para a manutenção da vida, especialmente conforme envelhecemos e ficamos mais estressados. O estresse é como uma sentença de morte para as células cerebrais. Sentir-se tenso e ansioso faz disparar uma cascata de eventos, liberando compostos químicos e hormônios (entre eles o cortisol) que geram uma inundação de radicais livres prejudiciais às células cerebrais e que minam a capacidade de raciocinar e ser feliz. Não é de surpreender que pessoas com altos índices de cortisol no sangue marcam menos pontos em testes de memória quando comparadas a pessoas que estão relativamente livres do estresse. Conforme envelhecemos, o dano causado pela oxidação nos tecidos, incluindo o cérebro, se intensifica; isso significa que um indivíduo com 60 anos de idade precisa de mais alimentos ricos em antioxidantes que um indivíduo de 30 anos que, por sua vez, tem maior necessidade desses compostos que um jovem de 12 anos.

Classificando os antioxidantes

Todas as frutas e vegetais, grãos integrais, legumes, chás, chocolates e vinhos — para resumir, quase todos os alimentos verdadeiros — contêm antioxidantes. Mas o que torna um alimento super e outro não? A quantidade de antioxidantes.

Para medir a quantidade de antioxidantes em um alimento, os pesquisadores usam o teste ORAC, que significa Capacidade de Absorção de Radicais Livres. O teste fornece uma medida da quantidade total de antioxidantes presentes em um alimento e, assim, quantos radicais livres o alimento consegue absorver e destruir. Quanto mais radicais livres um alimento absorve, maior a pontuação no ORAC. Quanto maior a pontuação no ORAC, melhor o alimento ajuda o corpo a prevenir a perda de memória e a lidar com o estresse.

Especialistas em nutrição estimam que cada um de nós precise de um mínimo de 3.000 pontos do ORAC todos os dias para apenas começar a proteger a mente, o humor e o corpo, apesar de o cidadão norte-americano comum ingerir menos da metade dessa quantidade. O consumo diário de 10.000 ou mais pontos do ORAC é ainda melhor. Na verdade, não há notícias do estabelecimento de um limitante superior. A maioria dos 12 superalimentos listados a seguir tem altas marcas no teste ORAC.

Não é possível estocar antioxidantes, então é preciso reabastecer os pontos do ORAC todos os dias. Isso significa que você precisa dos alimentos abaixo e de muitos outros alimentos verdadeiros em quase todas as refeições que faz.

Um pequeno aviso

Muitos testes prometem ser capazes de avaliar seus níveis de antioxidantes. Alguns deles pedem amostras de urina, de pele ou de sangue para medir os produtos residuais do metabolismo dos radicais livres. Avaliar o nível de antioxidantes, no entanto, não é tão simples assim e jamais consegue fornecer um quadro completo de o que está acontecendo em seu corpo. Por exemplo, há um teste que usa um scanner de laser no dedo. Ele consegue medir apenas uma pequena quantidade de carotenoides, e não a gama completa de quase um milhão de compostos antioxidantes presentes nas frutas, nos vegetais e em outros alimentos verdadeiros que você ingere. Há ainda uma pegadinha — a empresa que vende o scanner também vende suplementos especificamente criados para elevar os níveis dos carotenoides testados no sangue (surpresa!). Na realidade, o único modo de garantir que o arsenal de antioxidantes seja restaurado é seguir uma dieta baseada em alimentos verdadeiros com a inclusão de alguns dos superalimentos deste capítulo.

Uma palavra sobre variedade

Variedade é o tempero da vida.

Variedade é a alma do prazer.

A alegria da vida é a variedade.

Nenhum prazer perdura sem o tempero da variedade. Variedade, variedade, variedade. Você já ouviu essa regra milhões de vezes: coma alimentos variados. É claro, nenhum guru das dietas recomenda que você coma uma variedade de rosquinhas, biscoitos, salgadinhos, bolinhos e outras porcarias. Não, eles recomendam uma variedade de alimentos verdadeiros — frutas, vegetais, castanhas, sementes, grãos integrais e legumes, entre outros. Para começar, nenhum alimento fornece todos os nutrientes de que você precisa. Portanto, quanto mais variada for sua dieta, tanto mais provável que você obtenha a quantidade necessária dos mais de 40 nutrientes de que o corpo precisa.

Em segundo lugar, a alimentação não consiste apenas de jogos e diversão. Mesmo os alimentos mais nutritivos contêm uma ou duas substâncias prejudiciais. Por exemplo, o repolho é indiscutivelmente forrado de fibras, vitaminas e antioxidantes. Por outro lado, ele contém compostos chamados goitrogênicos que afetam a tireoide. Não tem nada demais se você comer repolho poucas vezes na semana, porém siga uma dieta apenas com repolhos, fazendo a festa com pratos de repolho dia após dia, e você terá muitos problemas. Coma uma variedade de alimentos e você irá evitar a superdosagem de alguma substância nociva.

Em terceiro lugar, a melhor proteção contra oxidantes é obtida quando se come diferentes alimentos ricos em antioxidantes. Por exemplo, passe a beber apenas suco de mangostão ou limite o consumo de frutas a apenas algumas *berries* (uva, amora, morango, mirtilo) por dia e os níveis de antioxidantes irão subir, sem necessariamente resultar em você pensar melhor ou viver por mais tempo. É preciso uma variedade de superalimentos todos os dias. Coma mirtilos e castanhas hoje, morangos e laranjas amanhã, coloque romãs na salada de espinafre no próximo dia, e assim por diante; os níveis de antioxidantes irão se elevar e você irá raciocinar melhor, irá sentir-se bem e acabará vivendo mais.

Eis a mensagem aqui: opte por uma dieta baseada em alimentos verdadeiros, espalhe uma variedade de superalimentos por toda ela e varie as escolhas para as refeições a cada dia e a cada semana.

Os incríveis: a dúzia dinâmica

Das sopas às castanhas, os 12 alimentos abaixo contêm grande quantidade de nutrientes que melhoram o humor e que afinam a cintura. Inclua-os sempre que puder na sua dieta de alimentos verdadeiros. É claro, muitos outros alimentos também são superalimentos. Mas, por falta de espaço, vamos começar com esses.

1. Castanhas

Kirsten é uma enfermeira de Ohio que tinha muitos problemas para seguir dietas:

> Sempre fui a clássica infiel. Tentei dietas pobres em carboidratos, dietas ricas em carboidratos, SlimFast e a Jenny Craig, já tentei jejuar e já tentei a dieta das sopas. De início, todas elas funcionaram. Perdia alguns quilos, mas então o peso voltava. Pode até parecer besteira, mas o que finalmente funcionou para mim foi beliscar castanhas. Claro, eu também tive de fazer exercícios e prestar atenção às porções do mes-

mo modo como fazia com as outras dietas, mas ter um momento durante o dia quando eu podia comer algo que realmente me satisfazia foi o suficiente para me manter na linha. Perdi 11kg e mantive o peso por cinco anos.

Muitas pessoas obtêm um sucesso muito maior ao seguir uma dieta quando incluem algumas gorduras saudáveis, como as presentes nas castanhas e no azeite de oliva, do que quando tentam seguir dietas muito restritivas quanto a gorduras. Há três razões para as castanhas ajudarem você a ficar feliz e saudável.

1. Castanhas são ricas em fibras, de modo que apenas 30g são suficientes para afastar a fome (as marcas obtidas no teste ORAC para fitonutrientes e antioxidantes também são altas. Por exemplo, 30g de pistache alcançam 2.661 pontos no ORAC, enquanto a noz-pecã alcança incríveis 5.980 pontos na escala ORAC!).
2. Castanhas elevam as taxas metabólicas em até 11%, contribuindo para a queima de calorias.
3. Castanhas ajudam a regular os níveis de açúcar no sangue. Elas têm baixo índice glicêmico (IG). Comparadas a batatas ou flocos de milho, que ficam acima da faixa dos 80 pontos na escala do IG, amendoins e outras castanhas marcam apenas 14, o que significa que não elevam os níveis de açúcar no sangue e, assim, não estimulam o apetite ou o armazenamento de gorduras. Amendoins também contêm um composto chamado arginina, que ajuda a regular o hormônio insulina, ajudando a normalizar os níveis de açúcar no sangue.

> Quanto mais você controla as taxas de açúcar no sangue, maior é a facilidade de controlar o peso, fato que explica por que 30g de castanhas por dia ajudam a reduzir a cintura.

Falando em amendoins, essas castanhas são bem estranhas. Talvez você pense que elas são uma castanha, mas, na verdade, elas são grãos. São elas que erguem a cerca na divisão entre castanhas e legumes, o que é algo bom. Isso significa que elas têm todas as vantagens das castanhas, como as gorduras saudáveis, o magnésio e a vitamina E, mas também têm as vantagens nutritivas dos grãos, como o ácido fólico, o potássio e fitonutrientes (chamados saponinas e esterois). Todos esses nutrientes melhoram o humor, ajudam no sono e/ou ajudam a lidar melhor com o estresse. Elas até mesmo têm algo em comum com os vinhos tintos, o resveratrol, um antioxidante que ajuda a manter as artérias elásticas e limpas (infelizmente, o ato de assar um prato destroi o resveratrol).

Quanto comer? 30g por dia.

Coma mais: coma as castanhas puras ou misture-as a saladas, cereais e iogurte. Use-as em pratos de fritura rápida sem carne e em massas de panquecas ou bolos. Faça suas próprias castanhas sortidas misturando partes iguais de castanhas e frutas secas. Troque o pinhão por outras castanhas, como o pistache, quando fizer molho *pesto*. Adicione castanhas a saladas e sobremesas. Misture-as com iogurte, maçã e aipo para fazer uma salada Waldorf rápida. Mergulhe cenouras em miniatura em manteiga de amendoim. Cubra peixes e aves com castanhas picadas antes de cozinhar.

2. Soja

Pessoas felizes e saudáveis repetidamente me dizem que perderam mais peso quando passaram a incluir a soja nas dietas de calorias controladas em vez de adicionar outros produtos ricos em proteínas, como carne de vaca ou soro de leite em pó.

Isso pode ser por conta da proteína da soja, já que proteínas dão maior sensação de saciedade que gorduras e carboidratos. Além disso, a proteína da soja é magra, sendo bem superior à proteína gordurenta da maioria das carnes vermelhas.

Mas o que afasta a soja de outros alimentos ricos em proteína, no entanto, é o fato de a soja ainda conter fitoestrogênios, compostos que colaboram na queima de gordura corporal. A combinação de proteínas com fitoestrogênios é poderosa na perda de peso, já que ajuda a satisfazer com menos calorias e acelera o metabolismo. A soja também tende a controlar as taxas elevadas de açúcar e a reduzir os níveis de insulina e colesterol presentes no sangue.

Além de contribuir na perda de peso, a soja tem superpoderes que melhoram a memória. Talvez seja por causa dos fitoestrogênios, ou pode ser devido aos antioxidantes da soja que protegem o cérebro e, possivelmente, melhoram o humor. Pessoas que comem alimentos feitos com soja (não suplementos!) apresentam menores danos no tecido cerebral quando sob estresse, fazendo com que o cérebro permaneça jovem apesar do avanço da idade, o que significa melhor memória e capacidade de raciocínio. Nunca é tarde demais. A memória pode ser melhorada em qualquer estágio da vida, mesmo depois dos setenta anos, contanto que a soja seja incluída com regularidade na dieta.

Quanto comer? 25g de proteína de soja por dia, ou o equivalente a três copos de leite de soja.

Coma mais: use o leite de soja para substituir o leite nas refeições e nas receitas, principalmente marcas que são enriquecidas com ácidos graxos ômega-3 DHA. Misture *edemame* (feijões de soja verde) em saladas e em acompanhamentos. Substitua a ricota por tofu amassado nas receitas ou acrescente-o em pratos que levam ovo. Belisque grãos de soja torrados. Ou experimente qualquer uma das deliciosas receitas deste livro.

3 e 4. Leite e iogurte

Parecia um mero engano quando os primeiros estudos relataram que o cálcio auxilia na perda do peso; um mineral usado na construção dos ossos jamais poderia queimar gorduras.

Estudos adicionais mostraram que, conforme a ingestão de cálcio aumentava, diminuía a quantidade de gordura corporal. A cada copo de leite (ou um aumento de 300mg na ingestão normal de cálcio), pode-se esperar perder de 2,3 a 2,7kg de gordura corporal. Na verdade, conforme aumenta a ingestão de cálcio, diminui a quantidade de gordura corporal. Um estudo comparou pessoas que seguiam dietas de poucas calorias (800kcal por dia), pessoas seguindo dietas de 800kcal vindas de leite e derivados e pessoas que seguiam uma dieta de 1.300kcal vindas do leite e derivados. As pessoas que seguiam a dieta de 1.300kcal perderam três vezes mais peso que as que seguiam a dieta de 800kcal pobre em cálcio. Perder mais peso comendo mais? Isso é o que chamo de dieta boa!

Como o cálcio ajuda na perda de peso? Apesar de o processo ser pouco compreendido, o cálcio é um elemento importante no metabolismo da energia, e é ainda mais importante no armazenamento e na queima da gordura corporal. Dietas ricas em cálcio podem ajudar a impedir que as calorias sejam armazenadas na forma de gordura na cintura e nas coxas, reduzindo a chance de ganhar peso durante as situações de abuso. A combinação de cálcio e vitamina D parece ser ainda mais eficiente na queima de tecidos gordurosos, mas ainda não é claro o motivo. Talvez seja devido ao humor, já que o cálcio ajuda a regular o humor durante períodos de estresse. Mas eis a melhor notícia — o leite achocolatado tem todo o potencial destruidor de peso do leite puro somado a mais de 3.000 pontos do ORAC por copo. O iogurte é tão bom quanto, além de fornecer micro-organismos saudáveis que previnem de gases e que ajudam a deixar a barriga mais seca. Você tem micro-organismos bons e ruins no estômago. Os mocinhos, contidos no iogurte (em especial o *acidophilus*, o *bifidum* e o *rhamnosus*), ajudam a manter o trato gastrointestinal em ótimo funcionamento e reduzem os gases e a constipação intestinal. Prefira iogurtes naturais e desnatados, adoçando-os em casa com geleia ou frutas.

A ligação entre o cálcio e o peso ainda precisa ser mais bem-investigada, mas, como o cálcio é necessário para uma série de outras coisas, desde a construção dos ossos a evitar a irritação da TPM, é aconselhável adicionar ao menos 1.000mg de cálcio, encontrado em produtos derivados do leite desnatado, à dieta alimentar que visa à perda de peso.

Quanto comer? Três xícaras por dia de leite desnatado ou duas xícaras de iogurte.

Coma mais: cozinhe o arroz ou prepare o mingau com leite. Adicione leite ao chá ou ao café. Adicione leite desnatado em pó à massa de panquecas ou bolos. Empilhe frutas e iogurte para fazer um *parfait* ou faça pudins com leite desnatado para sobremesa. Cubra *waffles* ou torradas com iogurte e frutas. Faça sopas e molhos cremosos com creme de leite desnatado em vez do integral. Use creme de leite desnatado sem diluir para fazer purê de batatas. Misture leite ou iogurte a frutas para fazer vitaminas. Use iogurte natural em vez de creme de leite para fazer molhos, molhos para salada e coberturas; misture partes iguais de maionese light com iogurte para usar na salada de batatas ou de repolho.

5. Folhagens verde-escuras

Como sou CDF em dietas, é difícil para mim entender como alguém consegue ser feliz sem comer folhas verde-escuras no dia a dia. De espinafre, acelga e repolho a alface, folha de beterraba e brócolis, essas são as melhores fontes de uma vitamina do complexo B chamada ácido fólico. As células do cérebro não funcionam sem ele. Não surpreende que um baixo consumo de ácido fólico eleve o risco para depressão, fadiga, falhas na memória e, possivelmente, até mesmo problemas mais graves, como a esquizofrenia. As pessoas que combatem a depressão e que aumentam o consumo de verduras dizem se sentirem melhores e mais felizes (lembre-se, estamos falando de salada de espinafre aqui, não daquelas saladas que as pessoas felizes e saudáveis comiam na lanchonete em que Teresa trabalhava). As pessoas que estão clinicamente deprimidas só conseguem responder à terapia com antidepressivos se o nível de ácido fólico no sangue estiver elevado.

Recheada de vitaminas e minerais, uma porção de verduras fornece a quantidade diária recomendada para vitamina A, mais de 3mg de ferro, quase um terço da quantidade diária recomendada para ácido fólico e quantidades substanciais de cálcio e vitaminas do complexo B, tudo isso com cerca de 20kcal. Uma porção de uma xícara de acelga cozida fornece mais de metade da quantidade diária recomendada para mulheres de magnésio, um mineral que ajuda a lidar com o estresse, que ameniza os sintomas da TPM e que auxilia no sono. Fitonutrientes, como o sulforafano presente no brócolis e os carotenoides das cenouras, do espinafre ou da alface-romana, removem toxinas do corpo e fortalecem a resistência a resfriados e infecções. Além disso, uma xícara de brócolis marca 3.632 pontos no ORAC, e outra de espinafre cru marca 4.040 pontos no ORAC, que vão parar na sua dieta.

Quanto comer? Duas porções por dia (uma porção equivale a uma xícara da verdura crua ou ½ xícara se cozida).

Coma mais: troque a alface-americana das saladas e dos sanduíches por alface manteiga ou espinafre; use verduras na lasanha; use folhas largas de espinafre para fazer *tortillas*. Adicione repolho levemente cozido no vapor ao purê de batatas. Adicione verduras a assados, sopas e cozidos. Grelhe as verduras em um pouco de azeite de oliva e alho.

6. Vegetais laranja-escuros

"Eu me sinto bem melhor quando belisco cenouras e manteiga de amendoim do que quando avanço em salgadinhos e outros alimentos gordurosos", conta Lana, uma garçonete residente em San Diego que perdeu 7kg no ano passado. Talvez tenha sido culpa dos tempos difíceis. Ou talvez tenham sido as fibras. De qualquer modo, mesmo uma pequena porção de vegetais de cor bastante alaranjada fornece cinco vezes a quantidade diária recomendada de betacaroteno, além de antioxidantes que protegem o cérebro contra danos. Quanto mais vegetais coloridos você comer, maior será a proteção ao cérebro. Vegetais de cor laranja-clara também fornecem quantidades satisfatórias de vitamina C, potássio e ferro e ainda contêm mais fibra que uma fatia de pão integral ou uma tigela de mingau de aveia. Para cada porção de meia xícara, as pontuações no teste ORAC variam de 528 para a abóbora manteiga a 884 para cenouras até 2.820 para a batata-doce.

Além disso, quanto mais frutas e vegetais você comer, mais afiada será sua mente e maior será a facilidade de perder e de manter o peso. Quanto mais hortaliças você incluir na sua dieta, e por quanto mais tempo mantiver-se na linha, mais você irá viver com qualidade e mais afiada será sua mente.

Quanto comer? Mais de uma xícara por dia.

Coma mais: leve batatas-doces ao forno de micro-ondas e cubra com xarope de bordo e noz-pecã. Faça purê de inhame ou cenoura cozidos, acrescentando a sopas para engrossar. Use batata-doce em vez de batata nas saladas. Corte batatas-doces em tiras, salgue e asse a 220°C por 15 minutos para batatas fritas. Cozinhe e amasse abóboras para usar no lugar de macarrão ou arroz como base para um prato. Acrescente cubos de abóbora manteiga assados a sopas enlatadas.

Mais hortaliças, menos pesticidas

Para minimizar a quantidade de pesticidas nos alimentos de sua dieta:

- Lave e esfregue todas as frutas e os vegetais, principalmente os mais agredidos, como maçãs e pimentões.
- Enxágue produtos delicados, como *berries* (uva, amora, morango e mirtilo).
- Descasque frutas e vegetais quando possível, principalmente alimentos mais agredidos, como pêssegos.
- Descarte as folhas mais externas dos vegetais folhosos, como a alface-romana.

- Varie os produtos consumidos para minimizar a exposição a um único pesticida.
- Compre perto de sua casa. Compre direto do produtor, cujo produto tem menor probabilidade de conter a substância.

7. Caldos e sopas

A melhor dica para a perda constante de peso é sentir-se satisfeito com menos calorias. Essa dica inclui dois personagens: fibras e água.

Todos nos afastamos da mesa quando sentimos ter comido uma quantidade determinada de comida, de acordo com um estudo da Universidade Estadual da Pensilvânia. Já que 30g de aipo fornecem menos calorias que 30g de chocolate, não surpreende que pessoas felizes e saudáveis que planejam uma dieta centrada em alimentos ricos em fibra e em água, como os vegetais, as sopas, os cozidos e as vitaminas, se sintam mais satisfeitas com menos calorias, incluindo a saciedade entre as refeições e acarretando em um controle mais fácil do peso quando comparadas a pessoas que lancham biscoitos e salgadinhos.

As pessoas consomem cerca de 135kcal a menos quando a refeição contém uma sopa. Pode não parecer muito, mas, ao longo de um ano, equivale a perder 6kg! Especialistas em perda de peso dizem que, se os norte-americanos cortassem apenas 100kcal por dia da dieta, isso seria suficiente para conter a epidemia de obesidade que há no país. Isso significa três mordidas em uma refeição, 10 minutos de caminhada ou uma tigela de sopa por dia.

Foi exatamente o que Jennifer, uma contadora de Chicago, descobriu quando trocou os lanches embalados por uma garrafa térmica:

> Tenho de trabalhar sentada em uma mesa, o que facilita o ganho de peso quando não se presta atenção à comida. Nos últimos anos, eu vinha ganhando peso, devagar, mas estava, mesmo levando lanches de casa e tentando ser saudável. Quando troquei os lanches por uma garrafa térmica de sopa, um iogurte e uma fruta no almoço, descobri que essa nova refeição me deixava satisfeita e me sustentava por toda a tarde, sem deixar a tentação de pegar um chocolate na mesa de algum colega.

O truque aqui consiste em tornar alimentos que diluem as calorias, como sopas e caldos, cozidos, vitaminas, frutas e vegetais (que não sejam batatas fritas) à base de um planejamento alimentar, não a dieta inteira. Para incrementar a pontuação no teste ORAC, a sopa deve conter vegetais coloridos, como cenouras, ervilhas, pedaços de batata-doce e espinafre (dica: dietas baseadas apenas em sopas não funcionam, mas acrescentar sopas a uma dieta saudável funciona).

Quanto comer? Na maioria dos dias, sirva uma refeição (almoço ou jantar) contendo sopa.

Coma mais: faça uma grande quantidade de sopa de vegetais para usar durante a semana. Tempere com temperos prontos e especiarias para realçar o sabor sem usar sal. Use sopas enlatadas com a palavra *saudável* escrita no rótulo e acrescente ervilhas ou cenouras congeladas, ou espinafre picado. Nos restaurantes, trate a sopa como prato principal.

8. Legumes

Todos sabemos que os grãos são absolutamente bons para o corpo. Quer seja a lentilha, o grão-de-bico, a ervilha ou os feijões preto, marrom, branco ou rajado, todos os legumes estão forrados de nutrientes que melhoram o humor, como ácido fólico, cálcio, cobre, magnésio, ferro e zinco. O ácido fólico presente nos grãos protege contra um composto que prejudica a memória, chamado homocisteína. Os fitonutrientes antioxidantes contidos nos legumes, como as saponinas e os fitesteróis, reduzem o risco de câncer e de doenças cardíacas. O enorme conteúdo antioxidante explica por que as pontuações no teste ORAC são tão elevadas: uma xícara de grãos atinge entre 4.000 e 13.000 pontos!

Os grãos leguminosos são o melhor alimento de uma dieta. Eles quase não têm gorduras, mas são ricos em proteínas, água e fibras — a combinação mágica para sentir-se satisfeito com poucas calorias. Uma xícara de legumes cozidos chega a ter 16g de fibras! Você teria de comer oito fatias de pão integral, cinco bananas ou quatro xícaras de milho para conseguir a mesma quantidade de fibras. Legumes apresentam IG muito baixo, por isso ajudam a regular o apetite e as taxas de açúcar no sangue.

Mesmo assim, pratos com grãos leguminosos não ocupam lugar de destaque nas listas de pratos prediletos — a maioria dos norte-americanos consome cerca de apenas uma xícara de grãos leguminosos *por ano*, uma quantidade digna de pena ante os 23kg de carne de porco consumida no mesmo período.

É difícil ficar animado com "o som dos pratos", não importando quão nutritivos, saborosos ou carregados de antioxidantes eles são. Isto é, até você começar a explicar melhor. "Se digo para minha família que vamos jantar legumes, tudo que ouço é um coral de lamentos", diz Eleanor, uma mãe de família que mora em Cincinnati. "Mas se digo que iremos comer feijoada à moda de Boston com pão de milho ou sopa cremosa de lentilhas com molho *chipotle*, eles ficam com água na boca." Por isso, pare de fazer caretas e comece a inventar desculpas para acrescentar mais legumes à sua dieta — seu humor e sua cintura irão agradecer a você.

Quanto comer? Uma xícara ao menos quatro vezes por semana.

Coma mais: use legumes em saladas e *burritos*, ou salpique coentro e sirva quente sobre o arroz. Adicione feijões enlatados nas sopas. Troque os molhos prontos por *homus* para comer com vegetais.

Removendo os gases

As substâncias nocivas dos feijões que produzem o inchaço e os gases são um tipo especial de amido. Pessoas que não comem feijões com frequência têm baixa concentração das enzimas que digerem esse amido, de modo que o papel acaba ficando com micro-organismos presentes nos intestinos, causando o indesejável efeito colateral dos gases. A boa notícia: quanto mais feijões você comer, menor a probabilidade de sofrer com os gases, já que o corpo irá produzir mais da enzima. Enquanto isso, para aplacar o efeito dos gases:

- Deixe os feijões crus de molho, então descarte a água antes de cozinhar.
- Cozinhe os feijões por bastante tempo.
- Coma devagar para evitar de engolir ar, o que piora o problema.
- Use um suplemento alimentar que forneça as enzimas de que o corpo necessita.
- Beba muita água.
- Para feijões enlatados, drene o líquido e enxágue os grãos.

9. Cítricos

Doces e ácidos, frescos e suaves. Se o raiar do sol tivesse cheiro, ele seria cítrico; mas esse aroma também guarda o segredo para o bom humor e para a perda de peso.

As frutas cítricas estão entre as mais nutritivas de todas as frutas. Um copo de gomos de grapefruit (toranja) alcança 1.104 pontos no teste ORAC, além de fornecer a quantidade diária recomendada de vitamina C. Um copo de suco de laranja fornece 165% da quantidade diária recomendada para mulheres de vitamina C e marca 1.936 pontos no teste ORAC (isso porque é preciso cerca de 30g de laranja para fazer um copo de suco).

Em relação ao humor, a vitamina C é importante para impulsionar a energia, já que ajuda a absorver ferro e a manter saudáveis as células vermelhas do sangue, que são as responsáveis por transportar oxigênio para cada célula do corpo, incluindo o cérebro. Sem ferro, o cérebro literalmente sufoca, deixando você grogue, deprimido e exausto demais para apreciar a vida, ficando absolutamente desmotivado. A vitamina C das frutas cítricas ajuda a controlar o tempo de resposta em situações de estresse, reduzindo o nível dos hormônios ligados ao estresse e, possivelmente, reduzindo a pressão arterial. Há relatos de pessoas que se acalmam em situações de estresse quando consomem vitamina C em quantidade suficiente.

As laranjas transbordam ácido fólico (uma vitamina do complexo B essencial para o funcionamento do cérebro e para o humor), enquanto todas as frutas cítricas são abundantes em fitonutrientes, fibras e potássio, um mineral essencial para a energia e para a prevenção da fadiga. Um simples copo de qualquer suco de frutas cítricas fornece quase um quarto da quantidade diária recomendada de potássio (você teria de beber duas vezes mais suco de maçã para obter a mesma quantidade de potássio). Centenas de fitonutrientes diferentes já foram identificados em frutas cítricas, dentre os quais podemos citar os terpenos, os favonoides, as coumarinas e os carotenoides. A maioria desses fitonutrientes serve para proteger o cérebro e melhorar a memória.

Quanto comer? Mais de uma porção por dia (um pedaço de fruta ou um copo com 180ml do suco).

Coma mais: laranjas são o lanche perfeito. Ou, então, coloque uma tigela com gomos de laranja na mesa de jantar ou na mesa do trabalho. Faça vitaminas de frutas ou *parfaits* com laranjas. Misture gomos de laranja ao iogurte. Mergulhe gomos de laranja em calda de chocolate amargo light. Nas receitas, misture laranjas com batata-doce assada nas saladas, use suco fresco de lima ou de laranja e xarope de bordo para marinar e misture gomos de laranja em pratos à base de abacate, de saladas picadas ou de arroz. Acrescente o suco ou raspas da casca do limão a qualquer prato para acentuar o sabor.

10. Germe de trigo

Você não encontrará uma proporção melhor entre nutrientes e calorias do que aquela do germe de trigo. O coração do grão de trigo é uma mina de ouro nutritiva. Meia xícara de germe de trigo tostado fornece 100% da quantidade diária recomendada de ácido fólico e 50% da de magnésio, de zinco e de vitamina E. Dietas ricas em vitamina E ajudam a prevenir e a retardar a progressão — e talvez até para reduzir o risco de desenvolver — do mal de Alzheimer em até 70%. O germe de trigo fornece quantidades razoáveis de minerais, como ferro e zinco. Você também ingere uma grande carga de fitonutrientes, incluindo o octacosanol, um composto que melhora a resistência e ajuda o corpo a lidar com o estresse.

Quanto comer? ¼ de xícara ou mais por dia.

Coma mais: misture no mingau de aveia ou no iogurte, adicione à massa de bolos e panquecas, misture nas receitas de bolinhos ou de bolo de carne ou misture-o ao mel e à manteiga de amendoim para fazer sanduíches.

11. Cerejas azedas

Nos Estados Unidos, elas são usadas para fazer tortas deliciosas, mas talvez você não saiba que essa fruta escarlate é uma fonte muito rica de uma variedade de nutrientes, que inclui fibras, potássio, magnésio, ferro, vitamina A, vitamina E e ácido fólico. Elas têm um baixo índice glicêmico de 54 (qualquer alimento que marque abaixo de 55 pontos é considerado de baixo IG), produzindo um aumento suave nos níveis de açúcar no sangue, fato associado à redução dos riscos de diabetes e de ganho de peso.

Pouco mais de 90ml do suco concentrado de cerejas marcam 12.800 pontos no teste ORAC (isso porque há cerca de 100 cerejas frescas em um copo de 240ml de suco de cereja). Um quarto de xícara de cerejas secas atinge 3.060 pontos na escala ORAC. Na verdade, um estudo da Universidade de Minnesota descobriu que cerejas, com enorme quantidade de antocianinas, estão entre os 33 alimentos com a maior quantidade de antioxidantes, passando produtos bastante famosos nessa área como o vinho tinto, a ameixa seca e o chocolate amargo. As antocianinas protegem as células do cérebro contra o dano causado pela oxidação, em especial no sistema nervoso, assim reduzindo o risco de perda de memória, de demência senil e até mesmo do mal de Alzheimer. Pode ser ainda que elas contribuam na reversão do envelhecimento do cérebro (enquanto as cerejas azedas são fonte abundante de antocianinas, o mesmo não acontece com as cerejas ao marasquino, já que o delicado componente fitoquímico é perdido no processo de produção e substituído por corante alimentício).

Por fim, cerejas podem ser úteis ainda para a memória e para o sono. Elas são um dos únicos alimentos que possuem melatonina, um hormônio que ajuda a regular o sono. Alguns estudos também mostram que as antocianinas presentes nas cerejas talvez colaborem com a perda de peso.

Quanto comer? Uma xícara de cerejas azedas cruas ou ¼ de xícara de cerejas azedas secas quatro vezes por semana.

Coma mais: acrescente cerejas azedas secas aos acompanhamentos, como arroz ou pratos com vegetais. Misture cerejas azedas secas com manteiga de amendoim para um toque de surpresa nos sanduíches, acrescente cerejas nas receitas de biscoitos integrais no lugar das passas e misture um pouco de cerejas secas ao recheio das tortas de maçã. Adicione cerejas azedas às saladas, às saladas de frutas e às saladas de repolho. Inclua cerejas azedas secas em receitas de pães. Use suco de cerejas azedas em vitaminas, batidas, chá gelado, ponches, limonadas, sangrias e refrescos.

12. Berries (uva, amora, morango, mirtilo)

Gladys atribui a memória afiada que demonstra aos 98 anos de idade às *berries* que comeu por toda a vida. "Como fui criada em uma fazenda ao sul do Oregon, minhas irmãs e eu costumávamos fugir depois do jantar para comer a sobremesa direto das vinhas, no meio da horta", ela lembra. Gladys jamais perdeu o amor pelas *berries* e ainda as come todos os dias. "Ainda sou uma ótima adversária em jogos de perguntas e respostas, o que não é nada mal para alguém da minha idade, principalmente levando em conta que sempre brinco com meus bisnetos!"

Essas frutas doces e suculentas são uma combinação perfeita de água e fibras quando se pensa em perda de peso.

Elas também estão carregadas de vitaminas do complexo B, vitamina C e antioxidantes como os flavonoides, o resveratrol e mais de 40 antocianinas diferentes. Na verdade, uma xícara de *berries* marca entre 6.000 e 13.000 pontos no teste ORAC. Os potentes antioxidantes nelas contidos fortalecem a defesa dos tecidos corporais contra a oxidação e a infamação, que são fatores inerentes à maior parte das doenças ligadas à idade, desde doenças cardíacas e câncer à perda de memória e aos males de Parkinson e Alzheimer. Os antioxidantes das *berries* talvez até ajudem a reverter a perda de memória. A boa notícia: *berries* congeladas contêm a mesma quantidade de antioxidantes que as frutas frescas; portanto, você pode aproveitar essas minas de ouro nutritivas durante todo o ano.

Mas as *berries* são mais do que meros antioxidantes. Pesquisas da Universidade Tufts mostram que essas pequenas frutas regulam até os genes! Elas intensificam a produção celular de compostos químicos que combatem doenças, e que atuam por todo o tempo na proteção do cérebro e de todos os tecidos corporais contra eventuais danos. Não surpreende que elas melhorem a comunicação entre as células, que estimulem o crescimento de células nervosas e que melhorem as conexões neurais. Uau!

Quanto comer? Uma ou mais xícaras de *berries* três vezes por semana.

Coma mais: troque o sorvete por *berries* congeladas na sobremesa do jantar. Misture-as a vitaminas ou acrescente-as aos molhos caseiros. Mergulhe morangos em calda de chocolate light. Misture-as com iogurte para fazer um *parfait*. Misture a saladas e à massa para panquecas e bolos. Cozinhe levemente com um pouco de sucralose, suco de limão e amido de milho para usar como cobertura para panquecas, torradas, *waffles* e sorvete.

Antissuperalimentos: evite a qualquer custo!

- **Molhos para saladas:** um prato de verduras frescas é um dos poucos prazeres da vida livres de gorduras, mas muitas misturas gordurosas se escondem com o nome de molhos para saladas. Esses molhos são a principal fonte de gorduras das dietas que as mulheres seguem. Inundar a salada de molho é um claro indício de confusão sobre o que é realmente uma salada saudável e o que é um desastre, em termos de salada. Por exemplo, um sanduíche de filé de frango grelhado com salada *caesar* em um fast-food pode ter apenas 210kcal e quase 2 colheres de chá de gordura, mas, acrescente um sachê de molho e você eleva as calorias a 400 e a gordura a mais de 6 colheres de chá.

Coma menos: prefira porções pequenas de molhos light, molhos que não sejam cremosos ou molhos sem gorduras. Nos restaurantes, peça o molho em separado, mergulhe o garfo no molho e então respingue sobre a salada, deixando a maior parte do molho intacta ao fim da refeição.

- **Batata:** um terço do consumo diário de vegetais é formado de batata, sejam em salgadinhos ou em batatas fritas. Apenas 10 batatas fritas acrescentam 158kcal e mais de 2 colheres de chá de gorduras à dieta, cuja grande maioria consiste de gorduras que entopem as artérias e gorduras trans. A batata atinge uma marca tão elevada no índice glicêmico que alguns especialistas afirmam que devemos colocar esse alimento no topo da pirâmide alimentar, ao lado das gorduras e do açúcar.

Coma menos: prefira a batata-doce, que fornece quatro vezes mais cálcio e vitamina B2 e duas vezes mais vitamina C. Enquanto a batata comum não contém betacaroteno, uma pequena porção de batata-doce encerra mais de três vezes a quantidade diária recomendada desse potente antioxidante, que reduz o risco de doenças cardíacas e de câncer e reduz a vermelhidão e a inflamação da pele na queimadura solar — um sinal de envelhecimento acelerado e de câncer de pele.

- **Queijo:** já reduzimos o consumo de leite integral para tentar diminuir a quantidade de gordura saturada ingerida, mas essa redução foi compensada com um aumento de mais de três vezes na quantidade de queijo consumida. Hoje, o queijo ultrapassou a carne como principal fonte de gorduras saturadas na alimentação. Dois terços desse total de queijo é adicionado a alimentos processados e encontrados em redes de fast-food.

Coma menos: prefira queijos magros. Nos restaurantes, peça apenas metade ou retire o queijo dos pratos.

- **Cremes:** entre 1985 e 2001, o consumo anual médio de cremes, incluindo o creme de leite, dobrou para 5,5l por pessoa. É provável que esse consumo tenha aumentado devido à moda das dietas pobres em carboidratos que levaram as pessoas a ingerir maior quantidade de gorduras. O consumo de cremes tem tido um crescimento constante desde o início da década de 1990, sendo que os adultos de hoje consomem uma média de mais de 4,5kg de cremes por ano. Tomamos hoje quase 0,5l de sorvete por semana, sendo que um adulto comum do meio-oeste americano ocupa o topo da lista, com a ingestão de quase 40l por ano!

Coma menos: uma mistura de partes iguais de leite e creme de leite desnatados pode fazer você poupar muitas calorias por dia. Prefira *sorbets* e sorvetes light (ou *berries* congeladas!), e limite as porções a ½ xícara.

Exagere!

Se eu dissesse que tenho um comprimido que faria você parecer 20 anos mais novo, que o ajudaria a perder peso, a melhorar o raciocínio e a concentração, a melhorar o humor e a ter toda a energia que você gostaria ou precisaria ter, a melhorar o sono e a lidar melhor com o estresse, você tomaria? É claro que sim.

Bem, mas não tenho um comprimido, apenas um prato. Encha seu prato com pilhas de superalimentos e você irá parecer, agir, sentir, pensar e dormir melhor. Você também ficará mais magro e saudável.

Segredo nº 6:
Abrace a boa gordura

A promessa

Após três semanas adotando esse hábito, você irá:

- Notar melhorias na memória, no tempo de reação e na capacidade de raciocínio.
- Possivelmente notar mudanças positivas no humor e nas emoções.
- Reduzir os níveis de colesterol e fatores de risco para doenças cardíacas.

Após seis meses, você irá:

- Notar uma melhoria crescente na memória e em outras funções mentais.
- Sentir-se mais esperançoso e experimentar pensamentos positivos durante o dia.
- Possivelmente perder de 0,5 a 1kg.

Após um ano, você irá:

- Lembrar onde deixou as chaves, o nome do cachorro e o nome daquele filme.
- Sentir-se mais dono de si, feliz e calmo, ou menos agitado.
- Ser capaz de lidar com tudo melhor do que um ano atrás.
- Perder alguns quilos a mais.

Após vinte anos, você irá:

- Raciocinar melhor e ter uma memória melhor que a de seus amigos.

Eu me certifico sempre de ingerir minha porção de DHA todos os dias. Também incentivo meus filhos a fazerem o mesmo. Aviso sempre todas as gestantes para que prestem bastante atenção a isso. E toda vez que um cliente reclama de sentir-se um lixo ou diz que está preocupado com os problemas de memória, o DHA é o primeiro nutriente que recomendo. Todos, de bebês a avós, devem incluí-lo nas refeições do dia a dia.

Ei, você, cabeça de gordura!

Perdendo apenas para os montes de gordura espalhados pela cintura e outros lugares, o tecido cerebral é aquele que apresenta a maior quantidade dessas substâncias no corpo. Cerca de 60% do cérebro é composto de gorduras. Não, ela não fica armazenada em grandes porções; no cérebro, a gordura é um componente constitutivo. Cada uma das cerca de 100 bilhões de células cerebrais é revestida, como um balão, de uma membrana feita de até duas camadas de gordura. Através dessa membrana, as células descartam toxinas, absorvem nutrientes e enviam e recebem sinais elétricos.

Quanto mais fluidas e flexíveis forem essas membranas, melhor as células irão processar e transmitir informações. Quanto menos flexíveis, mais o processo de raciocinar fica demorado e o humor despenca. Quando você não conseguir se lembrar da senha do cartão do banco ou onde deixou os óculos (ou chave do carro, carteira, aliança), há uma boa chance de a mensagem ter ficado entalada na membrana de uma célula do seu cérebro.

Os ácidos graxos (gorduras) ômega-3 são particularmente flexíveis. É por isso que o cérebro ama esses compostos. Enquanto a gordura contida em um cachorro-quente ou em um churrasco é armazenada diretamente no quadril, as gorduras ômega-3 são gorduras estruturais que vão direto para os tecidos, como o cerebral, para deixá-los funcionando em ponto de bala. Elas compõem uma parte enorme das membranas gordurosas das células cerebrais e, uma delas em particular, o ácido docoexaenoico (DHA), é responsável por 75% das gorduras ômega-3 dos tecidos nervoso e cerebral. Quanto mais DHA você ingere, mais ele será incorporado às células cerebrais, mais flexíveis se tornarão as membranas celulares e você irá pensar melhor, mais rápido e de forma mais eficiente.

Briga de gorduras: ômega-6 versus ômega-3

Digamos que você não coma muitos alimentos ricos em DHA e, em vez disso, como a maior parte dos norte-americanos, você ame óleos vegetais, que contêm gorduras ômega-6. Entre os produtos que usam óleos vegetais, encontram-se quase todos os molhos para saladas comerciais e os óleos de açafrão, de soja, de milho ou de girassol. Também há montanhas de gorduras ômega-6 em alimentos fritos como salgadinhos, rosquinhas e qualquer alimento preparado com esses óleos, desde batatas fritas a pedaços de frango empanado. Sem uma fonte abundante de DHA, o cérebro é forçado a passar para a segunda opção, que são as gorduras ômega-6. Mas essas gorduras não são tão flexíveis, de modo que a membrana que elas ajudam a construir ficam mais rígidas e menos eficientes em termos de transmissão de mensagens, de nutrientes e de toxinas para o interior e para o exterior das células.

O resultado final? Você acaba não pensando com a mesma clareza ou velocidade, e nem fica com a mesma memória. Também aumenta a probabilidade de você sentir-se irritado ou deprimido, já que as membranas rígidas não têm a capacidade de regular os compostos neuroquímicos ligados ao humor, como a serotonina, da mesma forma como fazem as membranas ricas em ômega-3, fazendo com que a serotonina perca a prioridade nas células nervosas, em vez de passar a mensagem de felicidade. É por isso que as pessoas saudáveis e felizes levam muito a sério a redução do consumo de óleos vegetais e o aumento do consumo de DHA.

> O barato natural
>
> Quanto mais ácidos graxos ômega-3 DHA você comer, mais eles serão incorporados às células do cérebro, mais flexíveis serão as membranas celulares e melhor você irá pensar, mais irá lembrar e mais feliz será.

O nutriente otimista

Não é segredo algum que as gorduras ômega-3 ajudam a reduzir o risco de doenças cardíacas — os pesquisadores sabem disso há décadas. Centenas de estudos, de instituições renomadas, como o Instituto Nacional de Saúde, e universidades de prestígio, como Harvard e Tufts, mostram muitas e repetidas vezes que, quando se acrescentam alimentos ou suplementos ricos em ômega-3 à dieta:

- Os níveis de colesterol e de triglicérides no sangue baixam, enquanto os níveis do HDL, o colesterol bom, aumentam.
- O colesterol ruim, chamado LDL, modifica seu tamanho, prejudicando menos as artérias.

- O sangue fica menos propenso à formação dos coágulos que entopem as artérias e que levam a derrames e ataques cardíacos.
- Há menos inflamação nas artérias, fazendo com que elas fiquem mais resistentes ao desenvolvimento de aterosclerose, um fator essencial para as doenças cardíacas.
- A pressão arterial e a frequência dos batimentos cardíacos caem.

Os benefícios são os mesmos, quer você coma gorduras ômega-3 em geral ou se concentre no DHA. As vantagens beneficiam homens e mulheres com problemas no coração, pessoas saudáveis, vegetarianas e todas as demais pessoas, em todas as idades. Esses benefícios parecem ser, acima de tudo, cumulativos. Quanto mais você come, mais saudável fica o coração. Coma alimentos ricos em ômega-3 por uma ou duas vezes na semana e você baixará o risco de doenças cardíacas em 30%; passe a comer esses alimentos todos os dias e o risco desaba em até 83%!

Por anos, os especialistas em nutrição focaram nessa animadora relação entre as gorduras benéficas e as doenças cardíacas. Então, alguns pesquisadores começaram a ponderar sobre os efeitos do ômega-3 no cérebro. Eles notaram um fenômeno bem interessante: pessoas com doenças cardíacas geralmente apresentavam números elevados na frequência de depressão associada. Poderia haver um fator comum aos dois problemas? Se o DHA e outros ácidos graxos ômega-3 conseguiam reduzir drasticamente o risco de doenças do coração, quais seriam os efeitos causados no tecido cerebral, que é muito mais dependente desse tipo de composto? O DHA foi a gordura ômega-3 escolhida para basear a pesquisa, já que o cérebro e a retina ocular contêm até 30 vezes mais DHA que outra gordura ômega-3. Deveria haver alguma ligação entre as altas concentrações nesses tecidos e o papel regulador do DHA na saúde do humor, da memória e do cérebro.

Os resultados dessas pesquisas começaram a surgir na década de 1990. Muitos estudos mostraram que pessoas deprimidas e mulheres com depressão pós-parto apresentavam níveis muito reduzidos de DHA no sangue, nos tecidos gordurosos e no fluido cefalorraquídeo, chegando a números até 36% menos que as pessoas felizes. Hoje está claro que a diminuição nos níveis de DHA afeta os níveis de serotonina, responsável pela sensação de bem-estar do cérebro, deixando as pessoas irritadas, tristes e deprimidas. Até mesmo a gravidade da depressão é afetada; conforme os níveis de DHA nos tecidos cai, a depressão piora. Por outro lado, um incremento na ingestão de DHA por intermédio do aumento do consumo de alimentos ricos em DHA ou com suplementos faz com que o nível de serotonina aumente, melhorando o humor em mulheres, homens e mães de primeira viagem. "Estudos mostram um alívio de até 50% da depressão em pessoas cujo tratamento é complicado, além de uma melhora no bem-estar das pessoas que lutam todos os dias contra a melancolia", diz Joseph Hibbeln, doutor do Instituto Nacional para o Tratamento de Alcoolismo de Bethesda, em Maryland.

A velocidade das mudanças varia de pessoa para pessoa; algumas relatam sentir melhorias no humor depois de algumas horas ou alguns dias de passar a comer refeições ricas em ômega-3. E não são precisas quantidades enormes. Mesmo um ligeiro aumento dessa substância no sangue, digamos, de 1% a 5%, é suficiente para ver a bruxa se transformar em fada madrinha.

Os benefícios do DHA para o humor vão ainda mais longe em outros estudos. O DHA pode afetar o humor de países inteiros. Os índices de depressão variam em sessenta vezes de um país para outro. Esses números refletem o índice de ocorrência de doenças cardíacas e de consumo de gorduras ômega-3. Por exemplo, países que trocam a dieta tradicional rica em ômega-3 por hábitos alimentares semelhantes aos do ocidente, quase desprovidos de ômega-3, veem as porcentagens de doenças cardíacas, de depressão e de depressão pós-parto aumentarem de forma alarmante.

Do mau humor à depressão invernal

Há mais nessa história toda que apenas a depressão e a depressão pós-parto. As gorduras ômega-3 ajudam a controlar os sintomas da depressão maníaca, também chamada transtorno bipolar, da esquizofrenia e de distúrbios contra a segurança pessoal, que vão de cortes a suicídios. Pesquisadores da Universidade Purdue descobriram que crianças com baixos níveis de ômega-3 têm maior possibilidade de apresentar mau humor, de ter problemas de sono e de manifestar dificuldade de aprendizado, enquanto crianças bem-nutridas em relação a esses compostos apresentam menor tendência de manifestar a síndrome do déficit de atenção. Até mesmo indivíduos condenados e encarcerados ficam menos irritados e agressivos quando tomam suplementos de ômega-3.

As pessoas que sofrem de depressão invernal, também chamada de estado depressivo sazonal (EDS), enfrentam uma depressão de branda a grave no período do começo do inverno ao início da primavera. O EDS tem sido geralmente vinculado à falta de luz solar. Mas estudos mostram que, mesmo em climas extremos, como na Islândia, onde os dias escuros de inverno podem ser bastante austeros, os índices de depressão seguem a média mundial, que é baixa. Como as pessoas que vivem em climas rigorosos, como o da Islândia, permanecem felizes? Talvez os islandeses não vejam tanto a cor do sol, mas eles comem muito mais alimentos ricos em ômega-3, especialmente peixes (chegando a 102kg anuais de frutos do mar por pessoa), que qualquer outra população do mundo. Aparentemente, uma dieta rica em DHA pode reduzir, se não eliminar, a depressão invernal, mesmo quando os dias são longos e escuros.

As provas em favor do ômega-3 quanto à prevenção e ao tratamento da depressão e de outros transtornos do humor são tão impactantes que o DHA é muitas vezes recomendado juntamente com as medicações antidepressivas. A Associação Americana de Psiquiatria declarou, em 2006, que os compostos ômega-3 são importantes para o tratamento da depressão; hoje em dia, há evidências que sugerem que, em razão de o ômega-3 ser capaz de reduzir a raiva e a ansiedade, esses compostos podem ser úteis nos tratamentos de reabilitação para o álcool e para as drogas. Na verdade, muitos especialistas suspeitam que a depressão e os sentimentos de desespero são, na verdade, um bom indicador da deficiência de DHA! Não é surpresa alguma que esse seja o nutriente mais importante no que diz respeito ao bem-estar.

Gorduras simplesmente ruins

Os mais de um milhão de norte-americanos por ano que sofrem de perda branda de memória e os quase meio milhão de indivíduos por ano que desenvolvem complicações mais graves fariam muito bem se começassem a considerar a redução da ingestão de gorduras saturadas e o aumento do consumo de DHA.

As pessoas que cedem aos encantos de pratos forrados de gorduras saturadas acabam com o cérebro debilitado. A gordura nociva entope as artérias que fornecem oxigênio ao cérebro, enfraquecendo a capacidade mental. Um estudo da Universidade da Califórnia, em Los Angeles, descobriu que uma dieta rica em gorduras saturadas e em açúcar modifica a estrutura do cérebro e reduz a capacidade de aprendizado. Por outro lado, as pessoas felizes que optam por seguir dietas ricas em DHA estão mais propensas a terem um raciocínio rápido quando em idade avançada.

Por que a memória ama o DHA

As gorduras ômega-3 são essenciais para a construção, a manutenção e o bom funcionamento das células nervosas e cerebrais. Essas gorduras melhoram a atuação dos compostos neuroquímicos, reduzem as inflamações, constroem melhores membranas celulares e mantêm as células do cérebro funcionando como se fossem novas. Quando os níveis de DHA baixam, o cérebro despenca em direção ao envelhecimento precoce. As inflamações em torno dos nervos aumentam, as membranas celulares não conseguem se regenerar, certas áreas do cérebro ligadas à memória chegam a encolher e os riscos de doenças graves do cérebro e do sistema nervoso se multiplicam, incluindo doenças como o mal de Parkinson, a esquizofrenia, a síndrome do déficit de atenção, a esclerose múltipla, a demência senil e o mal de Alzheimer. Por outro lado, pessoas que mantêm o nível de DHA alto são aquelas que protegem a mente, a memória e a habilidade de resolver problemas durante toda a vida. Ainda, o risco de desenvolver o mal de Alzheimer chega a cair em até 60%! Essas pessoas também dormem melhor e têm menor dificuldade de lidar com o estresse.

Evitando o mal de Alzheimer

Anos atrás, minha mãe desenvolveu esta terrível doença. Agradeço aos céus pelo ótimo senso de humor de toda a minha família, pois esse foi um dos principais fatores que nos ajudaram a superar os mais de 10 anos vendo um ente querido desaparecer. Acompanhei muitas pesquisas de perto, tentando encontrar alguma coisa que pudesse me salvar — de modo a evitar que meus filhos se preocupassem comigo — de ter o mesmo destino. O DHA é a melhor resposta, em termos nutricionais, que obtive até agora.

Um dos fatores que contribuem para a evolução da doença é o acúmulo de deposição de proteínas no cérebro, chamado de placa amiloide. Pesquisas preliminares mostram que o DHA ajuda a prevenir a formação dessas deposições em até 40%. O DHA também melhora a comunicação entre as células, a liberação de compostos neuroquímicos e a transmissão nervosa, fatores que contribuem para elevar a eficiência da transmissão das mensagens entre as células. Um estudo do Instituto Rush para o Envelhecimento, em Chicago, comparou os hábitos alimentares de 800 homens e mulheres na faixa de 65 a 94 anos de idade. Esse estudo concluiu que as pessoas que incluíam gorduras ômega-3 na dieta tinham chances drasticamente menores de desenvolver o mal de Alzheimer quando comparadas às pessoas que não ingeriam ou que ingeriam quantidade insuficiente de ômega-3. Agora você sabe por que faço questão de ingerir DHA todos os dias!

DHA para crianças

O DHA não é um mero nutriente voltado para o bem-estar dos adultos. Ele também é importante para o desenvolvimento da visão e do cérebro das crianças e dos bebês. Bebês nascidos de mães que consomem grandes quantidades de DHA durante a gestação e durante o período de amamentação conseguem pontuações mais elevadas nos testes de inteligência em fases posteriores da vida, além de mostrarem melhor coordenação motora e melhor capacidade de visão do que bebês que não receberam quantidades suficientes do nutriente. Os benefícios para o cérebro duram por toda a vida.

Para as mães que amamentam, é importante garantir um alto consumo de DHA. Para as que não conseguem amamentar, é essencial que elas deem aos filhos produtos enriquecidos com DHA.

Um alerta pré-histórico

A dieta dos homens das cavernas era baseada em vegetais, raízes, frutas, castanhas e animais caçados. Os antropologistas estimam que a dieta de nossos ancestrais pré-históricos tinha média superior a 2.000mg de gorduras ômega-3 por dia. Para a sorte deles, os óleos vegetais ainda não haviam sido inventados, de forma que a proporção entre as gorduras ômega-6 e as gorduras ômega-3 era baixa, ou cerca de dois para um.

A quantidade de gorduras ômega-3 dessa dieta foi um fator-chave para a evolução humana. Muitos especialistas acreditam que as gorduras ômega-3 tiveram papel fundamental para o desenvolvimento de um sistema nervoso complexo e único, que todos nós herdamos. Para exemplificar, o cérebro de nossos ancestrais triplicou de tamanho a partir do momento em que eles passaram a comer mais alimentos ricos em ômega-3. Avance até o presente e talvez possamos agradecer às gorduras ômega-3 todas as facilidades da vida moderna, incluindo desde as alfaces embaladas à ciência espacial!

Hoje, poucas pessoas sobrevivem comendo carne de caça ou grande quantidade de verduras ricas em ômega-3, sendo que, muitas vezes, o único fruto do mar a conseguir chegar no prato é um espetinho de peixe. A média de ingestão de ômega-3 caiu para cerca de 100mg por dia — 5% do total alcançado por nossos ancestrais dos tempos das cavernas. Mas, com a farra das frituras, do fast-food, dos lanches e dos alimentos processados que consumimos, a proporção entre gorduras ômega-6 e ômega-3 é de cerca de 11 para 1 (há estimativas que afirmam ser uma diferença de 40 vezes mais gorduras ômega-6), e não a proporção de dois para um com que evoluímos. O corpo evoluiu e requer mais ômega-3, que não conseguimos providenciar. Essas gorduras precisam vir da dieta.

A proporção totalmente absurda entre as gorduras representa o caminho mais rápido para causar inflamações e doenças no corpo, incluindo as epidêmicas doenças cardíacas, o câncer, a depressão, o transtorno do déficit de atenção, o suicídio, a perda de memória e a asma, com possibilidade ainda de agravar os sintomas da TPM e da menopausa. Por conta da redução na ingestão de gorduras ômega-3 nos últimos séculos, o cérebro humano começa a encolher!

A magreza nas gorduras ômega-3

As gorduras ômega-3 conseguem fazer você feliz, mas será que servem para emagrecer? Talvez. Alguns estudos mostram que pessoas e animais perdem mais peso quando a dieta inclui ômega-3 do que quando é baseada apenas no controle de calorias. Parece que essas gorduras ajudam a controlar a fome nas horas seguintes a uma refeição, algo que muitas pessoas que já fizeram dietas podem afirmar ser um fator decisivo para se manter na linha. Como as gorduras ômega-3 contribuem para a perda de peso ainda não é claro, mas alguns estudos descobriram que o DHA impede o crescimento das células de gordura e ainda ajuda a regular a leptina, um hormônio que diz ao corpo quanta gordura armazenar.

Nem todas as gorduras ômega-3 são iguais

Você pode ingerir quanta gordura ômega-3 quiser comendo linhaça, nozes, óleo de canola, verduras folhosas ou soja na tentativa de baixar o risco de doenças cardíacas, mas esses alimentos em nada contribuirão para melhorar o humor ou a memória. Isso porque existem 3 tipos de gorduras ômega-3, e nem todos são iguais quando se trata de benefícios à saúde.

As gorduras ômega-3 armazenadas em plantas — como a linhaça ou a noz — são chamadas de ALA, uma sigla para ácido alfa-linolênico. Essas gorduras ômega-3 mostram ser promissoras na redução do risco de doenças cardíacas, mas sua eficiência é baixa. Um estudo de 2008 descobriu que comer linhaça é absolutamente inútil para elevar o nível das outras duas gorduras ômega-3, o EPA e o DHA. Se o seu objetivo for apenas manter o coração saudável, você pode continuar a ingerir alimentos ricos em ALA. Entretanto, se o seu objetivo também incluir sentir-se bem, pensar rápido e permanecer astuto até os 100 anos de idade, então você não chegará lá apenas com a ingestão de ALA.

As duas outras gorduras ômega-3 são o EPA (ácido eicosapentaenoico) e o DHA. Eles são os figurões quando se trata de ômega-3 e, entre os dois, o DHA continua tendo maior destaque. Já que o DHA pode ser transformado em EPA no corpo, você acaba com o dobro de ômega-3.

Prozac do mar

Peixes gordos são a melhor fonte alimentar de DHA e EPA. Em quantidades iguais, você consegue maiores quantidades de ômega-3 quando dá preferência ao salmão, ao arenque, à truta, às anchovas e às sardinhas. Outros frutos do mar ainda são melhores que carne de porco, mas contêm quantidade consideravelmente menor dessas gorduras que melhoram o humor e a mente. Todas as pesquisas sobre gorduras ômega-3 e o humor usam frutos do mar ou suplementos; ambas as formas desempenham muito bem a tarefa de manter as pessoas felizes e espertas.

O humor e a mente melhoram conforme a quantidade de peixe que você come. Coma carne de peixe gordo duas vezes por semana e você irá reduzir o risco de desenvolver perda de memória em 28%, de acordo com um estudo realizado pela Universidade Tufts. Por outro lado, coma com frequência menor que uma vez por semana e o risco para depressão sobe 34%.

Valor líquido

Nem todo fruto do mar é bom para o corpo. Enquanto o salmão selvagem é rico em EPA e em DHA, um peixe de carne branca chamado tilápia, peixe cultivável cuja popularidade vem aumentando, é pobre em gorduras ômega-3 e rico tanto em gorduras ômega-6 quanto em gorduras saturadas. A lampreia também não fica atrás. Em outras palavras, esses peixes aumentam o potencial de inflamação, o que é ruim para a mente e para o humor. Eles não contam pontos no objetivo de duas porções de peixes por semana.

Um estudo da Universidade de Kuopio, na Finlândia, descobriu que idosos que comiam peixes três ou mais vezes por semana tinham significativamente diminuídos os riscos de danos cerebrais silenciosos que podem contribuir para a ocorrência de derrames e de demência senil. Nesse estudo, os indivíduos que comiam as maiores quantidades de peixes assados ou grelhados por semana tinham menor propensão a sofrer um infarto "silencioso" do cérebro, ou a morte de pequenas áreas de tecido devido à insuficiência do sangue, como se fossem miniderrames indetectáveis. No entanto, os peixes fritos não produzem os mesmos resultados, possivelmente porque alimentos como o hambúrguer de peixe e os espetinhos de peixe são geralmente feitos com peixes pobres em gorduras ômega-3 e preparados com óleos vegetais ricos em gorduras ômega-6, que descompensa a proporção entre as gorduras e acaba com os benefícios das gorduras ômega-3.

Se você procura ingerir gorduras ômega-3 com peixes, certifique-se de comê-los assados, grelhados ou cozidos. Há muitos exemplos de ótimas maneiras para obter o ômega-3 com frutos do mar na seção de Receitas do livro.

DHA ou mercúrio: o dilema dos peixes

Quanto maior for a quantidade de carne de peixe gordo que você comer, maior será o consumo de DHA, observando sempre a conservadora recomendação de ao menos duas porções desses peixes por semana. Mas eis o dilema: peixes também são a fonte de maior concentração de mercúrio, um metal que é tóxico para as células nervosas. Quanto mais mercúrio você ingere, mais prejudicado fica o funcionamento do seu cérebro.

Um estudo do Centro Médico California Pacific, de São Francisco, avaliou a ingestão de peixes em um grupo com homens, mulheres e crianças, descobrindo que um em cada cinco participantes tinha problemas com mercúrio ou por conta da ingestão frequente de peixes ou por demonstrar sinais de envenenamento por mercúrio (entre eles, fadiga, memória prejudicada e/ou dores nas juntas). Os resultados mostraram que o nível de mercúrio de cada uma das mulheres era cerca de 10 vezes aquele encontrado no público em geral, e algumas crianças apresentavam níveis com cerca de 40 vezes a média nacional. Quase todos os participantes tinham níveis de mercúrio no sangue superiores a 5 microgramas por litro (mcg/l), que é o limite máximo recomendado pela Agência de Proteção Ambiental (APA) norte-americana. Quase 18% dos participantes apresentavam níveis superiores a 20mcg/l. As pessoas que apresentavam os maiores índices relatavam consumir grandes quantidades de peixe-espada, albacora e outros peixes conhecidos pela grande concentração de mercúrio.

Felizmente, os elevados níveis de mercúrio podem ser normalizados, ainda que demorem dez meses para voltar a apresentar valores satisfatórios e seja necessário suspender ou reduzir drasticamente o consumo de peixes. As descobertas são tão surpreendentes que os pesquisadores recomendam que as informações nutricionais sobre o consumo de peixes deveriam ocupar uma cota abrangente dos painéis nutricionais. Os resultados deste e de outros estudos confirmam que um grande consumo de peixes aumenta a probabilidade do consumo excessivo de mercúrio.

Você precisa dos peixes para conseguir DHA, mas os mesmos peixes também carregam um metal que causa danos nervosos. Um modo de resolver a questão do mercúrio consiste em escolher peixes que sejam pobres nesse metal tóxico, tais como o salmão e o atum enlatado. Outro estudo chegou a afirmar que esses peixes ricos em DHA ajudam a anular os efeitos danosos do mercúrio ao sistema nervoso. Peixes de carne branca, como o bacalhau, o halibute ou o hadoque têm quantidades de mercúrio relativamente baixas, mas também são pobres em gorduras ômega-3, que melhoram o humor. Não há benefícios nem danos ao comer esses peixes. Fique bem afastado dos peixes carregados de mercúrio, como o peixe-espada, a albacora, os tubarões e a cavala. Ainda prefira alimentos enriquecidos com DHA.

Para um guia atualizado sobre frutos do mar seguros, visite www.seafoodwatch.org.

Comprando ômega-3

Se você não gosta ou se seu orçamento não permite que coma peixes, se você é vegetariano ou se está preocupado com a questão do mercúrio nos frutos do mar, procure em outra seção do supermercado para encontrar alimentos ricos em gorduras ômega-3 DHA. Vários alimentos são enriquecidos com esses ácidos graxos. Mas cuidado. Como mencionado anteriormente, nem todas as gorduras ômega-3 são iguais. Um alimento enriquecido com a gordura ômega-3 ALA não vai melhorar seu humor e sua memória como você espera. Em vez disso, prefira alimentos enriquecidos com DHA de fonte ou vegetariana ou baseada em algas, às vezes identificada como "DHA natural" nos rótulos.

Você pode até pensar "eca" à primeira refexão sobre comer algas, mas elas são uma fonte de DHA livre de contaminação e obtêm o DHA do mesmo modo que os peixes. Estudos mostram que essa base vegetal de DHA é tão eficiente para a saúde mental e emocional quanto o DHA consumido em um filé de salmão, sem, contudo, o mercúrio ou os pesticidas dos peixes.

Alguns alimentos que podem ser enriquecidos com DHA

Barras de nutrição, *shakes* e balas mastigáveis. A maioria das fórmulas infantis (confira o rótulo)	Leite de soja Iogurte
Sucos	Queijo
Ovos	Massa para *wrap*
Pão de forma	Azeite
Óleo de canola	

De quanto você precisa?

A maior parte das pessoas não chega nem perto de consumir o recomendado para DHA, mas a recomendação depende do indivíduo. Os valores variam de números pequenos como 200mg de DHA a valores mais elevados, como 3,5g de uma combinação de EPA e DHA por dia. Os estudos acerca da redução do risco de doenças cardíacas trabalham com quantidades de até 1.000mg de DHA. Mesmo as autoridades em nutrição mais conservadoras recomendam ao menos 500mg de uma combinação de EPA e DHA, enquanto se pode chegar a uma redução de 50% no mau humor, se você dobrar esta recomendação a 1g por dia. Qualquer aumento na ingestão dessas gorduras trará benefícios a você.

Claro, tudo depende de quem você é e do que come. Pessoas que devoram toneladas de gorduras ômega-6 bagunçam muito o metabolismo e elevam as necessidades de ômega-3. Em um plano hipotético, essas pessoas deveriam evitar o consumo de óleos vegetais e aumentar a ingestão de DHA. A recusa a abandonar a comida rápida e conveniente acarreta na elevação da necessidade de ômega-3 para chegar perto de um equilíbrio entre essas duas gorduras. Pessoas que sofrem com doenças cardíacas, problemas inflamatórios, que apresentam risco de demência senil ou depressão também podem precisar de doses maiores de DHA que pessoas felizes e saudáveis. A gestação e a lactação podem reduzir os estoques de DHA na mãe em até 50%, de modo que grávidas e lactantes precisam de ao menos 300mg de DHA por dia, seja com peixes, alimentos enriquecidos ou suplementos. Em todos os outros casos, 200mg de DHA por dia já é um bom começo.

E quanto a suplementos?

Se você não consegue consumir ao menos 200mg de DHA por dia com frutos do mar ou alimentos fortificados (lembrando que gestantes e lactantes precisam de ao menos 300mg), então considere tomar um suplemento. Suplementos de óleos de peixe são permitidos, mas certifique-se de conferir o rótulo. Prefira suplementos que digam exatamente a quantidade de DHA fornecida, evitando os que listam apenas a quantidade de óleo de peixe. Algumas pessoas reclamam de alguns efeitos colaterais causados por cápsulas que contêm óleo de peixe, como arrotos e azia. Suplementos de DHA à base de algas também estão disponíveis para venda e têm menor probabilidade de causar efeitos colaterais, especialmente quando ingeridos nas refeições, com um copo de leite ou de suco de laranja.

Quando optar por suplementos, lembre-se da regra que diz que só porque um pouco é bom não significa que mais é melhor. Gorduras ômega-3 afinam o sangue, por isso o consumo elevado dessas substâncias (como mais de 3g por dia) pode causar sangramento excessivo. Se você já está usando alguma outra substância que afine o sangue, como a varfarina, e outros medicamentos, como ácido acetilsalicílico, ou doses altas de vitamina E, tome suplementos apenas sob a supervisão de um médico. As gorduras ômega-3 também podem baixar a pressão arterial, de modo que o médico pode querer reduzir a dose de qualquer medicamento que mexa com a pressão arterial concomitante à ingestão de suplementos de DHA e outras gorduras ômega-3. Para ficar a salvo, fale sobre qualquer suplemento, seja de óleos de peixes ou de DHA, com seu médico.

Quanto, de onde e quando?

O DHA é um fator-chave na dieta das pessoas felizes e saudáveis. Você precisa de ao menos 200mg por dia de DHA obtido com peixes gordos, de alimentos enriquecidos com DHA ou de suplementos. E essa quantidade é necessária na maioria dos dias da semana. Chega de "se", de "mas" e de "e". Apenas obedeça!

Segredo nº 7:
Fique esperto com suplementos

A promessa

Após um mês aumentando a ingestão de um ou mais desses nutrientes, você irá:

- Raciocinar de forma mais clara, mais rápida e mais criativa.
- Lembrar mais.
- Notar uma melhoria no humor.

Após um ano, você irá:

- Notar um bom humor mais consistente e duradouro.
- Descobrir que está menos propenso a esquecer onde deixou as chaves, o celular ou seus filhos.
- Sentir-se menos estressado.
- Dormir melhor.
- Notar uma melhoria constante na clareza mental, na habilidade para resolver problemas e na velocidade de reação.

Após dez anos, você irá:

- Apresentar menor risco de desenvolver perda de memória, demência senil ou mesmo mal de Alzheimer.
- Continuar a sentir-se mais feliz e menos estressado.

Para mim, um dia sem meus suplementos é um dia fadado ao desastre; não me sinto completamente segura sem eles! Toda a minha família também toma suplementos. Não faz muito tempo, uma amiga de minha filha disse para sua mãe: "Se os pais disciplinam os filhos para mostrar o quanto gostam deles, então a mãe da Lauren [essa sou eu] deve amá-la de verdade, porque ela faz aquelas vitaminas nojentas todo dia!"

Será que é preciso tomar suplementos para se sentir e raciocinar bem? Os pesquisadores da Universidade Tufts responderiam a essa pergunta dizendo que não, não se você come muito, muito bem (que é o que tento fazer). "Os alimentos são complexos recheados de vitaminas, minerais, fibras e milhares de fitonutrientes essenciais à saúde. Com raras exceções, não há provas de que a suplementação da dieta contribua para otimizar a saúde ou prevenir doenças", diz Alice H. Lichtenstein, doutora e responsável pelos estudos na Universidade Tufts.

Jefrey Blumberg, phD e colega da Friedman School da Tufts, concorda que a dieta é mais importante: "Por esse motivo são chamados *suplementos*, não *substitutos*." No entanto, ele acrescenta que já há provas suficientes para provar que os suplementos podem preencher lacunas nutricionais em dietas não tão boas — e talvez até que eles reduzam os riscos de certos distúrbios mentais e do humor, como a depressão e a demência senil. Além disso, a maioria dos nutrientes é absorvida da mesma maneira, estejam nos alimentos ou nos suplementos, sendo que, em alguns casos, os suplementos funcionam até melhor!

Para começar, a maioria das pessoas não come como deveria e pouco se preocupa com a ingestão de vitaminas e minerais importantes para o humor, para a mente e para a disposição. Eis um bom exemplo: muitas mulheres ainda apresentam deficiência nos níveis recomendados para ácido fólico, apesar de o pão branco e os biscoitos terem passado a ser enriquecidos com essa vitamina do complexo B. Alguns estudos relatam que as pessoas que faziam uma suplementação sofriam menos de uma série de problemas — variando de TPM à depressão — quando comparadas a pessoas que não tinham esse cuidado. "É óbvio que a solução mais imediata para esse enorme problema consiste de uma melhora na dieta e da adoção de suplementos alimentares para preencher as lacunas entre a ingestão real e a recomendada", conclui o Dr. Blumberg.

Não é mais difícil que tomar um remédio. Com efeitos colaterais nulos e resultados potencialmente animadores, não compreendo por que todo mundo não toma ao menos um suplemento de vitaminas e minerais. Foi exatamente o que disse para Chris, uma amiga e mãe de dois filhos adolescentes.

Por anos Chris sofrera com a pele seca do rosto. Ela tentou usar todos os tipos de produtos para a limpeza de pele e comprou os hidratantes mais caros, mas nada fazia a pele deixar de ser seca.

> Foi quando minha mãe fez uma visita. Sempre a acomodamos na suíte principal, porque o banheiro fica mais fácil para ela. Esqueci de pegar no banheiro meus produtos de limpeza de pele e os hidratantes e, para não incomodar minha mãe às 11 horas da noite, acabei usando qualquer sabonete que estava no banheiro dos meus filhos, pulando minha rotina de hidratante usual, o tempo todo imaginando que minha pele iria surtar. Mas isso não aconteceu. Nenhuma rachadura. Não passei nenhum produto, e minha pele estava hidratada. A única diferença que pude imaginar na

minha rotina foi ter seguido o conselho de Elizabeth e começado a tomar um suplemento de vitaminas. Depois de três semanas, minha pele deixou de ser um problema!

A história de Chris é uma das muitas que têm me convencido a continuar tomando suplementos ano após ano. No entanto, deparar com uma parede inteira de pílulas, pós e poções pode ser bem desanimador quanto a fazer a escolha certa. Aqui está a desvantagem de escolher quais suplementos realmente ajudam a melhorar a disposição e a lembrança de onde você põe as chaves. Alguns deles podem até contribuir para uma dieta.

O barato natural

Tomar o suplemento certo na quantidade correta pode servir para preencher as lacunas nutricionais nos dias em que você não se alimenta bem, além de dar uma ajuda ao corpo quando ele não consegue fabricar o suficiente de algum composto químico que melhore o humor.

Um comprimido por dia

A maioria das preocupações alimentares que devemos ter pode ser amenizada com a ingestão de ao menos oito porções de frutas e vegetais frescos, seis porções de grãos integrais, três copos de leite ou leite de soja ricos em cálcio e duas porções de frango sem gordura, peixe ou legumes. Parece razoável, mas há uma pegadinha — encontrar alguém que faça isso é tão provável quanto encontrar alguém que consegue andar sobre a água.

A grande ironia é que a maioria das pessoas pensa que está comendo muito bem. Uma pesquisa Gallup, a pedido da Associação Americana de Nutrição, descobriu que 90% das mulheres entrevistadas consideravam saudável a dieta que seguiam. E a maioria delas deve estar louca, já que desde o início das pesquisas sobre nutrição, desde a década de 1960 até os dias de hoje, os resultados mostraram, de maneira consistente e repetida, que a maior parte dos norte-americanos não chega perto de ter uma dieta ao menos adequada, que dirá saudável. Apenas 1 em cada 100 pessoas atinge as recomendações mínimas da proverbial "dieta balanceada". Mas ainda que você se alimentasse perfeitamente, nenhuma dieta conseguiria fornecer quantidades ideais de certos nutrientes. Por exemplo:

- Vitamina E. São precisos ao menos 100 IU por dia dessa vitamina para reduzir os riscos de perda de memória e de talvez até do mal de Alzheimer. Você estaria disposto a comer 8 xícaras de amêndoas, ¾ de xícara de óleo de açafrão ou 62 xícaras de espinafre fresco para cumprir essa recomendação?
- Cálcio. Esse mineral talvez ajude no alívio aos sintomas da TPM. Na verdade, o aumento na ingestão de cálcio está ligado à melhora do humor feminino nesse período. Os números mais atuais para recomendação da ingestão diária de cálcio varia de 1.000 a 1.200mg, facilmente obtidos bebendo quatro copos de leite ou leite de soja por dia. Para as pessoas que abominam o leite, atingir esses valores significa consumir 170g de tofu, uma lata de salmão com os ossos ou 2 xícaras de sopa de feijão-preto por dia.
- Ácido fólico. Essa vitamina do complexo B é essencial para o humor e para a memória. Apesar de a farinha branca e todo o lixo comestível feito com ela agora serem enriquecidos com ácido fólico, a inges-

tão desse componente ainda é déficitária na maior parte da população. São precisas ao menos duas porções diárias de alimentos ricos em ácido fólico, como verduras. Mas uma pesquisa da Universidade da Califórnia, situada em Berkeley, investigou o consumo médio de verduras das mulheres, e descobriu que 9 entre 10 mulheres não incluíam nem ao menos 1 porção de verduras em até quatro dias!

- Vitamina D. Sinceramente, não sei onde alguém conseguiria quantidade suficiente dessa vitamina, já que nem quatro copos de leite enriquecido ou de leite de soja são suficientes para a recomendação da maioria das pessoas, além de a quantidade necessária de banho de sol sem protetor solar ser absurda, principalmente no inverno. Mesmo assim, não ingerir a quantidade recomendada dessa vitamina pode ser um grande engano se você está enfrentando problemas com o humor, a memória ou talvez até o peso.

Pessoas felizes e saudáveis sabem que, para melhorar o humor, afiar a mente, turbinar a energia e preencher lacunas nutricionais ao mesmo tempo em que seguem uma dieta, é uma boa ideia tomar uma dose moderada e balanceada de suplementos de vitaminas e minerais. Há até evidências que apontam que uma dose moderada pode amenizar a depressão, melhorar o humor, reduzir o estresse e a ansiedade, além de acalmar algumas emoções.

Isso faz todo o sentido, já que a maioria das vitaminas e dos minerais são como operários do cérebro. Por exemplo, as vitaminas do complexo B convertem a glicose em energia para o cérebro e também ajudam a construir alguns dos compostos neuroquímicos que dizem a você quando chorar ao ler um trecho triste de um livro ou rir no momento certo em um filme. A vitamina D protege a degeneração nervosa do cérebro. A vitamina E protege as membranas das células cerebrais contra o envelhecimento. O ferro garante ao cérebro oxigênio em quantidade suficiente. O iodo garante um metabolismo normal ao cérebro. E assim a lista continua.

Suplementos versus alimentos

Sim, você ainda tem de comer corretamente, mas a nutrição não é concorrente da suplementação. As duas se unem para melhorar, não para se anular. Não se consegue as quantidades necessárias de vitaminas e minerais com a dieta, assim como os comprimidos não contêm tudo que um alimento tem para oferecer.

Para começar, suplementos poder repor vitaminas e minerais, mas jamais irão fornecer dezenas de milhares de fitonutrientes benéficos à saúde obtidos com os alimentos verdadeiros. Depois, enquanto um suplemento bem-escolhido pode completar alguma lacuna nutricional de uma dieta, ele não compensa os maus hábitos alimentares. No fundo do seu coração você sabe que não pode viver se alimentando de batatas fritas e hambúrgueres, para então tomar um suplemento de vitamina E e achar que está tudo bem. Portanto, coma direito, mas também tome suplementos para garantir os dias em que você come bem, mas não o bastante.

O que deve constar em um suplemento de vitaminas e minerais?

- Opte por um suplemento com múltiplas vitaminas e minerais. Escolha um que contenha vitaminas A, D, E e K, além de todas as vitaminas do complexo B (vitaminas B1, B2, B6, B12, niacina e ácido fólico) e minerais (cromo, cobre, ferro, magnésio, selênio e zinco).

• Ignore o cloro, o ácido pantotênico, a biotina (vitamina H), o potássio, a colina e o fósforo, já que ou a dieta já fornece quantidades satisfatórias desses elementos ou eles vêm em quantidades pequenas demais para produzir efeito. Ignore também o níquel, o vanádio, o iodo e o estanho, já que não está muito claro se eles são essenciais aos humanos.

• Leia a coluna intitulada "Valores Diários" no rótulo. Prefira suplementos que forneçam quase 100%, mas nunca mais de 300% do valor diário para todos os nutrientes. Você precisa de um suplemento "balanceado", não de um que forneça 2% de um nutriente, 50% de outro e 600% de um terceiro.

• Suplemente seu suplemento. Todos os suplementos diários são pobres em cálcio e em magnésio, então considere adotar um suplemento de magnésio e de cálcio se você consome menos de três copos de leite e várias porções de grão de soja, germe de trigo e vegetais de folhagem verde escura por dia. Prefira um suplemento que forneça uma proporção de dois para um desses nutrientes, como 500mg de cálcio para 250mg de magnésio.

As cinco perguntas mais frequentes sobre suplementos

1. **Como reduzir os custos sem perder qualidade?** Evite os ingredientes "extras", como ácido lipoico, enzimas, óleo de prímula ou inositol, para citar alguns. Esses ingredientes "extras" acumulam custo, mas não benefícios, já que ou não fazem efeito ou

são fornecidos em quantidades inúteis. Além disso, evite os produtos "naturais": eles são caros e, na maior parte das vezes, não produzem benefícios maiores que os outros suplementos. Prefira embalagens maiores, ou de "tamanho econômico", quando o preço compensar, lembrando de usar o suplemento até a data de vencimento.

2. **As vitaminas de liberação programada e os minerais quelatados são melhores que os suplementos comuns?** Não. Esses produtos têm mais forma que conteúdo. A maioria dos suplementos de liberação programada se dissolve com velocidade muito baixa para ser completamente absorvida. Tomar o suplemento em doses divididas ao longo do dia é uma alternativa melhor e mais barata. Não há provas convincentes que minerais quelatados ou coloidais sejam mais bem-absorvidos ou usados pelo corpo do que a forma comum.
3. **Qual é o melhor período do dia para tomar um suplemento?** O período do dia não é tão importante quanto o que você toma com o suplemento. A maioria dos nutrientes é mais bem-absorvida quando ingerida nas refeições e em doses espalhadas ao longo do dia. Tome o suplemento que contém ferro em uma refeição separada do suplemento de cálcio, já que esses dois minerais competem entre si em termos de absorção.
4. **O que as letras USP no rótulo de um suplemento significam?** A USP ou United States Pharmacopeia [Farmacopeia Norte-Americana] é uma entidade não governamental que estabelece limites e padrões. Esse selo de qualidade significa que o suplemento se dissolve no trato digestivo, que é

feito de ingredientes puros e que contém as quantidades dos nutrientes listados no rótulo.

5. **Posso confiar no que dizem os rótulos?** Geralmente, não. Adjetivos que classificam o produto como "completo", "balanceado", "potente" ou "fórmula especial", que dizem que ele contém "antioxidantes extras" ou que é "polivitamínico e polimineral" têm pouco a ver com a fórmula de verdade. Frases dizendo que o suplemento pode curar, tratar ou prevenir qualquer doença são mais chamarizes que fatos reais.

Antioxidantes para um cérebro sempre novo

O corpo "enferruja" quando exposto a pequenos fragmentos de oxigênio chamados radicais livres, ou oxidantes. O corpo e o cérebro se expõem a esses causadores de problemas quando respiramos ar poluído ou fumaça de cigarro, quando comemos alimentos gordurosos ou quando somos expostos a pesticidas. Mesmo que você vivesse em um mundo imaculado, o corpo ainda produziria esses elementos durante alguns processos metabólicos naturais (confira o Capítulo 5 para mais informações sobre radicais livres e antioxidantes).

Felizmente o corpo tem um sistema de proteção contra os radicais livres na forma de compostos chamados antioxidantes. Eles são os funcionários do corpo que varrem os oxidantes e os expelem do corpo. Os antioxidantes protegem as células contra o envelhecimento e pequenos vasos sanguíneos que transportam nutrientes às células cerebrais, mantendo-os elásticos e livres de "dejetos". Como 20% do fluxo sanguíneo vai para o cérebro, os benefícios alcançados com os antioxidantes significam um fluxo melhor e a consequente melhora no raciocínio.

O truque aqui consiste em manter um arsenal de antioxidantes numericamente igual ou superior ao massacre causado pelos radicais livres. Conforme envelhecemos, os danos da oxidação nos tecidos, incluindo o do cérebro, se intensificam, de modo que um adulto de 30 anos de idade precisa de maior quantidade de antioxidantes que um adolescente, com a necessidade aumentando ainda mais a cada década que passa. Se você quer proteger seu cérebro, precisa criar um arsenal bem grande de antioxidantes e reabastecê-lo todos os dias.

E essa tática funciona. Pessoas cuja dieta é abundante em alimentos ricos em antioxidantes e que tomam suplementos apresentam os maiores níveis desses compostos no sangue e nos tecidos, apresentando, por consequência, os menores riscos de desenvolver demência senil, depressão e até o mal de Alzheimer. Elas vivem mais, pensam com maior clareza e são mais felizes. Até a vida sexual fica melhor!

Das vitaminas aos fitonutrientes

Você provavelmente já sabe que as vitaminas C e E e outros nutrientes como o selênio são ótimos antioxidantes que reduzem o risco de perda de memória. E eles funcionam muito melhor quando trabalham em equipe do que quando ingeridos individualmente.

Há literalmente milhares de compostos nos alimentos verdadeiros, como ervas, grãos integrais, legumes e frutas e vegetais coloridos, chamados fitonutrientes. Esses compostos não são vitaminas, nem minerais. Em vez disso, são compostos com potentes habilidades antioxidantes, especialmente quando ingeridos em grupos. Há os flavonoides das frutas cítricas, as antocianinas presentes no repolho roxo e nas cerejas, o licopeno dos tomates e da melancia, a luteína do espinafre, o sulforofano do brócolis, o ácido elágico presente na uva, na amora, no morango e no mirtilo e os compostos sulfurosos no alho, apenas para citar alguns.

Esses fitonutrientes não servem apenas para proteger o corpo e o cérebro contra os radicais livres, eles também servem para mexer com o código genético de todas as células do seu corpo, ativando a proteção natural de antioxidantes pelo corpo, que passam a proteger você 24 horas por dia e 7 dias por semana contra danos. Em outras palavras, tomar um comprimido de vitamina C faz bem, mas por pouco tempo, enquanto ingerir a combinação correta de fitonutrientes significa proteger o cérebro o tempo todo.

O que tudo isso tem a ver com suplementos?

- Primeiro, se você não turbina seu cardápio todos os dias com alimentos verdadeiros ou superalimentos, é uma boa ideia tomar um suplemento de antioxidantes que contenha vitamina C e vitamina E. Exija ao menos 250mg de vitamina C e ao menos 100 IU de vitamina E. Se puder, divida o suplemento em doses, já que os nutrientes são mais bem-absorvidos e aproveitados pelo corpo quando ingeridos em doses pequenas e frequentes.
- Segundo, evite suplementos que se orgulham de fornecer um punhado de alguns fitonutrientes, como a luteína e o licopeno. Esses produtos são uma enganação. Não há dados em relação à quantidade necessária dos fitonutrientes de que precisamos nem sobre como eles atuam em conjunto.
- Terceiro, há alguns suplementos novos no mercado que realmente funcionam, como o Protandim (suplemento que regula a rede de enzimas antioxi-

dantes à base de extratos de vegetais naturais processados). Eles não são suplementos de antioxidantes em si, mas contêm uma mistura de fitonutrientes que fazem com que o corpo passe a produzir os próprios antioxidantes. Esses suplementos funcionam para reduzir a quantidade de radicais livres e proteger o cérebro. Suplementos como o Protandim funcionam a partir de uma abordagem completamente nova em termos de saúde celular. Eles elevam naturalmente a produção corporal de duas enzimas antioxidantes que ajudam a eliminar os radicais livres das células, colaborando na redução do dano celular e na promoção de um envelhecimento saudável e um bom funcionamento.

Enquanto há mais de 40 nutrientes que são essenciais para a felicidade, algumas poucas vitaminas, minerais e outros compostos funcionam como super-heróis na luta contra a depressão, a fadiga, a perda de memória e outros problemas. A seguir, uma breve lista dos compostos mais importantes em relação ao humor:

Seja bom consigo mesmo

Se você se sente arrasado, cansado demais para brincar ou se não consegue lembrar seu próprio nome, pode acontecer de você não estar ingerindo quantidade suficiente de vitaminas do complexo B.

Foi o que aprendeu Darlene, uma professora de Albuquerque, depois de sofrer com depressão e fadiga extenuantes. Ela se livrou dos problemas — e dos 11 quilos que acompanharam o sofrimento — no início da pré-menopausa. O médico dela havia receitado um coquetel de remédios, de antidepressivos a hormônios para a tireoide. "Sim, os medicamentos ajudaram a melhorar meu humor", ela diz, "mas eu queria eliminar o problema pela raiz, de modo que procurei um médico que estivesse disposto a buscar comigo abordagens alternativas."

Conforme Darlene se desgarrava lentamente dos antidepressivos, ela passou a substituí-los por suplementos de vitaminas do complexo B e gorduras ômega-3, além de muitos outros nutrientes conhecidos por melhorarem o humor (como cálcio, magnésio, vitamina D, zinco e vitamina E). "A transição foi suave. Eu me sentia disposta, otimista e com vontade de acordar cedo, além de ter me livrado de todos os remédios!" Além disso, o peso dela despencou sem qualquer esforço adicional.

As vitaminas do complexo B estão em todos os lugares do cérebro. Algumas dessas vitaminas, em especial as vitaminas B1, B2 e o ácido pantotênico, contribuem para uma maior quantidade de energia nas células cerebrais, melhorando o raciocínio. Outras, como a vitamina B6 e o ácido fólico, são essenciais para a produção de componentes neuroquímicos que atuam no humor (como a serotonina). Há ainda outras vitaminas, como a B12, que formam a barreira protetora do entorno das células e que permitem que as mensagens cerebrais passem com maior rapidez de uma célula a outra. Inclua a quantidade suficiente dessas vitaminas em sua dieta e você irá pensar mais rápido, irá sentir-se melhor e terá mais disposição.

Ácido fólico: antidepressivo natural

Um em cada três cidadãos norte-americanos não ingere quantidade suficiente de ácido fólico, a vitamina do complexo B mais importante para a correta multiplicação das células e para a elevação dos níveis de gorduras ômega-3 DHA, que atuam na construção dos componentes cerebrais. São importantes ainda para garantir que o cérebro produza quantidades suficientes de compostos químicos relacionados ao bom humor, como a serotonina e o SAM-e (mais informações neste capítulo). A ingestão insuficiente dessa vitamina eleva o risco de depressão em até 67%.

As pessoas que levam a sério a ingestão de ácido fólico têm maior probabilidade de serem felizes, de estarem mentalmente saudáveis e de reduzir os riscos de demência senil, depressão e mal de Alzheimer. Quando deprimidas, o aumento na ingestão de ácido fólico acelera a recuperação. Acima de tudo, o ácido fólico é mais bem-absorvido a partir de suplementos, não de alimentos, de modo que você pode ficar despreocupado sabendo que estará ingerindo quantidade suficiente com um suplemento.

Um pequeno aviso: doses elevadas de ácido fólico podem mascarar a deficiência de vitamina B12, assim, para garantir, certifique-se de ingerir maior quantidade de vitamina B12 se você estiver fazendo uma suplementação diária superior a 400mcg de ácido fólico.

Vitamina B6: A vitamina do bom humor

Mais de uma em cada quatro pessoas que têm depressão sofrem com a deficiência de vitamina B6. Geralmente, o aumento no consumo dessa vitamina, esteja ela presente em alimentos ou suplementos, é a única medida necessária para uma melhora no humor. A vitamina B6 (ao lado da vitamina B12) combinada a medicamentos antidepressivos garante uma melhora no humor maior do que a obtida apenas com medicamentos.

A vitamina B6 também parece ajudar as pessoas a lidar melhor com o estresse. Por exemplo, mulheres com sintomas da síndrome da tensão pré-menstrual (TPM) geralmente se sentem estressadas e irritadas antes da menstruação. Talvez isso se deva ao método anticoncepcional escolhido. As pílulas anticoncepcionais geram um bloqueio parcial da atividade da vitamina B6 no corpo, impedindo as células nervosas de produzirem quantidades suficientes de serotonina.

Se você não presta muita atenção nos alimentos ricos em vitamina B6 de sua dieta, como peito de frango, banana, peixes e grãos integrais, tome um suplemento que forneça ao menos 5mg (mas não mais que 150mg) de vitamina B6.

Vitamina B12: auxílio máximo ao cérebro

A mente para de funcionar sem a vitamina B12. Ela pode até começar a diminuir! Essa vitamina do complexo B é necessária para garantir a velocidade da transmissão e da recepção das mensagens entre as células cerebrais, ajudando na construção lógica de frases, na lembrança dos nomes das pessoas ou simplesmente deixando seu raciocínio mais rápido. Não surpreende que alguns estudos, como um da Universidade de Oxford, têm repetidamente mostrado que a capacidade de raciocinar, de lembrar e de reagir está diretamente ligada aos níveis da vitamina B12. Mesmo as pessoas felizes tendem à depressão quando os níveis de vitamina B12 baixam. Estudos mostram que pessoas com baixos níveis de vitamina B12 apresentam um declínio mental mais acentuado em idades não tão elevadas do que pessoas com índices satisfatórios de vitamina B12. Na verdade, muitos pesquisadores especulam que dobrar a ingestão de vitamina B12 mediante suplementação pode servir para retardar em um terço, talvez mais, o declínio cognitivo.

Mesmo algumas pessoas que fazem testes para vitamina B12 e que se encontram na faixa de nível baixo a normal para esse componente podem estar com alguma deficiência, de acordo com outro estudo da Universidade de Oxford. Tamara é um exemplo de alguém que descobriu na pele o poder da infuência da vitamina B12 no humor. Ela combatia há anos uma depressão séria, tomando uma grande variedade de medicamentos antidepressivos. Aos 42 anos, no auge do desespero, ela mais uma vez procurou os médicos para obter ajuda. Exames sanguíneos de rotina mostraram que ela não estava anêmica e não apresentava baixas quantidades de vitamina B12, mas, mesmo assim, o médico decidiu recomendar a ela uma suplementação com vitamina B12 e ácido fólico. Dentro de algumas semanas, a depressão sumiu por completo. Um ano depois, ela permanecia sem recaídas. "Desde então, não tive um único dia triste", acrescenta Tamara.

Muitos estudos também relatam que pessoas que vivem em clínicas de repouso por conta da perda de memória com frequência melhoram, mais do que qualquer pessoa pode imaginar, quando são tratadas com doses elevadas de vitamina B12.

Quanto maior for a sua idade, maior será a quantidade recomendada de vitamina B12, sendo recomendado a pessoas jovens 2mcg por dia, ao passo que um indivíduo de 50 anos de idade necessitaria de ao menos 25mcg, talvez mais. Seria difícil obter essa quantidade apenas com a alimentação, além de a vitamina B12 ser um dos nutrientes mais bem-absorvidos quando na forma de suplementos. Talvez sejam precisas até injeções, em vez de comprimidos.

Em termos de absorção, a vitamina B12 depende de uma substância do estômago, chamada de fator intrínseco. A ativação do fator intrínseco requer uma grande quantidade de ácido no estômago, mas essa quantidade geralmente diminui conforme o envelhecimento e é agravada com a ingestão concomitante de antiácidos e outros medicamentos para gastrite. Assim, o risco de deficiência de vitamina B12 aumenta consideravelmente com a idade. Um aumento na ingestão de suplementos dessa vitamina pode anular essa reduzida absorção em muitos casos, mas alguns indivíduos podem vir a precisar de injeções de vitamina B12, especialmente quando seguindo um tratamento para gastrite ou quando a quantidade de ácido no estômago é muito baixa.

Me dá um D!

Atualmente, a vitamina D deixou de ser importante apenas para o fortalecimento dos ossos. Na verdade, ela pode ter papel importante no combate a muitas enfermidades, como o diabetes, a esclerose múltipla, o câncer e as doenças do coração, sendo importante para turbinar o sistema imunológico, para curar a fadiga muscular crônica e a fibromialgia e até para prevenir a depressão, a ansiedade e a perda de memória. Há suspeitas ainda que a deficiência dessa vitamina resulte na elevação do risco para obesidade. Além do mais, talvez você precise de maior quantidade dessa vitamina do que pode imaginar. As pessoas felizes e saudáveis colocam essa vitamina no topo da lista dos nutrientes.

Até recentemente, a única função conhecida da vitamina D era auxiliar a prevenção de perda de massa óssea ligada a doenças como a osteoporose e o raquitismo. Esse papel se dá pelo fato de a vitamina D ser essencial para a absorção do cálcio e para garantir a deposição mineral nos ossos. Se os níveis de vitamina D estiverem baixos, é quase certo que a absorção de cálcio será de apenas 10% do total consumido, o que deixa o caminho aberto para a osteoporose nos anos futuros, mesmo que você passe a consumir toneladas de cálcio. A ingestão recomendada de vitamina

D e de cálcio pode aumentar significativamente as chances de uma mulher não desenvolver osteoporose.

Apesar da conhecida relação entre os ossos e a vitamina D, especialistas estão descobrindo que quase todo tecido do corpo contém receptores de vitamina D, sugerindo que essa vitamina desempenha um papel que abrange todo o corpo.

Sabemos que a vitamina D ajuda na prevenção e/ou no tratamento da periodontite, do diabetes, na regulagem da glicemia, na artrite, na esclerose múltipla, na hipertensão e em alguns tipos de câncer, incluindo o câncer colorretal, o câncer de mama, do pâncreas e da próstata. A vitamina D também reduz a ocorrência de quedas para idosos em até 60%. Alguns estudos muito recentes chegam a sugerir que a vitamina D é essencial para o funcionamento geral do cérebro, ajudando a melhorar não só o humor como também ainda a memória, o tempo de reação e o raciocínio.

Sabemos, ainda, que a deficiência dessa vitamina é geralmente encontrada em pessoas em que a obesidade é um fator de risco para doenças como as cardíacas, o diabetes e a pressão alta. Também está claro que as pessoas obesas são os principais candidatos em termos de deficiência de vitamina D.

Pessoas felizes e saudáveis também conseguem melhorar o humor com essa vitamina. Pessoas com tendência à depressão geralmente apresentam níveis baixos de vitamina D, enquanto nas pessoas felizes esses níveis são bem elevados. Até mesmo pessoas saudáveis e relativamente felizes relatam uma melhoria no humor quando acrescentam uma dose extra de vitamina D à dieta. As pesquisas são mais intensas com indivíduos que sofrem de estados depressivos sazonais, ou EDS, em que o humor desaba à medida que passamos do outono ao inverno. Por muitos anos, a única causa conhecida para esse problema era a falta de luz solar. No entanto, o problema verdadeiro pode ser a falta de vitamina D.

A vitamina D, para falar a verdade, não é uma vitamina em si, mas um hormônio. Você não precisa recorrer à dieta para obter esse composto, já que o corpo o produz naturalmente quando exposto à luz solar por tempo suficiente. Quando se trata de EDS, talvez não seja a falta de luz solar a responsável por causar a depressão invernal, significa apenas que o corpo não consegue produzir quantidade suficiente de vitamina D que, não fosse por isso, seria suficiente para manter o bom humor nos meses de frio.

É o que mostram as pesquisas. Nas pessoas que enfrentam os EDS, a deficiência de vitamina D salta de 38% para 60% do outono até a primavera. Basta dar a essas pessoas uma dose extra de vitamina D e pronto, o humor melhora significativamente e a ansiedade vai embora. Apesar de não existirem estudos, a depressão invernal caminha lado a lado com o ganho de peso. Combata a depressão e você terá mais chances de caber naquele biquíni na chegada da primavera.

A cura para as dores musculares?

A depressão acompanhada de dores musculares pode ser um sinal de que você tem uma deficiência dessa vitamina. Na verdade, a depressão e as dores musculares causadas pela falta de vitamina D imitam os sintomas da fibromialgia. Aumentar a ingestão dessa vitamina faz com que as dores sumam, ao mesmo tempo em que se nota uma melhora no humor. Os pesquisadores suspeitam que quase 90% da fadiga muscular crônica não diagnosticada pode ser resultado de uma carência de vitamina D.

D-ficiente?

O corpo produz vitamina D, então, por que se preocupar com a ingestão de quantidades recomendadas? Talvez porque a maioria dos norte-americanos apresenta uma deficiência desse componente! Na verdade, mais de 60% da população norte-americana apresenta níveis ridículos dessa vitamina no corpo. Quase metade das pessoas que tomam suplementos e acreditam estar em dia com o nutriente estão, em vez disso, com uma deficiência. Isso porque há quatro fatores importantes que afetam a quantidade e a eficiência do processo de produção de vitamina D e, com isso, estabelecem os riscos de apresentar uma deficiência.

Idade: o corpo produz vitamina D quando a pele é exposta aos raios UVB da luz solar. No entanto, a capacidade de produzir vitamina D de um indivíduo decresce a cada década que passa, a ponto de as pessoas idosas produzirem apenas 20% da vitamina D que produziam quando crianças. Para resumir, quanto mais velho, maior o risco de uma deficiência.

Localização: as pessoas que vivem ao norte da latitude que passa por Los Angeles e Atlanta são geralmente privadas de sol e, consequentemente, apresentam deficiência de vitamina D, especialmente durante o outono e o inverno. Um estudo recente da Universidade da Georgia descobriu que 75% das jovens norte-americanas apresentavam níveis reduzidos de vitamina D no sangue, colocando-as no grupo de risco de muitas doenças. Se com as jovens que vivem em lugares ensolarados a deficiência é rara, não surpreende que os pesquisadores suspeitem que todos os cidadãos que vivem ao norte tenham pouca vitamina D.

Cor da pele: a melanina é o pigmento que dá cor à pele. Grandes quantidades de melanina significam uma pele mais escura. A alta quantidade de melanina das peles escuras reduz a capacidade do órgão de produzir vitamina D a partir da luz do sol, fato que explica por que norte-americanos afro-descendentes com grande quantidade de melanina na pele têm 10 vezes mais chance de apresentar deficiência de vitamina D quando comparados a pessoas de pele mais clara. Alguns estudos até sugerem que os adultos mais velhos, em especial as mulheres, que pertencem a esse grupo, têm um risco ainda maior de apresentar deficiências.

Protetor solar: os protetores bloqueiam os raios UVB perigosos que causam o câncer de pele. Isso é bom. No entanto, os protetores também bloqueiam a capacidade da pele de produzir vitamina D. Mesmo um bloqueador solar com fator de proteção 8 reduz a capacidade de produção de vitamina D em até 97,5%. Assim, pessoas que usam protetor solar em abundância podem desenvolver uma deficiência de vitamina D, mesmo que fiquem debaixo do sol o dia inteiro.

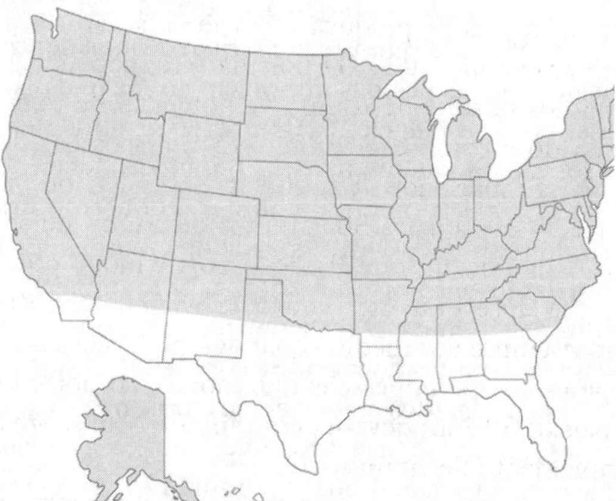

Quem não recebe o suficiente?

Se você vive em algum lugar acima da linha imaginária que passa por Los Angeles, na Califórnia, e Atlanta, na Georgia, provavelmente você não recebe a quantidade de luz solar necessária para a produção de vitamina D durante os meses de outono, de inverno e talvez até de primavera.

De quanto você precisa?

Até pouco tempo, a vitamina D era considerada uma vitamina com potencial tóxico, de modo que os limites de ingestão eram bem baixos, ou de cerca de 200 IU a 600 IU por dia, dependendo da idade. Mas todos os estudos que mostram que a vitamina D reduz o risco de várias doenças, desde a fadiga muscular à depressão, usaram quantidades muito maiores do que o normalmente consumido e, em muitos casos, uma quantidade muito maior que a recomendada diária. Por causa disso, muitos especialistas estão pedindo uma mudança nos valores recomendados, valores que foram estabelecidos em 1997 e que hoje são considerados ultrapassados e excessivamente restritivos.

De acordo com pesquisadores de Harvard, uma suplementação com 1.000 IU por dia seria benéfica à vasta maioria dos norte-americanos. O potencial de toxicidade em uma dose como essa é nulo. Ora, as pessoas de pele clara têm a capacidade de produzir 15.000 IU ou mais de vitamina D em apenas 30 minutos de banho de sol sem proteção alguma em um dia de julho, de modo que 1.000 IU é uma dose bastante segura! Obviamente, você deve procurar sempre um médico quando optar pela suplementação, mesmo assim, pessoas que moram ao norte ou que têm mais de 50 anos devem pensar muito bem sobre tomar um suplemento de vitamina D.

Conforme acontece com qualquer nutriente, não é porque um pouco é bom que mais é melhor. A vitamina D é solúvel em gordura, o que significa que o corpo não consegue se livrar do excesso da substância, resolvendo o problema com a estocagem em gordura para usar no futuro. Exagere no consumo e você pode acabar sofrendo com pedras nos rins ou com o depósito de cálcio no coração e nas artérias, lugares que não devem ser enrijecidos com minerais ósseos!

Para manter-se dentro da margem de segurança, você pode pedir para ser examinado na próxima vez em que for fazer um exame de sangue. Peça um teste para 25-hidroxivitamina D. Valores abaixo de 20 ng são baixos, de 20 a 30 ng é a faixa normal e de 30 a 50 ng são valores ótimos. Faça o teste em novembro e, caso os valores sejam baixos nesse período, certamente você atingirá o pico da deficiência antes da primavera.

Luz, alimentos e suplementos

Como você faz para obter a vitamina D? Você tem três opções: (1) passe um tempo diretamente sob a luz solar, (2) coma muitos alimentos ricos nessa vitamina ou (3) tome um suplemento. Nos EUA, a primeira opção é quase impossível. Ou você tem de viver ao sul de Los Angeles e Atlanta e ignorar os avisos de usar protetor solar para evitar um câncer de pele, ou você corre o risco de ter uma deficiência de vitamina D. A segunda opção também é difícil, já que são poucos os alimentos que contêm vitamina D, além de os poucos alimentos enriquecidos com essa vitamina serem limitados a não mais que 100 IU do composto por porção. Isso equivale a beber 10 copos de leite por dia para garantir a recomendação diária mínima mais atual de 1.000 IU por dia. Parece improvável.

Assim, restam os suplementos. Se você vive em um local quente e ensolarado e tem o costume de beber leite ou leite de soja, dê preferência a suplementos com 400 IU para preencher as necessidades. Para qualquer outra pessoa, fale com seu médico sobre uma suplementação com 1.000 IU da vitamina por dia.

Ergam os ferros, moças

Se você é uma mulher que se sente acabada ou deprimida a maior parte do tempo ou se sua disposição despencou, em vez de tomar outra xícara de café para suportar o dia, experimente uma terapia com ferro.

A deficiência de ferro é a maior das deficiências nutricionais, com estimativas que apontam desde 50% das mulheres em idade fértil e 80% das mulheres ativas como apresentando uma deficiência de ferro. A deficiência desse elemento é quase um fato para as mulheres entre 13 e 50 anos de idade, que estiveram grávidas nos últimos dois anos, que consomem menos de 2.000kcal por dia, com fluxo menstrual intenso ou que se exercitam frequentemente. Por outro lado, poucos são os homens ou as mulheres que já passaram da menopausa que têm de se preocupar com o ferro; essas pessoas somente devem considerar a ingestão de um suplemento se os exames de sangue indicarem alguma deficiência e, mesmo assim, apenas sob supervisão médica.

Oxigênio ou morte!

Então, qual é o problema com o ferro? Esse mineral é o transportador do oxigênio na corrente sanguínea. Sem a quantidade de ferro suficiente os tecidos corporais literalmente sufocam com a falta de oxigênio, causando sintomas que são a manifestação da deficiência, como a fadiga, a preguiça, a falta de concentração e maior tendência de pegar a primeira gripe que passar. Aumentam também as tendências para depressão, depressão pós-parto, estresse, ansiedade, irritabilidade, letargia e perda de memória. Se você for estudante, terá dificuldade para reter informações, para ir bem em provas e até para ficar acordado durante as aulas. Se faz exercícios, irá notar que a recuperação depois dos exercícios não é tão rápida, que a força muscular está caindo e que você cansa mais rápido.

Os sintomas podem soar como anemia, mas é improvável que você esteja realmente anêmico. A anemia é o estágio final da deficiência de ferro. Você pode apresentar uma deficiência de ferro por meses, anos e até décadas sem jamais chegar à anemia. Na verdade, apenas cerca de 8% das mulheres apresentam carência de ferro. Muito antes de chegar à anemia os tecidos que servem de reserva de ferro têm de ser consumidos.

Exija o exame certo

Geralmente os médicos solicitam exames apenas para analisar a anemia, coletando sangue para fazer testes de hemoglobina e hematócritos. Mas esses exames servem apenas para detectar a anemia manifesta, enquanto deficiências mais sutis passam despercebidas. Por isso, se você suspeita ter alguma deficiência de ferro, peça um exame de maior sensibilidade chamado "teste de ferritina no soro". Não se contente com diagnósticos como: "Você está bem." Pergunte pelo resultado: um valor inferior a 20mcg/l significa que você tem deficiência de ferro.

Isso aconteceu comigo quando estava grávida do meu primeiro filho. Eu era uma entusiasta das corridas, chegando a uma média de ao menos 64km por semana; durante a gestação, mal conseguia subir o rápido lance de degraus de meu consultório em San Diego. Quando reclamei para meu médico, ele deu de ombros. "É claro que está cansada, você está grávida. Seu sangue está bem, apenas vá mais devagar." Eu sabia que não me sentia normal, então pedi pelo teste de ferritina. Em vez do valor normal de ao menos 20mcg/l, os resultados mostraram míseros 4mcg/l. Quando voltei no consultório do médico e mostrei a ele os resultados, sua atitude mudou. "Muito bem. Você está com carência de ferro." Ele então receitou suplementos de ferro e, dentro de duas semanas, eu subia voando as escadas do meu consultório.

Essa experiência me convenceu de quão sutil, porém devastador, pode ser o efeito do ferro no sangue. Eu sabia que comia bem, mas ainda assim estava deficiente. Quantas outras mulheres que não foram treinadas para ser uma rata de nutrição como eu se arrastam durante o dia, apelando para o café e os refrigerantes para se manter acordadas, quando tudo de que precisam é um aumento na ingestão de ferro? Desde aquele dia, oriento cada adolescente e cada mulher que chega a meu consultório se queixando de estar com o raciocínio devagar ou de sentir-se cansada a pedir para um médico um teste para ferritina. E sabe do que mais? Cada uma delas que fez o teste descobriu ter uma deficiência de ferro.

Regras de ferro

A melhor saída para evitar a deficiência de ferro é a prevenção, mas em geral as mulheres necessitam de um esforço muito maior quanto à ingestão de ferro, já que, atualmente, a maioria de nós ingere apenas a metade da recomendação diária. As mulheres em fase de pré-menopausa devem consumir vários alimentos ricos em ferro todos os dias, incluindo carne magra, peixe, aves e superalimentos como feijões e ervilhas cozidos, damasco seco, vegetais de folhas verde-escuras e grãos integrais. Elas também podem:

Consumir um alimento rico em vitamina C por refeição. Experimente suco de laranja, uma salada, brócolis ou uma variedade de frutas. A vitamina C aumenta sensivelmente a absorção do ferro e combate alguns inibidores contidos nos alimentos, como os fitatos dos grãos integrais e o tanino do chá e do café.

Focar no melhor ferro. Há dois tipos de ferro alimentar: o ferro presente nas carnes, chamado ferro hemo, e o ferro presente nas plantas, chamado ferro não hemo. O ferro hemo é muito bem-absorvido; cerca de 30% chega à corrente sanguínea, comparado a valores que vão de 2% a 7% para o sangue não hemo. Consumir pequenas quantidades de ferro hemo das carnes vermelhas, como bifes magros, com grandes quantidades de ferro não hemo, como o presente nos feijões, aumenta a absorção do segundo tipo. Carne de porco com vegetais e espaguete com almôndegas são outros exemplos.

Usar panelas de ferro. O ferro sai da panela e vai para os alimentos, aumentando a quantidade do nutriente em centenas de vezes, especialmente com comidas ácidas, como o tomate e o molho de espaguete.

Preferir alimentos enriquecidos com ferro. Prefira alimentos enriquecidos com ferro, como os cereais instantâneos ou o mingau de aveia fortificado.

Tomar chá ou café apenas entre as refeições. Um composto chamado tanino, presente nessas bebidas, sejam descafeinadas, ou feitas da erva que for, bloqueia a absorção de ferro em até 80% quando acompanha a refeição.

Tomar um suplemento de ferro com o estômago vazio para melhorar a absorção. As formas mais bem-absorvidas são as "ferrosas", como o fumarato ferroso ou o sulfato ferroso.

Quando a quantidade de calorias ingeridas cai abaixo de 2.500 ou quando os níveis de ferritina ficam abaixo dos 20mcg/l, deve-se considerar tomar um suplemento de ferro de dose moderada. Mas quanto? As mulheres em idades próximas à menopausa precisam de 18mg de ferro todos os dias, enquanto as gestantes precisam de ao menos 27mg (homens e mulheres que já passaram da menopausa precisam consumir diariamente, pelos alimentos, entre 8 e 10mg). Mulheres vegetarianas, com fluxo menstrual intenso ou que usam o DIU como método anticoncepcional podem precisar de doses maiores, chegando a 25mg.

A menos que seja receitado por um médico, mulheres que já passaram da menopausa não devem ingerir suplementos de ferro ou devem limitar a dose diária a não mais que 10mg. A deficiência severa de ferro pode requerer um suplemento de dose mais elevada. Em termos de eficiência, os suplementos equivalem aos alimentos no que diz respeito a elevar os níveis de ferro no corpo, mas você atingirá melhores resultados se fizer as duas coisas — se comer muitos alimentos ricos em ferro e se tomar um suplemento de dose moderada.

O ferro é um dos poucos nutrientes que pode ser facilmente medido com um exame de sangue. O fato de você "não se sentir muito bem" pode não ser apenas coisa da sua cabeça, por isso não deixe que a dúvida persista!

O mineral antiestresse

Ninguém respeita o magnésio. Outros nutrientes, como o cálcio, o ácido fólico ou o ferro, aparecem o tempo todo nos noticiários, até a vitamina D tem chamado um pouco da atenção da imprensa. Mas você jamais ouve falar do magnésio. Esse é um erro terrível.

Esse mineral atua em mais de 300 processos realizados pelo corpo. Na verdade, cada célula de seu corpo necessita desse mineral. Isso explica por que ele ajuda a reduzir o risco de diabetes, de doenças cardíacas, de pressão alta, de osteoporose e muitas outras. Não obstante, de cada 4 norte-americanos, 3 não consomem a recomendação mínima.

Por que magnésio?

Quando se trata de humor, o magnésio tem papel fundamental. O estresse provoca a liberação de hormônios que drenam o magnésio do corpo. Por sua vez, níveis reduzidos de magnésio elevam os níveis dos hormônios ligados ao estresse, intensificando a resposta a ele. Estudos realizados em animais mostraram que um consumo baixo de magnésio aumenta a sensibilidade ao barulho e à aglomeração, além de intensificar doenças causadas pelo estresse, como a úlcera; por outro lado, animais alimentados com uma dieta rica em magnésio conseguem lidar melhor com o estresse e reduzem os riscos das doenças relacionadas. Estudos feitos com pessoas que se dizem sob pressão para cumprir prazos apertados no trabalho mostraram que elas conseguem lidar muito melhor com a situação quando a dieta é rica em magnésio, mas que essas mesmas pessoas tendem ao desespero quando não ingerem o nutriente.

Mulheres com tendência à irritação, à depressão e a dificuldades gerais durante os 10 ou 14 dias que antecedem o fluxo menstrual também podem precisar de magnésio. Os níveis de magnésio caem durante as duas últimas semanas do ciclo menstrual, indicando que essa queda pode contribuir para os sintomas da TPM, como a retenção de líquidos, as cãibras, as dores de cabeça e o aumento da sensibilidade do sistema nervoso (você se sente tensa, nervosa ou irritada?). Elevar o consumo de magnésio ajuda a controlar esses sintomas — para algumas mulheres, mesmo a quantidade recomendada diariamente já é suficiente para notar uma diminuição nos sintomas.

De quanto você precisa?

Você precisa de 320 a 500mg desse nutriente todos os dias. A quantidade parece não ser muito grande, até que você percebe que a maioria dos alimentos ricos em magnésio são alimentos que a grande parte das pessoas geralmente não inclui na dieta em quantidade suficiente, como o abacate, as ostras, as bananas e os superalimentos germe de trigo, grãos integrais, feijões e ervilhas cozidos e vegetais de folhas verde-escuras.

Se você optar por um suplemento, dê preferência às formas de melhor absorção, como óxido, citrato e hidróxido de magnésio. Mas não exagere no consumo desse mineral! Ele é o ingrediente ativo do leite de magnésia, o que significa que grandes quantidades podem soltar bem mais que apenas os músculos, fazendo você passar mais tempo no banheiro que naquela festa.

Bebê Sammy

Para as pessoas que enfrentam a depressão, o simples fato de levantar da cama pode ser uma tarefa hercúlea. Pensar que pode haver uma solução natural livre de efeitos colaterais e que seja fácil como tomar um comprimido é quase bom demais para ser verdade. Mas existe. Trinta anos de estudos mostraram que o SAM-e — o apelido da S-adenosil-metionina — é tão efetivo quanto, e talvez até mais efetivo que, alguns medicamentos antidepressivos que combatem os sintomas da doença.

O SAM-e (pronuncia-se "same") não é hormônio, erva, vitamina nem nutriente. É um composto produzido naturalmente pelo corpo a partir de um aminoácido chamado metionina, obtido com a ingestão de alimentos ricos em proteínas, assim como os nutrientes construtores ácido fólico e vitamina B12.

No entanto, algumas vezes, o corpo não produz a quantidade suficiente. Isso pode causar diversos problemas, já que o SAM-e atua como o botão de "ligar" para uma ampla variedade de processos. Ele ajuda a produzir células novas e a reparar as danificadas, ajuda na imunidade e na produção de cartilagem nas juntas, ajuda a formar o código genético contido nas células, produz compostos neuroquímicos como a serotonina e a dopamina e regula o humor e as emoções. Tudo isso significa um humor melhor, um raciocínio mais rápido, a redução na dor causada pela artrite e talvez até a amenização dos sintomas da fibromialgia.

Mas é no humor que o SAM-e funciona melhor. Níveis baixos de SAM-e são vistos geralmente em pessoas deprimidas. Elevar esses níveis com um suplemento de SAM-e pode fazer o desespero, a ansiedade e a irritabilidade melhorarem, se não desaparecerem por completo.

Vários estudos mostram que o SAM-e funciona mesmo quando tudo mais falha. Outro estudo descobriu que 400mg diários de SAM-e eram ainda mais efetivos no combate à depressão que os medicamentos que mexem com o humor. Esse suplemento é melhor que medicamentos antidepressivos porque começa a fazer efeito num período de poucos dias a duas semanas, enquanto a prescrição de remédios demora muito mais. O SAM-e também parece ter menos, se é que tem, efeitos colaterais, como raros casos de indigestão.

O SAM-e também pode funcionar como uma pílula de inteligência, ajudando você a se concentrar mais e a raciocinar de forma mais rápida. Em um estudo, uma combinação de nutrientes que incluía ácido fólico, vitamina B12, vitamina E e SAM-e melhorou a velocidade do raciocínio em 10% num período de três meses e em 20% após o período de seis meses em que o estudo foi conduzido. Dados preliminares sugerem ainda que essa combinação pode contribuir para controlar o risco de desenvolver o mal de Alzheimer.

Quais são as desvantagens do SAM-e? Elas existem, mas são poucas:

- Apesar de 61% das pessoas deprimidas relatarem algum alívio com esse suplemento, não há evidências que mostram um efeito no humor de pessoas que já estão felizes. Ele não deve ser usado como tônico, a menos que você esteja de fato deprimido.
- O SAM-e deve ser evitado por indivíduos que apresentam transtorno bipolar, já que ele pode levar a um aumento da frequência de episódios maníacos.
- Apesar de o SAM-e ser usado como antidepressivo seguro na Europa há mais de 30 anos, há poucos estudos de longo prazo, de modo que não se sabe ainda quais são os riscos para a saúde causados por um consumo prolongado.
- Ele é caro, e várias análises mostram que as promessas do rótulo nem sempre se materializam na embalagem. Algumas marcas têm pouco ou nenhum SAM-e contido no produto, enquanto outras o têm em excesso. Para garantir que você está recebendo exatamente o que está pagando, escolha marcas reconhecidas, como a NatureMade, para garantir a qualidade.

De quanto você precisa?

Sempre discuta com seu médico se o SAM-e é adequado para você. Se você obtiver permissão, geralmente se recomenda que o início seja de 200 a 400mg por dia, subindo a dosagem em 200mg caso não apareçam resultados dentro de duas semanas. Alguns estudos chegaram a usar de 1.200 a 1.600mg por dia. Prefira marcas que tragam 1,4-butanodissulfonato no rótulo. Esse é um dos ingredientes da fórmula do SAM-e comercializado na Europa. Além disso, prefira produtos com revestimento entérico, que garante uma passagem segura pelo estômago e que o produto não irá se dissolver antes de atingir o intestino delgado, onde é absorvido e passa à corrente sanguínea.

Remédios naturais contra o mau humor

- **Erva de São João:** também chamada de hipérico, essa erva controla os sintomas da depressão em metade das pessoas que lutam contra a depressão branda, contra EDS e até contra a TPM. Não há dose recomendada, mas uma sugestão seria tomar de 300 a 1.800mg por dia, em doses separadas. Sempre discuta o uso dessa erva com seu médico, já que o consumo pode interferir em outros medicamentos, incluindo anticoncepcionais tomados por via oral, a varfarina e a ciclosporina. Não deve ser consumida junto com medicamentos antidepressivos.
- **Kava-kava:** os fãs dessa erva juram que ela acalma, que serve como analgésico e que ajuda a clarear o raciocínio. As kavalactonas presentes na kava-kava atuam nos centros de processamento das emoções e do humor no cérebro. Mas diferentes estudos produziram diferentes resultados. Naqueles em que ela funciona, a dose efetiva parece ser de cerca de 100mg de extrato de kava, tomado 3 vezes ao dia. Não faça uso dessa erva ansiolítica se estiver tomando medicação prescrita, se for dirigir ou operar máquinas pesadas, concomitante à ingestão de álcool ou se você for menor de 21 anos ou se estiver grávida ou amamentando.

- **Ginkgo:** essa raiz possivelmente atua na melhora da memória, da atenção e da circulação, além de contribuir para o tratamento da demência senil, de zumbidos no ouvido e do mal de Alzheimer. A dose diária recomendada é de ao menos 120mg, de preferência distribuídos em doses menores. Prefira produtos que atendam a esses critérios: 24% de glicosídeos de favona e 6% de lactonas de terpeno. O ginkgo pode irritar o estômago, causar dor de cabeça ou reações na pele e não deve ser ingerido por gestantes, antes de uma cirurgia ou em conjunto com medicamentos que afinam o sangue, incluindo a aspirina. Sempre consulte seu médico se você estiver tomando algum medicamento prescrito.
- **Ginseng:** estudos em animais mostram que o ginseng pode atuar nos nervos e no coração e ajudar a balancear hormônios, a melhorar a imunidade e a acelerar o metabolismo, melhorando a memória e o raciocínio e até retardando o envelhecimento. Os benefícios reais são desconhecidos, mas possivelmente incluem a ajuda ao controle das taxas de açúcar no sangue em pessoas diabéticas. A dose recomendada é de 0,5 a 2g da raiz seca ou até ½ colher de chá de extrato ou de chá de ginseng tomados até duas vezes ao dia. Muitos suplementos de ginseng contêm menor quantidade de ingredientes ativos que a listada no rótulo, outros são contaminados com chumbo ou pesticidas, por isso prefira marcas tradicionais e padronizadas com 4% a 7% de ginsenosídeos. Não tome por mais de três meses. Gestantes, lactantes ou pessoas com pressão alta devem evitar o ginseng. Os diabéticos devem ter acompanhamento médico.

Pílula da felicidade

Todos esses suplementos podem contribuir para a melhora do humor e são relativamente seguros quando tomados nas doses recomendadas. Mas não se empolgue. Você não pode compensar as falhas com pílulas, por isso não deixe de lado o bom senso e a boa alimentação. Se você quer sentir-se, parecer, pensar e agir de modo mais jovem do que sua idade real, você precisa comer muito bem e fazer uma suplementação responsável.

Se você ficou com fome de mais informações sobre suplementos, confira a página do Escritório de Suplementos Alimentares do Instituto Nacional de Medicina em: www.ods.od.nih.gov.

Segredo nº 8:
Escolha as bebidas certas

A promessa

Após uma semana adotando esse hábito, você irá:

- Ter mais energia.

Após um mês, você irá:

- Perder até um quilo.
- Notar uma melhora no humor.

Após um ano, você irá:

- Perder até 12kg.
- Sentir-se ótimo.
- Ter mais energia.

Sarah era uma comissária de bordo residente em Chula Vista, Califórnia, que seguia sua dieta a qualquer preço. De manhã, comia uma tigela de cereais com leite desnatado e frutas. No almoço, alternava entre um sanduíche de peru no pão integral e enroladinhos de legumes. No jantar, ela fazia questão de comer exatamente a porção de 90g de carne acompanhada de muitos vegetais. Ela se exercitava vários dias por semana e beliscava o mínimo possível. Apesar de todo esse esforço, ela não conseguia perder um mísero quilo. "Era tão decepcionante", ela conta. "Depois de seis meses, eu não estava nem perto do meu objetivo, então, que sentido aquilo tudo fazia?" Mas uma rápida investigação na dieta foi suficiente para apontar correções. Ela não beliscava aqueles amendoins das companhias aéreas ou as batatas fritas de seu marido nos restaurantes. Ela havia passado em um teste que preparei sobre porções corretas e tinha cortado todos os doces. Ou Sarah estava mentindo sobre o que comia e sobre quanto se exercitava ou estaria desafiando as leis da física.

Mas acontece que ela não estava exatamente mentindo, só não lhe havia ocorrido que as bebidas que tomava com os colegas de trabalho depois de um longo voo estavam fazendo um mal enorme aos esforços alimentares e também ao humor. Depois de muito perguntar, acabamos descobrindo que, por duas ou três vezes na semana, Sarah tomava algumas margaritas e outros drinques. Ela também era adepta das latas de chá-verde. Mas o que ela não sabia é que essas bebidas acabavam somando entre 1.500 e 2.000kcal à dieta dela, o que ultrapassava o valor de 500kcal que tinha de cortar por dia. "Pensei que o chá não continha calorias — foi um choque descobrir que era mais calórico que comer três biscoitos!" Os drinques nas reuniões sociais e uma garrafa de chá-verde por dia foram suficientes para anular todos os esforços realizados durante a semana! Como aconteceu a Sarah, é fácil acabar anulando os esforços para ficar mais saudável, em forma e feliz não com o que colocamos no prato, mas com o que colocamos no copo.

Samantha fazia doutorado comigo na Universidade Estadual de Ohio (em saúde alimentar, "simplesmente"!). Jamais vou esquecer quando ela mencionou por acaso que enxugava 2 litros de Coca-Cola por noite quando estudava. Meu queixo caiu até os joelhos. Isso equivale a 850kcal de água com açúcar. Se ela fizesse isso todos os dias durante um ano inteiro, teria consumido 310.250kcal completamente vazias — o equivalente a 40kg de gordura corporal!

Tomar um cosmopolitan ou um martini durante o *happy hour*, um refrigerante ao assistir à televisão ou uma garrafa de água vitaminada para matar a sede parecem hábitos tão naturais quando visitamos os amigos ou quando relaxamos no fim do dia que não nos damos conta das calorias que acabamos consumindo. Um grande erro. Ignorar as calorias das bebidas muitas vezes serve para sabotar os mais aguerridos esforços para ser saudável e feliz e para entrar em forma.

> O barato natural
>
> A água é o nutriente mais importante de nossas dietas. Perdendo apenas para o oxigênio, é o ingrediente mais essencial para a vida. Certifique-se de ingerir a água a partir de fontes de baixa caloria ou sem qualquer caloria, para nutrir o corpo, a mente e o humor sem aumentar o próprio peso.

Calorias líquidas

Algumas bebidas não só são mais calóricas como engordam mais que as calorias dos alimentos sólidos. Elas passam abaixo do radar de calorias, de modo que não satisfazem. As calorias em milk-shake ou em um *mojito* são calorias que se somam à quantidade ingerida, em vez de substituir algumas calorias dos alimentos sólidos. É como se o contador de calorias interno que temos no cérebro fosse cego para os líquidos. Assim, quando tomamos um refrigerante, acabamos comendo a mesma quantidade da refeição como faríamos se estivéssemos bebendo água. Entretanto, o refrigerante acrescenta 250kcal além das calorias presentes na refeição, enquanto a água não contém caloria alguma.

Isso explica o porquê de diversos estudos mostrarem que, quanto maior a quantidade de água com açúcar engarrafada que as pessoas tomam sob a forma de refrigerantes, chá e café engarrafados, de bebidas esportivas ou água vitaminada, maior a tendência para ganhar peso, para desenvolver diabetes e uma série de outras doenças. Até mesmo uma lata de refrigerante por semana eleva o risco de ganho de peso. Na verdade, o peso aumenta para cada 90ml de refrigerante consumido, o que equivale a três goles. Imagine o que uma lata ou uma garrafa inteira por dia podem fazer com a cintura e com o humor!

Viciado em bolhas

Você conseguiria beber 584 latas de refrigerantes? Não? Bem, a maioria das pessoas consegue. Cada mulher, cada homem e cada criança dos Estados Unidos consome cerca de 204l de refrigerante por ano, ou o equivalente a 584 latinhas de 350ml. Com cerca de 10 colheres de chá de açúcar por lata, isso equivale a 106 colheres de chá de açúcar por semana apenas com os refrigerantes, ou mais de 22kg de açúcar por ano. Explicando de outro modo, o cidadão norte-americano comum coloca 22 pacotes de um quilo de açúcar garganta abaixo todo ano só com os refrigerantes. Se você é como eu e não perde seu dinheiro comprando água com açúcar, significa que outra pessoa está bebendo a sua parte. Trata-se de uma dose gigantesca de lixo adocicado que representa a fonte número um de açúcar da dieta das pessoas. A simples atitude de cortar os refrigerantes faria uma enorme diferença na cintura dos norte-americanos.

Desde o primeiro gole os refrigerantes devastam o corpo — corroendo o esmalte dos dentes, confundindo os compostos químicos ligados ao apetite do trato digestivo, dissolvendo os ossos, preenchendo as células de gordura e incentivando o colapso dos órgãos, que leva ao diabetes. Toda vez que você bebe refrigerante, acaba adicionando 200kcal extras à quantidade diária. Mesmo que você limite a uma mísera lata por semana, isso equivale a um ganho de 1,4kg ao longo de um ano. Na verdade, as pessoas que tomam bebidas doces — de refrigerantes e chás engarrafados a bebidas isotônicas — dobram as chances de ficarem gordas. Sob uma perspectiva global, basta que surjam refrigerantes em um país para, em pouco tempo, os índices de diabetes e obesidade dispararem.

Até mesmo a água pode conter calorias. As águas engarrafadas extravagantes, quero dizer. Muitas vezes, a água acrescida de vitaminas, de ervas ou de sabores acaba substituindo a água natural. Apenas por serem transparentes não significa que estejam livres das calorias! Algumas águas vitaminadas contêm as mesmas calorias de um refrigerante de cola. É quase como acrescentar uma bola de sorvete a um *waffle*! Os chás engarrafados, como os que Sarah costumava beber, a menos que sejam adoçados artificialmente, contêm as mesmas calorias de uma porção de batatas fritas.

Você acha que está fazendo bem ao coração bebendo chá engarrafado? Pense de novo. Os compostos antioxidantes que aparecem no chá caseiro e que servem para reduzir os riscos de câncer e de doenças cardíacas não chegam nem perto de entrar na garrafa. O chá é um grande matador de sede e uma tentação perfeita que ajuda a melhorar o humor e a perder peso — prepare o seu em casa e corte os engarrafados (confira o Capítulo 9 para mais informações sobre como o chá pode contribuir para a perda de peso e para melhorar o humor).

O que você precisa fazer?

- Elimine completamente os refrigerantes, ou dê preferência às versões light de suas marcas preferidas. Mesmo assim, limite o consumo a não mais que uma ou duas vezes por semana. Além de poupar calorias, seu bolso irá agradecê-lo por isso. Ao preço médio de R$ 3,20 a garrafa de 2l, esse doce hábito diário totaliza R$ 1.168 por ano!
- Jamais leve refrigerantes para casa; deixe-os para ocasiões especiais, como um jogo de futebol ou uma ida ao cinema.
- Nos restaurantes, peça água ou leite desnatado para acompanhar as refeições.
- Nas raras ocasiões (por exemplo, uma ou duas vezes por ano) em que você pedir um refrigerante, opte pela menor quantidade e peça o acompanhamento de gelo.
- Economize o dinheiro gasto com isotônicos e águas vitaminadas. Em vez disso, leve uma garrafa de água de casa. Para deixar a sua água mais interessante, adicione sabor com fatias de limão fresco.

Prefira líquidos encorpados

O ganho de peso só é relacionado a bebidas transparentes e calóricas. Outras bebidas, especialmente as mais encorpadas, como sopas, vitaminas e suco de tomate, na verdade contribuem para a perda de peso. Isso porque satisfazem mais, fazendo com que comamos menos. Menos comida significa menos calorias, o que significa maior perda de peso. Tomar um copo de suco de tomate antes das refeições ou tomar uma vitamina feita em casa no lugar de uma refeição é um truque que muitas pessoas felizes e saudáveis usam para matar a fome e cortar calorias.

Cuidado com as vitaminas compradas na rua. Elas geralmente são carregadas de açúcar adicionado, chegando a 13 colheres de chá por garrafa! Elas também podem conter gorduras saturadas que arruínam o humor, como as presentes no leite de coco, ou ingredientes duvidosos, como geleia real ou ginseng. Confira o rótulo para avaliar o tamanho da porção. Aquela pequena garrafa, que você acredita tratar-se de apenas uma porção, pode equivaler a, na verdade, duas, com o dobro de calorias e açúcar. Até vitaminas que parecem saudáveis podem vir cheias de calorias.

Em vez disso, siga os conselhos das pessoas felizes e saudáveis e mate sua sede com uma vitamina feita em casa com superalimentos como leite de soja, *berries* (uva, amora, morango, mirtilo) e laranja. Ou, então, prefira sucos de frutas naturais, como suco de laranja, de abacaxi, ou de tomate. Limite o tamanho das porções a não mais de 1 xícara para sucos e 2 xícaras (470ml) para vitaminas.

Eis algumas receitas fáceis e rápidas para vitaminas de superalimentos:

- Vitamina de morango com pêssego: junte morangos e fatias de pêssego descascado no liquidificador, acrescente iogurte natural desnatado, uma colher de sopa de concentrado de suco de laranja e um punhado de gelo.
- Vitamina de *berries* (uva, amora, morango, mirtilo) com chocolate: bata framboesas congeladas, meia banana e leite de soja sabor chocolate no liquidificador.
- Vitamina "acorde e sinta o aroma de café": em vez de tomar café durante a manhã, bata leite desnatado enriquecido com DHA, 2 colheres de chá de pó de café instantâneo, 40g de shake sabor baunilha e três bolachas água e sal no liquidificador.
- Vitamina de manteiga de amendoim e geleia: bata leite desnatado, queijo cottage light, 2 colheres de sopa de manteiga de amendoim, uma banana pequena e uma colher de sopa de mel em um liquidificador.
- Vitamina amendoada: bata uma nectarina (sem caroço), 30g de amêndoas, 1 colher de sopa de mel e ¼ de colher de chá de extrato de amêndoa no liquidificador.

Suco de fruta engorda?

Os sucos de fruta são ricos em antioxidantes, vitaminas e minerais, contanto que sejam sucos 100% naturais e não contenham suco concentrado de uvas brancas, pera ou maçã (esses concentrados são apenas outra maneira de acrescentar açúcar processado sem precisar escrever "contém açúcar adicionado" no rótulo). Os sucos não têm as fibras contidas nas frutas, de forma que não satisfazem do mesmo modo que as frutas, fazendo com que o exagero possa somar as calorias para o mal. Além disso, alguns dos fitonutrientes ricos em antioxidantes se perdem quando a casca e as sementes das frutas são removidas.

Apesar de as frutas serem melhores, o suco também é muito bom, contanto que seja suco 100% natural e o rótulo não contenha termos como bebida, coquetel, drinque ou mistura. O suco de amora ajuda a reduzir os riscos de infecções no trato urinário. O suco de laranja reduz a pressão arterial. O suco de romã pode reduzir os níveis de colesterol total. As melhores opções são sucos naturais de laranja, de abacaxi, de ameixa e de tomate. Limite a ingestão diária a não mais que 1 xícara (240ml).

O limite da agitação

Em Chicago, trabalhei com Sasha na produção de um segmento para o programa televisivo *Good Morning America* que tratava do efeito do café sobre o humor. Sasha vivia bebendo café, tomando até cinco cafés grandes por dia. Ela jurava que viraria uma idiota completa e cansada se não tomasse doses regulares de cafeína. "Tenho um trabalho que exige demais e mal tenho a energia necessária para manter o ritmo, mesmo com o café", ela me contou. Ela estava convencida de que não conseguiria viver sem cafeína. Mesmo assim, ela concordou em se afastar da bebida, apenas pela chance de aparecer em rede nacional. Para evitar as terríveis dores de cabeça causadas pela abstinência da cafeína, pedi que ela passasse a cortar um dos cafés do dia. Na semana seguinte, ela cortou três cafés, e um dos restantes passou a ser metade descafeinado. Ao fim da terceira semana, ela estava livre da cafeína.

Os resultados foram impressionantes. Não só Sasha não se sentia aos cacos por causa da fadiga como tinha mais energia do que quando vivia de café:

> Minha disposição sempre variou bastante ao longo do dia. Eu me sentia disposta e, logo depois, exausta. Era quando buscava outra xícara de café. Entretanto, depois de me livrar da cafeína, descobri que tinha maior disposição e que o nível de minha energia permanecia consistente e alto durante todo o dia. Hoje, durmo melhor e meu humor melhorou. Mal consigo acreditar em como me sinto bem!

A cafeína é como um lobo em pele de cordeiro. Sim, ela pode ser a fagulha de que precisamos para dar partida no motor de manhã, mas ele também abastece a fadiga. Ao bloquear um composto neuroquímico chamado adenosina, a cafeína mantém o sistema nervoso em intenso estado de alerta. Ela age em poucos minutos, assim que atinge a corrente sanguínea, fazendo com que nos sintamos menos cansados, mais alertas, com maior capacidade de concentração e com reação mais rápida. Uma pequena xícara de café é tudo de que as pessoas precisam para digitar mais rápido e com maior precisão, para dirigir melhor na hora do *rush*, para ter melhor desempenho em provas e para demonstrar uma melhora na memória de curto prazo.

Mas essa melhora é seguida de uma queda. O primeiro sintoma da abstinência de cafeína é a fadiga. Dentro de um período de uma ou duas horas após a última xícara (o tempo varia de uma pessoa para outra), a pessoa passa a se sentir cansada, irritada, agitada e até deprimida. Como fazia Sasha, é mais fácil voltar-se para outra dose de café, dando continuidade ao ciclo.

"A cafeína serve para tirar a pessoa de um estado modorrento, mas exagerar na dose pode contribuir para a depressão", diz o Dr. Larry Christensen, da Universidade do Sul do Albama, cuja pesquisa descobriu que alguns problemas do humor podem ser resolvidos eliminando-se a cafeína. "Em nossos estudos sobre a depressão, descobrimos que mesmo uma única semana evitando completamente a cafeína foi suficiente para ver uma melhora no humor e na disposição em metade das pessoas estudadas."

Experimente eliminar a cafeína por duas semanas e veja se a qualidade de seu humor ou de seu sono melhora. Depois desse período, você pode tentar adicionar uma ou duas xícaras por dia, contanto que não afete seu humor. Mas evite voltar à rotina de visitas horárias à cafeteria!

Café saudável

Tirando a cafeína, o café oferece alguns benefícios atraentes para a saúde do corpo e da mente, os mesmos que fazem os viciados em café se animarem. O café parece reduzir o risco de doenças cardíacas e morte em decorrência de tais doenças em até 24%. Ele também contribui na redução dos riscos de certos cânceres, como o de fígado e o colorretal. Alguma coisa no café, que não é a cafeína, também contribui para a redução do risco de gota e diabetes, e pode até proteger contra o mal de Parkinson. O café pode servir até para manter você mentalmente saudável nos anos da terceira idade e para aumentar a duração de sua vida.

Então o café é uma bebida saudável? O café é um extrato e, como outros extratos, incluindo o vinho, a bebida feita com cacau e o chá, ele é repleto de antioxidantes, que protegem contra danos o código genético das células, ou DNA, além de promover a sobrevivência dessas células. O café também parece reduzir a inflamação associada aos danos nos vasos sanguíneos. No entanto, outros estudos apontam que o café pode elevar o risco de câncer no pâncreas e pode até elevar o risco para doenças cardíacas, de modo que é prematuro recomendar a ingestão diária de várias xícaras. Além disso, a forma com que o café é preparado exerce infuência na saúde, sendo o café filtrado mais saudável que o café prensado.

Menos é mais

A cafeína permanece por horas no corpo. Como consequência, as pessoas que tomam café demoram mais para dormir, têm o sono mais leve, acordam no meio da noite com maior frequência e acordam no outro dia com um cansaço maior que aqueles que não usam a bebida. Uma noite agitada, por sua vez, provavelmente fará com que você se arraste no dia seguinte, que é exatamente o que acontecia com Sasha. A falta de sono desequilibra a balança a favor do ganho de peso, aumentando as chances de novos quilos em até 70%!

Substituir uma xícara de café tomada à noite por uma de chá ou por uma Pepsi light não irá evitar a insônia, já que essas duas bebidas contêm a mesma quantidade de cafeína de uma xícara de café instantâneo. Por fim, o café age como diurético, contribuindo para a desidratação, que acarreta fadiga. A ironia é que, como acontecia com Sasha, muitas pessoas dizem passar a ter mais energia depois de eliminar, ou ao menos reduzir, a bebida que antes diziam fornecer energia (confira o Capítulo 10 para mais informações sobre a cafeína e o sono).

Você pode tomar sua xícara de café sem sacrificar o humor, o sono ou a cintura. Tudo que tem de fazer é limitar o consumo a não mais do que três xícaras de 240ml por dia, tomando-as na primeira parte do dia. Uma vez que a cafeína pode permanecer no corpo por até 12 horas, tomar um café às 4 da tarde pode fazer com que você se revire na cama à meia-noite. Além disso, certifique-se de não exagerar nas calorias com uma bebida que não deveria conter nenhuma.

Calorias no café

O café quase não contém calorias, tornando a bebida um ótimo substituto para sobremesas, com a condição de que ele seja descafeinado! No entanto, comece a adicionar chantili, leite integral, calda de chocolate e outros enfeites e você acabará com mais gorduras e calorias que se tivesse comendo uma grande fatia de *cheesecake*! Por exemplo, cubra qualquer café *gourmet* com chantili e você irá acrescentar 110 calorias de gorduras. Se consumido diariamente, seria suficiente para produzir um ganho mensal de 0,5kg. Ainda que você tomasse um café coberto de chantili uma vez por semana, acabaria ganhando quase 1kg ao longo de um ano.

De *mochas* a *frappuccinos*, os cafés *gourmet* geralmente são uma combinação de café, leite, gelo e caldas. Em termos de calorias, variam de 120 a 500kcal, dependendo da quantidade de chocolate e calda, do tipo de leite e do tamanho da porção. Por exemplo:

- Um café *mocha* feito com leite integral chega a conter até 400kcal e quase 7 colheres de chá de gordura, ultrapassando em 150kcal um bolo com cobertura de chocolate! Acrescente chantili e as calorias sobem para mais de 500, usando até 60% da recomendação diária para gorduras, ou mais de 40g.
- Peça uma bebida gelada de caramelo, baunilha e avelã em um fast-food e você irá se afogar em uma bebida de 370g com 5 colheres de chá de gordura, o que equivale a tomar um sundae com calda de chocolate e castanhas.

- Cubra o café com leite com chantili e chocolate granulado e você estará comendo mais calorias e gorduras que ½ xícara de sorvete de noz-pecã (ou cerca de 350kcal e 20g de gordura).

Você pode continuar tomando seu café com leite, só tem de variar os ingredientes.

- Salpique levemente um café *mocha* com canela em pó e pó de cacau para um sabor sem calorias, e diga "não" para o chantili e as raspas de chocolate.
- Peça um *espresso* com um pouco de limão para um café sem calorias.
- Pense no café como uma sobremesa e você poderá comer o chantili e as raspas de chocolate, mas tem de dizer "não" para o sorvete durante a noite.

Engorde mais rápido

Enquanto uma taça de vinho representa um dos pequenos prazeres da vida, o álcool em excesso pode ser a ruína de alguém que segue uma dieta. As bebidas alcoólicas são calóricas, engordam mais que os alimentos e acabam com a promessa de comer bem.

Um Quarteirão no copo, por favor

Das substâncias calóricas, o álcool é a que menos satisfaz (a proteína vem primeiro, depois os carboidratos, seguidos das gorduras e, por fim, o álcool). Com 7kcal, o álcool tem valor calórico próximo ao das gorduras. Não é preciso ser um gênio da matemática para perceber que ele eleva rapidamente a contagem de calorias. Os drinques mais comuns, como uma lata de cerveja, uma taça de vinho ou um cálice de licor, fornecem cerca de 150kcal, mas isso apenas para começar. Acrescente misturas adoçadas ou creme a qualquer drinque e as calorias chegam a dobrar ou triplicar.

Para piorar, provavelmente você consome mais do que imagina. Em um estudo, pesquisadores visitaram 80 bares e restaurantes e descobriram que os responsáveis pelas bebidas serviam drinques 50% maiores do que a porção recomendada. Isso significa que pessoas que seguem regras para limitar a ingestão dessas bebidas a um drinque por dia podem estar consumindo mais do que o permitido — mais álcool *e* mais calorias.

Costumamos dizer que cerveja engorda, mas você ganhará peso duas vezes mais rápido se optar por vodca com suco de limão ou um copo alto de rum e Coca-Cola. Uma *margarita* grande fornece cerca de 450kcal (ou o equivalente a 18 chocolates Kisses), enquanto um copo alto de Long Island Ice Tea (vodca, gim, tequila e rum, entre outros ingredientes) chega a ter 1.000kcal (o equivalente a um prato cheio de anéis de cebola empanada). Um martini pode chegar a 350kcal, dependendo da receita. Você provavelmente jamais sonharia em comer uma grande fatia de bolo de chocolate com cobertura antes de jantar, mas esse único drinque é equivalente em calorias. Se você tomar dois martinis e uma cerveja no *happy hour*, estará ingerindo mais calorias que se tivesse comido dois Quarteirões com queijo! Além disso, as chances de abusar do álcool são maiores quando você está em um bar, já que o barulho incentiva as pessoas a beberem mais e com maior velocidade.

Álcool engorda mesmo

Nem todas as calorias são iguais. Ao contrário das proteínas, dos carboidratos e das gorduras boas, que são nutrientes essenciais, o álcool é uma substância tóxica. Ele danifica tecidos, destrói células e interfere no funcionamento dos órgãos. Por essas razões, o corpo humano desenvolveu um sistema complexo para se livrar do álcool da maneira mais rápida possível. O corpo "queima" as calorias do álcool primeiro e estoca as outras calorias que vêm dos alimentos sob a forma de gordura corporal. Assim, a gordura contida no chantili de um café, na manteiga do pão ou no molho do macarrão que acompanham uma taça de vinho e que, na ausência desse álcool, seria queimada para dar ao corpo energia, acaba indo diretamente para a estocagem nas coxas, no quadril e na cintura. Assim, uma refeição que inclui o álcool é muito mais engordativa que qualquer outra refeição, porque o álcool adiciona calorias à soma total da refeição *e* cada caloria em excesso na refeição é imediatamente armazenada pelo corpo na forma de gordura.

Arruinando o comprometimento

Não satisfeito por acrescentar calorias, o álcool ainda nos incentiva a comer mais. Ele estimula o apetite e acaba com as defesas da dieta.

Na verdade, engolimos até 200kcal a mais quando uma refeição é acompanhada de uma bebida alcoólica. Beber durante a noite é ainda pior, já que é altamente improvável que você saia direto do bar para ir à academia para queimar calorias, de modo que as calorias que você bebe só acabam somadas ao total do dia.

Foi o que aconteceu com James, um advogado residente em Encinitas, na Califórnia:

> Costumo comparecer a vários eventos ligados ao trabalho no período da noite. Antes de cada compromisso, prometo ficar longe da mesa do bufê ou beliscar no máximo um brócolis. Mas, tão logo me vejo com uma bebida na mão, sinto como se fosse possuído pelo

demônio das gorduras. Acabo avançando nos salgadinhos ou comendo um prato forrado de batatas fritas com queijo e bacon.

As milhares de calorias que se somavam foram suficientes para elevar o colesterol de James e para a cintura dele explodir. Quando começou a pedir um refrigerante light com limão nos eventos, James retomou controle sobre seu apetite. "Ninguém reparou que eu havia deixado de beber, as pessoas pensavam que eu tinha virado adepto do uísque com refrigerante. Perdi 11kg. Para melhorar, ao ficar sóbrio, aprendi muito sobre meus colegas e meus clientes!"

Comer um pouquinho a mais não é um problema se a pessoa toma apenas uma ou duas taças de vinho por semana, mas a média dos norte-americanos é de 9,5l de álcool por ano — ou de dois a cinco drinques por dia. Bebemos para nos divertir. Bebemos para relaxar. Bebemos para agradar a nós mesmos, para celebrar e para confraternizar. Não me leve a mal. Incluir um pouco de álcool na vida faz bem. Ele pode até melhorar a saúde, reduzir os riscos de doenças e aumentar a duração da vida (confira o Capítulo 9). Mas esse hábito também serve para sabotar seu humor e alargar sua cintura se você não tiver cuidado.

Um brinde à sua saúde

Um pouco de álcool faz bem para você, ou, ao menos, faz bem para seu coração. Ele ajuda a manter as artérias limpas dissolvendo coágulos sanguíneos que podem se depositar nas artérias e causar ataques cardíacos e derrames, e também aumenta um pouco os níveis do colesterol bom, chamado HDL. O hábito de beber moderadamente também contribui para reduzir os riscos de demência senil e perda de visão durante a terceira idade.

Entretanto, abuse da bebida e você verá os danos causados pelo álcool superarem em muito os benefícios em termos de saúde, de humor e de qualidade de vida. O abuso das bebidas alcoólicas destrói o corpo e deixa você irritado, deprimido, esquecido, fatigado e dormindo mal. Um estudo descobriu que, enquanto um drinque por dia reduz o risco de demência senil, mais de dois drinques por dia eram suficientes para dobrar esse mesmo risco. Mas ele também pode servir para matar você, se fizer alguma coisa estúpida como beber e dirigir.

Exagere na bebida e você também estará arruinando todo o seu plano nutricional ao jogar pela descarga em muitos nutrientes que melhoram o humor, como a vitamina C, o potássio e o cálcio, além do magnésio, do zinco, da vitamina A e das vitaminas do complexo B. A deficiência em algum ou em todos esses nutrientes deixará sua mente confusa, você irá sentir-se acabado e entediado demais para curtir a vida.

Qualquer pessoa que tenha ao menos dois neurônios sabe que não se deve misturar bebidas alcoólicas e medicamentos, quer sejam os prescritos ou os das gôndolas das farmácias. O álcool pode turbinar a ação de um medicamento, ocasionando efeitos colaterais mais intensos. Pode também reduzir ou cancelar a eficiência de um medicamento, como no caso dos antibióticos. O álcool pode transformar medicamentos em compostos tóxicos que destroem os tecidos (por exemplo, misturar álcool com paracetamol pode causar danos ao fígado). Por fim, o álcool pode ampliar os efeitos sedativos de certos medicamentos, incluindo os antidepressivos.

Quanto é demais?

É fácil identificar um beberrão, certo? Ele bebe até cair. Talvez conte histórias sobre beber e dirigir ou sobre ter um blecaute a ponto de não conseguir se lembrar do que fez na noite anterior. É capaz até de ele tomar outra bebida ao acordar para evitar a ressaca. Mas esses são os sinais mais óbvios. Na maior parte das vezes, contudo, os sinais são mais sutis.

Como é possível dizer se você bebe demais? Respondendo a essa questão: o hábito interfere na minha vida, no meu trabalho, na minha saúde, nas minhas amizades ou nas relações familiares? Se alguém diz que tem um problema com o seu hábito de beber, então há realmente um problema. As regras gerais para classificar as pessoas são:

Consumidor ocasional: Não mais de três drinques por semana (um drinque = uma lata de cerveja com 350ml, uma taça de vinho de 150ml ou 30ml de uma bebida mais forte).
Consumidor moderado: Não mais de 13 drinques por semana, e não mais de dois drinques na maior parte da semana.
Consumidor abusivo: 14 ou mais drinques por semana, ou mais de dois drinques em quase todos os dias.

Os melhores matadores de sede

Não há problema algum em consumir uma lata de refrigerante light, uma taça de vinho ou uma garrafa de isotônico poucas vezes por semana. Mas se você perceber que está chegando perto da média norte-americana — 3,8l de açúcar líquido enlatado ou engarrafado por semana e/ou mais de uma bebida alcoólica por dia — então você terá passado da fronteira para líquidos a que as pessoas felizes e saudáveis se apegam para manter o humor e a cintura em dia.

A moderação é a chave. Os refrigerantes devem ser um agrado ocasional, não um hábito diário. Tome no máximo uma ou duas latas por mês, não por dia. Para maximizar os benefícios do álcool para a saúde, como a redução dos riscos de doenças cardíacas, e para evitar os problemas do ganho de peso e da depressão, a maioria das pessoas felizes e saudáveis limitam a ingestão de álcool a um drinque ou menos por dia.

Dê preferência ao consumo de uma taça de vinho durante uma refeição, evitando tomá-la logo antes ou depois ou entre duas refeições. Uma taça de vinho acompanhada de uma refeição saudável que inclua sopas, saladas, vegetais, carne magra e frutas para sobremesa resulta na combinação de ingredientes necessários para a sensação de saciedade com poucas calorias. Por outro lado, beber durante o *happy hour* pode aumentar a sua tendência a devorar uma tonelada de aperitivos.

Quem comanda seu barco?

Então, você prometeu não beber álcool ou refrigerantes, ou ao menos beber com moderação. Muitas vezes, essa decisão é mais fácil de falar do que de fazer. A maioria das pessoas não gosta de beber sozinha, de modo que a pressão social para integrar o grupo pode ser grande. Celebrar o aniversário de um colega ou o Ano-Novo não precisa significar consumo de álcool e com certeza não significa ficar bêbado. Só porque os outros pedem um refrigerante ou um martini no restaurante, não significa que você precisa fazer o mesmo. Mas o que fazer quando tudo que servem é refrigerante ou cerveja?

Um hábito que vale a pena cultivar é planejar com antecedência como você irá lidar com essas situações, quando a pressão ou a tentação de beber as coisas erradas podem superar sua boa intenção de manter-se moderado. Esse hábito inclui:

- Servir bebidas não alcoólicas e sem açúcar nas festas e eventos sociais. Caso seja convidado, leve sua própria bebida de casa.
- Beba devagar. Alterne uma taça de vinho ou um copo de refrigerante com um copo de água, ou dilua essas bebidas em água, suco de frutas ou gelo.
- Pense light. Faça um grande favor à sua cintura e troque a cerveja comum por cerveja sem álcool. Você irá cortar as calorias pela metade. Confira o rótulo das cervejas sem álcool, já que elas variam em quantidades de calorias, poupando você de muitas — se não de todas — as calorias adicionais, dependendo da marca.
- Vete as bebidas feitas com misturas muito calóricas. Faça de uma taça de vinho a sua bebida preferida e você irá poupar centenas de calorias.
- Prepare drinques não alcoólicos. Adicione um tempero diferente à água com gás, ao refrigerante light e a outras bebidas, servindo-as em copos extravagantes enfeitados com canudos e rodelas de frutas.
- Pense em uvas, não em vinho. Prepare drinques não alcoólicos com suco de uvas roxas ou vermelhas para acrescentar alguns compostos que melhoram a saúde encontrados no vinho tinto. Outros alimentos que contêm os mesmos compostos benéficos para o coração do vinho tinto são as *berries* (uva, amora, morango e mirtilo), as ameixas, a groselha, todas as frutas vermelhas ou azul escuro, as maçãs, as cebolas e as laranjas.

• Coma bem. Mantenha lanchinhos saudáveis por perto, para você ter o que fazer com a mão e a boca em vez de buscar outra bebida.

• Beba água para matar a sede, não refrigerante. Essa é a melhor regra de todas.

Água: a bebida perfeita

A água é a bebida perfeita. Ela não contém gorduras, açúcares ou calorias, além de trabalhar a favor, em vez de contra, como fazem outras bebidas, do sistema natural do corpo que regula a fome e a sede. Se cada norte-americano trocasse por água pura os 560ml de refrigerantes, bebidas isotônicas, água vitaminada ou chá engarrafado consumidos por dia, além de matarem a sede, ainda conseguiriam cortar cerca de 250kcal do total diário, ou o equivalente à perda de 0,5kg a cada duas semanas ou 12kg por ano.

A água sempre foi e sempre será o nutriente mais importante de nossas dietas. Depois do oxigênio, é o elemento mais essencial para a vida. Precisamos de água para quase todas as funções corporais, incluindo a digestão, a absorção, a circulação, a excreção, o transporte dos nutrientes, a construção dos tecidos e a manutenção da temperatura corporal. Tudo no corpo — da reprodução ao humor e à memória — depende da água. A água ajuda a amenizar a fadiga (a principal reclamação dos norte-americanos), mantém os tecidos hidratados e ajuda a prevenir dores de cabeça, pedras nos rins e infecções no trato urinário. Ela ajuda até a nos deixar mais espertos, amenizando a perda de memória e melhorando a atenção.

Para resumir, seu corpo não irá funcionar bem sem a quantidade suficiente de água. Ele não consegue se livrar sozinho dos dejetos produzidos, de modo que as toxinas se acumulam. As células não funcionam corretamente quando o equilíbrio da água é quebrado. Mesmo uma desidratação branda, ou o equivalente a perder de 1% a 2% da massa corporal ou 680g para uma pessoa que pese 68kg, resulta em uma variedade de problemas, que vão de dores de cabeça, fadiga e fraqueza a tontura, baixa resistência, uma piora na memória de curto prazo e da capacidade de concentração e raciocínio.

Com fome ou com sede?

Da próxima vez em que se sentir tentado a beliscar algo ruim, como salgadinhos, experimente beber um copo d'água e esperar 15 minutos para ver se a fome pelo lanche diminui.

Por quê? Algumas pessoas não estão em sintonia com os sinais da fome e confundem a fome com a sede, devorando um sorvete quando tudo que o corpo quer é um copo de água gelada. Em um estudo, duas de cada três pessoas que conseguiram perder peso e manter a perda disseram "fazer um grande esforço para beber água e controlar o peso". Água tem um gosto bom, é refrescante e ajuda a limitar a quantidade de comida ingerida. Pessoas felizes e saudáveis dizem ainda que beber um copo de água ajuda a saciar o desejo de comer entre as refeições, principalmente quando a fome não é real; essas pessoas só precisam de algo para dar um golinho, em vez de uma mordidinha.

A regra dos 8 × 240

Não conseguimos passar um único dia sem reabastecer o corpo com água. Ora, não somos camelos! O corpo não consegue armazenar água para os momentos de necessidade. Tudo o que sai deve ser reposto em pouco tempo. Isso significa que a ingestão diária é essencial, de preferência espalhada ao longo do dia, e não feita de uma só vez. O corpo demora para processar a água. Tomar um quarto de xícara de água a cada 15 minutos dá tempo suficiente para que ela chegue aos tecidos. Tomar a mesma quantidade a cada cinco minutos significa que a maior parte será eliminada na urina.

Siga a regra dos 8 × 240: beba ao menos 8 copos de 240ml de água por dia. Essa é a quantidade de fluidos que o corpo elimina apenas para se manter vivo. Claro, essa é apenas uma recomendação, algumas pessoas podem precisar mais do que os 8 × 240ml, incluindo pessoas que fazem exercícios, que vivem ou trabalham em lugares quentes ou que transpiram intensamente e mulheres gestantes ou lactantes.

Para resumir: você precisa de ao menos oito copos de água por dia, sete dias por semana, de preferência tomados devagar, em vez de em grandes goles.

É possível notar que a quantidade de líquidos é suficiente quando a urina se apresenta na cor amarelo-clara a transparente, com a frequência sendo a cada duas ou quatro horas. A urina de cor amarelo-escura é um sinal de que o corpo está carente de água e que está fazendo esforço para retê-la (uma exceção para essa regra: se você toma doses altas de vitamina B, a urina pode ficar amarelada).

Cuidado com o plástico

Garrafas reutilizáveis, algumas mamadeiras, utensílios de plástico e muitas embalagens de plástico transparentes contêm um composto químico semelhante ao estrogênio chamado bisfenol A (BPA), que tem sido relacionado a casos de câncer, doenças cardíacas, diabetes, alterações na tireoide, aumento da próstata e desenvolvimento anormal dos órgãos reprodutivos, pelo menos em animais. O BPA também pode ter efeito danoso sobre o cérebro e sobre o desenvolvimento do sistema nervoso das crianças pequenas. Mesmo em quantidades consideradas “seguras” pela Agência de Proteção Ambiental, o BPA pode afetar as funções cerebrais — novamente, ao menos em animais. Alimentos e bebidas quentes impulsionam a liberação do BPA em embalagens plásticas. Por exemplo, a fervura da água aumenta a liberação do composto em até cinquenta e cinco vezes. Supõe-se que a utilização de embalagens e utensílios com esse composto nos fornos de micro-ondas também seja perigosa.

O problema fica mais preocupante porque um estudo do Centro de Prevenção e Controle de Doenças descobriu que 95% das pessoas testadas acusaram positivo para o BPA. A pesquisa é tão convincente que alguns países, como o Canadá, estão tomando medidas para banir o BPA de todos os produtos. Atualmente, não é exigido dos produtores que indiquem o uso do BPA nas embalagens, portanto não há como identificar quais plásticos contêm o composto potencialmente perigoso. A melhor alternativa é usar produtos de aço inoxidável, de vidro ou de plásticos que informem estar livres do BPA.

Segredo nº 9:
Adote os vícios certos

A promessa

Após três semanas adotando esse hábito, você irá:

- Notar uma diminuição nas vontades.

Após seis meses, você irá:

- Perder alguns quilos.
- Ter maior facilidade de seguir o planejamento para perder peso.
- Sentir-se mais relaxado, com desejos mais brandos, se existirem.

Após um ano, você irá:

- Ter controle sobre seus vícios e vontades.
- Reduzir o risco para doenças, como cardiopatias, câncer e demência senil.

Vícios. Todos nós os temos. Se não os tivéssemos, não seríamos humanos! Alguns vícios são simplesmente abomináveis, como o tabagismo, que é como uma sentença de morte qualquer que seja a dose. Outros vícios, como a ingestão de álcool, os jogos de azar ou o abuso de doces ficam em cima do muro entre ser um vício ruim ou saudável, dependendo da frequência com que são atendidos. Alguns poucos vícios, como o por vinho tinto, chá e chocolate, servem, na verdade, para melhorar o humor, para afinar a cintura, para prevenir doenças e para prolongar a vida — contanto que se observem os limites para cada um.

O "vício" dos desejos alimentares não é um sinal de personalidade dividida ou de falta de determinação. Você não é uma pessoa ruim porque não consegue manter as mãos longe do pote de biscoitos ou a colher longe do pote de sorvete. Com frequência maior que a esperada, esses desejos são impulsionados por uma sinfonia de compostos químicos no cérebro; em outros casos, trata-se apenas de um hábito — que pode ser facilmente domado.

Viagem fantástica

Os vícios não são apenas adquiridos, eles fazem parte do cérebro. Serotonina, endorfinas, neuropeptídeo Y (NPY), galanina e corticosterona podem soar como nomes de personagens da série *Guerra nas Estrelas*, mas esses compostos são, na verdade, muitos dos microscópicos compostos que atuam no controle dos desejos.

Alguns desses compostos químicos são produzidos no centro de controle do apetite do cérebro, o hipotálamo. Outros são produzidos em locais periféricos, como o trato digestivo, o pâncreas ou as glândulas suprarrenais, e mandam mensagens detalhadas para o cérebro. Alguns deles ativam o desejo de comer alimentos doces ou gordurosos; outros nos dizem quando parar de comer. Mas todos nós ficamos à mercê desses compostos químicos.

O mais famoso dos compostos neuroquímicos é a serotonina, um composto que, quando tem seus níveis diminuídos no cérebro, aciona o desejo por carboidratos e transporta o humor para uma faixa entre a tristeza e a depressão. Atenda a esse desejo comendo um pedaço de torta ou um biscoito integral e o cérebro logo passa a produzir mais serotonina, que melhora o humor e cessa os desejos alimentares. Esse é o motivo por que muitas pessoas buscam os doces para se sentirem bem. Winnie, uma funcionária pública que mora em Milwaukee, conta: "Meu melhor amigo é um enroladinho de canela. Sempre posso contar com ele para alegrar meu dia quando sinto pena de mim mesma." É uma pena que esse doce contenha 730kcal, fato que é suficiente para explicar por que Winnie ganhou 7kg no decorrer de um ano.

Mas esse é apenas um dos muitos compostos químicos que singram o corpo e o cérebro enviando mensagens sutis e subconscientes que fazem você pensar que merece outro salgadinho ou que se sentiria muito melhor se comesse um chocolate. O NPY sugere a você que inclua carboidratos no café da manhã. Durante o almoço, um composto químico chamado galanina diz para seu cérebro que você deve comer alimentos mais gordurosos. Em situações de estresse, pode ser que as endorfinas liberadas no cérebro lhe digam que algo doce e cremoso seria perfeito para a ocasião. Esses compostos químicos vão e vêm ao longo do dia, ao longo do mês e até ao longo do ano, resultando em desejos por pipocas durante os meses de inverno, desejos por sorvete antes da menstruação e desejos por panquecas durante todo o ano.

O barato natural

Permitir-se pequenas quantidades de vícios saudáveis pode fazer com que você se mantenha no rumo certo da dieta, melhorando o humor ao mesmo tempo em que perde peso.

Um exame profundo em doces e cremes

Doces significam açúcar, certo? Nem sempre. Na verdade, a maioria dos doces é feita mais com gorduras do que com carboidratos. Os vícios mais comuns geralmente são uma combinação de açúcares e gorduras. Nós buscamos o açúcar, mas são as gorduras que nos atraem e que acabam acrescentando alguns centímetros na cintura. Por exemplo, muito mais de 50% das calorias de grande parte dos sorvetes e mais de 40% das calorias de um biscoito com gotas de chocolate vêm de gorduras, não do açúcar.

Sozinha, a gordura é intragável — quem é que tem desejos de comer potes e potes de banha de porco? No entanto, basta acrescentar um pouquinho de açúcar para a mistura se tornar doce e cremosa e incitar os desejos até do mais ardente seguidor de dietas. O açúcar faz com que a gordura fique gostosa e serve até para mascarar sua presença nos alimentos. Quando as pessoas experimentam alimentos que contêm diferentes quantidades de açúcar e gordura, a percepção da gordura contida diminui na mesma proporção em que aumenta a quantidade de açúcar; quanto mais doce for o alimento, menos sentimos o gosto da gordura. O açúcar torna a gordura invisível. Por isso, muitas vezes as pessoas não têm ideia de quanta gordura estão comendo e acabam culpando apenas o açúcar pelo surgimento do desejo incontrolável de comer — e do pneu ao redor da cintura.

A serotonina certamente nos leva a desejar doces, mas não se pode culpar apenas a serotonina pelo desejo das coisas doces e cremosas. Muito provavelmente, esses desejos são causados pela serotonina trabalhando em conjunto com as endorfinas — compostos neuroquímicos cerebrais naturais assemelhados à morfina —, que produzem a sensação de euforia ou de prazer sempre que você dá uma mordida em uma torta com cobertura de chantili ou toma um sundae com calda quente. Tanto o açúcar quanto as gorduras liberam endorfinas no cérebro e produzem um efeito analgésico natural. Na verdade, o mero gosto de açúcar na língua faz com que o cérebro libere endorfinas. Isso significa que você passa a sentir-se bem tão logo algo doce toca sua língua. Não surpreende que o chocolate, a combinação definitiva de gorduras e açúcar que derrete na boca, seja o alimento mais desejado de todos.

Instintos básicos

O desejo de comer um fruto proibido, desde um pastel a um sorvete, pode ter uma origem muito mais interna que a simples busca do prazer ou mesmo o alívio da depressão ou do tédio.

Não se trata de mera coincidência o fato de o centro de controle do apetite no cérebro ser vizinho ao centro de controle reprodutivo, o que leva muitos pesquisadores a suspeitarem que o ciclo de desejo por açúcar e gorduras coincide com as necessidades reprodutivas, também conhecidas como o instinto de sobrevivência das espécies.

O seu instinto mais básico é o de sobrevivência, e nada é mais importante a esse instinto do que garantir que o corpo tenha comida suficiente. Assim, não é surpresa alguma constatar que todos os compostos neuroquímicos reguladores do apetite ativam os desejos por alimentos calóricos doces e gordurosos; não há compostos químicos cerebrais — nenhum — que sussurrem para seu interior comer brócolis ou germe de trigo (isto é, a não ser que o brócolis seja empanado e frito ou que germe de trigo esteja escondido na massa de um biscoito!). Alimentos doces e gordurosos eram bastante raros nas pradarias por onde por muito tempo andaram nossos ancestrais dos tempos das cavernas. Ao longo de milhões de anos, esses ancestrais desenvolveram uma química cerebral bastante complexa para garantir que eles comessem qualquer coisa forrada de calorias que aparecesse na frente, na tentativa de sobreviver ao próximo período de fome.

Talvez esse mesmo instinto básico sirva para explicar por que as mulheres travam uma luta mais intensa contra os desejos que os homens, além de fazê-las mais propensas a desejar gorduras adoçadas, especialmente durante a puberdade e logo depois da ovulação. Os desejos são os meios pelos quais o corpo tenta garantir que o quadril feminino se encha de calorias para poder suportar a gestação, o nascimento e a lactação de um descendente. Os homens, por outro lado, geralmente dão preferência às gorduras das proteínas, como as refeições com carnes, talvez como instinto de sobrevivência que garanta a eles os músculos e a força necessária para levar o bacon (ou bisão, no caso) para alimentar a família.

À equação dos desejos, soma-se ainda o estresse. Vários sentimentos, de tédio a ansiedade, podem servir para desencadear um ataque de desejo. De modo bastante interessante, os hormônios ligados ao estresse, como a norepinefrina (um primo da adrenalina) e a corticosterona, ambos produzidos e liberados pelas glândulas suprarrenais durante as situações de estresse, elevam os níveis dos compostos químicos reguladores do apetite que, por sua vez, aumentam os desejos alimentares, o abuso alimentar e o ganho de peso. Sob a perspectiva da sobrevivência do mais forte, faz bastante sentido.

Claro, esses instintos de sobrevivência e os desejos que eles acionam não se encaixam na loucura dos dias atuais, nos quais a oferta de comida doce e gordurosa subiu de pouca para abundante, além de os tigres terem sido trocados por prazos a serem cumpridos. Mas o nosso corpo atual é idêntico ao corpo de nossos ancestrais habitantes das cavernas, o que significa que nossos corpos evoluíram a ponto de literalmente matar por um biscoito (ou qualquer coisa que seja rica em gorduras, açúcar e calorias).

Trabalhe a favor, não contra

É impossível eliminar os desejos alimentares; eles são parte da natureza humana. As dietas restritivas ou aquelas que são pobres ou que não contêm carboidratos causam um desequilíbrio no ciclo natural dos compostos neuroquímicos. Esses compostos ficam completamente loucos quando as pessoas decidem seguir dietas radicais visando a uma perda de peso rápida, já que essas dietas forçam o apetite a ir contra todos os motivos pelos quais evoluímos. Quanto mais uma pessoa muda de dieta, mais fora de controle ficam os desejos alimentares.

As pessoas que por repetidas vezes perdem e recuperam o peso devido a dietas da moda também têm mais desejos alimentares que as pessoas que perdem bastante peso e conseguem manter. É provável que a restrição desses alimentos cause a elevação dos níveis de certos compostos reguladores do apetite e diminua os níveis de outros, causando um efeito ioiô e balançando o pêndulo alimentício da abstinência para o desejo. Você não pode ficar bravo com esses compostos, eles estão apenas fazendo seu trabalho — garantir que você continue vivo.

Não me entenda errado. Não estou dando uma licença para abusar das besteiras. Você precisa de uma solução intermediária satisfatória entre incluir alguns vícios em sua vida sem deixar que os desejos a controlem e arruínem sua cintura ou sua saúde. O segredo para ser feliz e magro é agir a favor dos compostos neuroquímicos que regulam o apetite, não contra eles. Pergunte para qualquer pessoa feliz que conseguiu manter um peso invejável por algum período e você irá descobrir que a maioria, se não todas as pessoas felizes, cediam às tentações de vez em quando.

10 passos para controlar os desejos

Qualquer que seja a causa, a única solução é trabalhar em cooperação com os desejos, e não tentar evitá-los. As pessoas felizes e saudáveis conseguem isso de diferentes maneiras:

- Darlene, a professora de Albuquerque, descobriu que conseguia manter o desejo por açúcar sob controle quando comia proteínas: "Sempre deixo palitos de queijo ou amendoins na bolsa ou na mala para comer quando bate a fome por um lanchinho. Geralmente, isso é suficiente para acalmar a fome."
- Rainey, uma porta-voz residente em Washington DC, segue a regra do "se-então". "Minha filosofia é que, se quero tomar uma taça de vinho tinto (o que geralmente tenho feito), então deixo de comer tudo que for branco durante o dia, como pão branco ou arroz branco." Ela também descobriu que uma tigela grande de frutas depois do jantar ajuda

a controlar a vontade de doces e ajuda a ficar longe do sorvete.

• Reka trabalha em uma editora em Nova York e conta: "Quando se trata de vícios, tenho todos eles — por doces, salgados, gorduras, todos. Mas o que descobri que funciona comigo é colocar uma tigela grande de minicenouras na mesa do trabalho. Assim, tenho o que mastigar e posso comer o quanto quiser sem me sentir culpada."

Mas a dieta não pode ser moldada apenas pelos desejos alimentares. Junto com esse cérebro ancestral que lhe diz para comer doces e gorduras, há um cérebro mais evoluído, chamado córtex, que ajuda você a se manter no bom caminho. Comer bem significa estimular esse córtex a adotar uma atitude decidida e planejar um pouco o futuro.

O controle dos vícios começa com dez passos simples:

1. Coma regularmente. Você consegue tomar o controle sobre o apetite e sobre os desejos se come com frequência, começando com o café da manhã. O controle sobre os desejos é conseguido quando a fome que você sente é confortável. Todavia, se passarem mais de quatro horas entre uma refeição e outra ou entre os lanches, você pode acabar ficando com fome demais para tomar decisões inteligentes. Enquanto os desejos controlarem você, eles irão preparar o terreno para uma vontade descontrolada.

2. Entre na onda. Só porque você tem um desejo repentino por um pacote de salgadinhos não significa que você precisa atender a esse desejo imediatamente. Crie uma regra própria em que você irá enrolar o desejo por pelo menos 20 minutos, então, se você ainda quiser os salgadinhos, coma-os. Ou prometa a si mesmo comer os salgadinhos no dia seguinte. Muitas vezes, dizer a si mesmo que irá ceder ao desejo "mais tarde", em vez de "nunca", é o suficiente para aliviar a intensidade.

Enquanto você está surfando na onda do desejo, experimente mascar chicletes. Estudos mostram que colocar um chiclete na boca pode reduzir os desejos, diminuir o apetite, aliviar a vontade de açúcar e ajudar a reduzir a quantidade de lanches.

3. **Planeje os desejos.** Reserve certa quantidade de calorias para permitir a si mesmo comer algumas tentações algumas vezes durante a semana. Então, coma o que quiser, mas limite sempre a três mordidas. Essa é a quantidade necessária para satisfazer a química do cérebro. Além disso, algumas pesquisas mostram que o maior prazer vem sempre com a primeira mordida. Cada mordida subsequente é menos apreciada, caminhando mais em direção do abuso.

4. **Longe da vista.** Esconda as tentações, se você chega a levar alguma para casa. Muitas vezes, o que fica longe dos olhos também fica longe da cabeça.

5. **Reembale.** Exagerar na comida é mais fácil quando você come diretamente de um pacote de salgadinhos ou do pote de sorvete. Divida os lanches em porções de 30g e coloque em saquinhos. Coloque apenas a porção recomendada de meia xícara de sorvete em uma tigela e guarde o pote na geladeira antes de comer. Susan, uma mãe e executiva que mora no sul da Califórnia, aprendeu a satisfazer seus desejos com uma pequena quantidade de algum doce depois de uma refeição. "Sempre tive vontade de comer algum doce depois do almoço e do jantar. Então, fiz um pacto comigo mesma. Posso comer dois pedaços de chocolate ao leite cobertos com caramelo ou uma bala de alcaçuz depois do almoço e do jantar. E isso basta para saciar o desejo. Qualquer quantidade que vá além disso faz com que me sinta péssima, talvez por sentir culpa." Ora, se você vai sentir-se culpado, por que não usar isso a seu favor?

6. Encontre uma solução melhor. Procure encontrar opções mais saudáveis para atender a seus desejos. Vontade de comer algo crocante e cremoso? Experimente mergulhar minicenouras em manteiga de amendoim. Vontade de algo doce e crocante que substitua uma barra de chocolate crocante? Experimente comer tâmaras recheadas com amêndoas. Sua fraqueza é por algo doce e cremoso? Experimente um pudim de iogurte coberto com chantili light.

7. Você merece o melhor. Não desperdice calorias com doces de baixa qualidade. Evite os biscoitos empacotados, as rosquinhas vendidas em lojas e os doces baratos. Em vez disso, quando decidir atender aos desejos, escolha apenas o melhor dos melhores. Um pequeno pedaço de chocolate de alta qualidade irá satisfazer você mais do que uma montanha de porcarias.

8. Mantenha um registro. Durante uma semana, anote tudo que você come e como você se sente antes e depois de comer. Talvez você descubra que certas emoções, pessoas, lugares ou situações são capazes de ativar algum desejo. Se descobrir alguma relação, será fácil arranjar uma solução.

9. Será apenas um hábito? Geralmente nós nos programamos para desejar um alimento. Se começar a comer um pedacinho de chocolate depois do almoço, antes que você perceba, acabará desejando comer chocolate depois de toda refeição. Os hábitos são sempre aprendidos, de modo que podem ser desaprendidos. Nesse caso, procure desenvolver um hábito que tenha o mesmo efeito de prazer ou de recompensa. Por exemplo, faça uma caminhada relaxante, brinque de jogar basquete, ligue para um amigo, pinte as unhas ou tome um banho quente nos momentos em que os desejos costumam acontecer.

10. Mexa-se. Pessoas fisicamente ativas têm menor tendência de sofrer com desejos e vontades e conseguem manter um peso mais constante quando comparados a esquentadores de sofá. Os exercícios também são uma maneira saudável de obter uma descarga de endorfinas e de reduzir o estresse. A melhor parte é que quando você se exercita todos os dias, pode se permitir abusar um pouco mais das tentações! A compreensão de que os desejos alimentares são impulsionados não apenas pela personalidade, mas também por uma série de hormônios e de compostos químicos serve para tirar a culpa dos desejos e ajuda você a ouvir e a trabalhar com seu próprio corpo. Além disso, alguns vícios são benéficos. Precisamos de um pouco de indulgências na vida para elevar o espírito e para agradar as papilas gustativas. Mais ainda, alguns vícios na verdade acabam reduzindo os riscos de doenças, ajudam a tornar a vida mais saudável e chegam até a melhorar o humor, a memória e o peso. Se você vai ceder à tentação, faça isso com algo delicioso e que o deixe feliz e mais saudável, optando pelos chás, vinhos e chocolates. Esses três alimentos têm algo em comum — eles são extratos ou versões condensadas de plantas ricas em antioxidantes. Assim, faz sentido dizer que esses vícios são absolutamente benéficos.

30 prazeres que amenizam qualquer desejo

1. ***Parfait* de manga:** faça camadas de cubos de manga, raspas de casca de limão e iogurte de laranja, morango e manga com redução de gordura em uma taça. Cubra com uma camada de chantili light.
2. **Bolo de claras com mirtilo:** em uma panela, aqueça uma mistura de 1 xícara de mirtilo (frescos ou congelados) com 1 colher de sopa de açúcar sucralose e 1 colher de sopa de amido de milho até engrossar. Deixe esfriar. Cubra uma fatia de bolo de claras com essa calda.

3. **Abacaxi grelhado:** unte uma grelha. Pincele fatias de abacaxi fresco com rum e coloque para grelhar. Grelhe as duas faces por cerca de três minutos. Cubra com coco ralado queimado.
4. **Pera cozida com calda de chocolate e lavanda:** confira a seção de Receitas.
5. **Minitortas cremosas de chocolate:** recheie uma massa folhada com pudim de chocolate gelado (feito com leite desnatado). Cubra com uma camada de chantili light.
6. **Sanduíche de sorvete:** amoleça um pouco de sorvete de chocolate light. Use uma colher de sopa como recheio para folhas de bolacha tipo wafer de chocolate.
7. ***Fondue* de chocolate:** derreta pedaços de chocolate meio amargo. Mergulhe levemente uma xícara de morangos frescos na calda.
8. **Espetinhos de frutas:** marine metades de nectarina ou pêssegos em suco de lima, mel e suco de laranja concentrado. Coloque as frutas em um espeto e grelhe.
9. **Castanhas sortidas:** misture partes iguais de cereja azeda seca, amêndoas e gotas de chocolate meio amargo. Limite as porções a 60g.
10. **Bombons de superchocolate crocante:** confira a seção de Receitas. Coma apenas um por dia.
11. **Creme de *berries*:** misture *berries* (uva, morango, mirtilo e amora) frescas com açúcar de baunilha. Coloque em taças de vinho e cubra com uma camada de creme de leite light.
12. **Maçãs assadas:** remova o cabo e o miolo de uma maçã. Salpique castanhas e açúcar mascavo por cima e asse a 190°C até dourar, ou por cerca de 45 minutos.

13. **Doce cremoso:** cubra iogurte light com mirtilo.
14. **Maçãs mergulhadas:** mergulhe fatias de maçã em calda de caramelo.
15. **Vitamina de abacaxi com coco:** confira a seção de Receitas.
16. **Copo de chocolate:** o leite de soja sabor chocolate é uma mão na roda para satisfazer os desejos por chocolate!
17. **Jubileu de cerejas:** aqueça cerejas sem caroço no forno de micro-ondas e cubra com ricota light e lascas de amêndoa. Salpique um pouco de noz--moscada.
18. **Oh minha Clementina:** descasque e separe os gomos de duas laranjas do tipo *clementine*. Cubra com mel aquecido, gengibre cristalizado e cardamomo ralado.
19. **Musse de chocolate:** cubra uma musse de chocolate light com gotas de chocolate meio amargo e uma camada de chantili light.
20. **Gelado de manga e abacaxi:** confira a seção de Receitas.
21. **Queijo doce:** cubra bolachas água e sal com ricota light e geleia de morango ou marmelada de laranja.
22. **Pudim instantâneo:** cubra um pote de pudim de baunilha light pronto com nozes-pecã e damascos secos picados.
23. **Sundae de frutas mentolado:** misture iogurte natural desnatado com menta fresca picada, extrato de baunilha e um toque de açúcar. Sirva sobre frutas frescas.
24. **Ambrosia divertida:** misture pedaços de abacaxi, fatias de banana, fatias de tangerina em conserva

sem a calda, iogurte de baunilha desnatado, minimarshmallows e nozes picadas em uma tigela.

25. **Bolacha cremosa picante:** cubra bolachas 100% integrais com queijo cremoso light e uma camada de geleia, como geleia de pimenta vermelha.
26. **Sobremesa na torrada:** cubra uma torrada integral com uma fina camada de manteiga de amendoim, queijo cottage light e pedaços de abacaxi em conserva sem a calda.
27. **Migalhas de biscoito:** quebre em pedaços folhas de bolacha tipo wafer sabor chocolate e distribua sobre ricota light.
28. ***Bruschetta* picante de chocolate:** faça torradas com fatias finas de uma baguete. Derreta chocolate meio amargo com um toque de pimenta de Caiena em uma panela. Cubra cada fatia torrada com um pouco do chocolate derretido e raspas de laranja.
29. **Torta de iogurte e *berries*:** amoleça um pote de 2l de iogurte desnatado congelado sabor baunilha. Coloque sobre uma camada de bolachas água e sal picadas. Deixe no congelador até ficar firme. Cubra cada fatia com ½ xícara de *berries* (uva, morango, mirtilo e amora).
30. **Bolinhos de frutas:** corte ao meio um bolinho que sobrou do jantar. Recheie com creme de leite light e uma colher de chá de geleia. Cubra com frutas frescas.

A dieta do chá

Há apenas duas maneiras de perder peso. Ou você (1) queima mais calorias ou (2) ingere menos calorias. O chá pode ajudar você a fazer as duas coisas.

Para começar, compostos presentes nos chás chamados catequinas aceleram o metabolismo e turbinam a queima de gorduras, fazendo com que você queime mais calorias. Essas calorias provavelmente virão das gorduras que se depositam na barriga, nos quadris e nas coxas. Tomar algumas xícaras de chá por dia acelera o metabolismo o suficiente para queimar cerca de 80kcal a mais. Apesar de não parecer muito, ao longo de um ano isso pode representar uma perda de 3,6kg, e tudo que você tem de fazer é beber algumas xícaras de chá (vale lembrar que essa vantagem na queima de calorias irá se perder se você compensar a diferença comendo mais biscoitos).

Depois, alguns estudos mostram que tomar chá ajuda a moderar o apetite, fazendo com que você coma menos. Talvez o chá ajude a controlar o desejo de exagerar, porque a bebida mantém você ocupado, de modo que diminuem as chances de você circular pela cozinha como um urubu beliscando tudo, desde as sobras da comida chinesa até bolachas, queijo cremoso e picles. Ou pode ser que a combinação mágica de cafeína e catequinas presente nos chás, especialmente de uma catequina chamada EGCG (sigla para epigalocatequina-3-galato) sirva para turbinar o centro de controle do apetite.

Hora do chá para o humor

Como se já não fosse bastante a ajuda para a dieta, o chá também apresenta os mesmos benefícios do café para o humor, sem o efeito colateral da agitação causado pela cafeína. Como contém metade da cafeína presente no café, ou cerca de 40mg por xícara (dependendo da intensidade com que você prepara a bebida), o chá ajuda a melhorar o ânimo, acelera o processo de raciocínio e mantém você bem-disposto sem interferir em uma boa noite de sono. O chá também ajuda a acalmar a irritação nervosa e a diminuir o estresse. Um estudo realizado com homens saudáveis mostrou que aqueles que bebiam chá tinham menores níveis de hormônios ligados ao estresse no sangue e ficavam mais relaxados mesmo quando sob pressão.

Os chineses acreditam que o chá contribui para a saúde e para a longevidade. Talvez eles estejam certos. O chá é como uma mina de ouro de antioxidantes, compostos que reparam as células danificadas no cérebro e em todo o corpo. Outros compostos presentes no chá ajudam a relaxar as artérias, melhorando o fluxo sanguíneo, reduzindo a quantidade de coágulos e prevenindo contra inflamações. A quantidade de antioxidantes no chá é tão grande que, quando pesquisadores da Universidade Tufts compararam esses valores com outros obtidos na análise de 22 vegetais, o chá se mostrou a melhor fonte desses compostos que protegem as células, com antioxidantes mais potentes que a vitamina C, a vitamina E ou o betacaroteno.

Uma melhora no fluxo sanguíneo e uma grande quantidade de antioxidantes são a combinação perfeita para fornecer oxigênio e nutrientes para o cérebro ao mesmo tempo em que protegem esse delicado tecido contra o envelhecimento. Não surpreende que as pessoas que tomam chá tenham menor probabilidade de desenvolver a perda de memória. Quanto mais chá se bebe, menor o risco para demência senil. Ele também reduz o risco de cardiopatias, de câncer, de osteoporose e de pedras no rim.

O chá manda

Quando se trata de dietas e de saúde, é o chá-verde que recebe a maior parte da atenção da mídia. Na verdade, os chás verde, vermelho (oolong), branco e preto vêm todos da mesma planta, quer ela cresça na América do Sul, na África ou na Turquia. Sim, as folhas de chá-verde, vermelho e preto são processadas de forma diferente e, sim, o chá-verde contém uma tonelada de antioxidantes, assim como os chás vermelho e preto. O chá branco é feito mais com botões da planta e menor quantidade de folhas, mas ainda assim é rico em antioxidantes. O chá de ervas, por outro lado, nada tem a ver com os chás comuns — ele vem de uma planta totalmente diferente, tem aroma e gosto diferente, bem como outros benefícios à saúde.

Mas de quanto você precisa? Pergunte para um irlandês, e ele lhe dirá para infundir o chá até que esteja "forte o suficiente para que um rato possa passar por cima". Isso talvez seja um pouco demais, especialmente para o rato. Um objetivo mais razoável são de duas a cinco xícaras por dia, com três a cinco minutos de infusão. Isso lhe dará uma quantidade de antioxidantes equivalente a uma ou duas porções de vegetais (sem as saudáveis fibras, vitaminas e minerais, é claro). Os melhores benefícios são obtidos quando você toma chá durante toda a vida, não por apenas alguns dias.

Está pensando em comprar o chá engarrafado? Pois se enganou. Os chás engarrafados são, basicamente, apenas água com açúcar. Todos ou quase todos os antioxidantes presentes no chá original se perdem durante o processamento e o engarrafamento da bebida, já que as garrafas de vidro expõem os sensíveis compostos químicos do chá, chamados flavonoides, à luz. Os chás em pós instantâneos também não são muito melhores, e o processo de descafeinização do chá destrói ao menos parte dos antioxidantes. Além disso, não jogue seu dinheiro fora com extratos, pílulas ou tabletes de chá.

A melhor opção é também a mais barata — prepare seu próprio chá em casa. Ou então, seja criativo e tente incluir o chá nas receitas, como acrescentar o chá pronto ou folhas de chá no pudim de arroz, no sorvete caseiro, nos bolinhos, ou experimente o arroz com chá-verde da seção de Receitas.

Grandes expectativas

"Não consigo imaginar a minha vida sem vinho", diz Jeanette, uma enfermeira que reside em Salem, Oregon. "É o único vício de que não estou disposta a abrir mão. Não me importa se ele é bom, ruim ou indiferente para minha saúde e para minha cintura." Ainda bem que Jeanette escolheu ter um bom vício. Esse vício é de grande ajuda para a saúde — isto é, quando apreciado com moderação.

O vinho, em particular o tinto, é como o provérbio que diz que uma maçã por dia mantém o médico afastado. Ele contém um monte de compostos que melhoram a saúde e que são ricos em antioxidantes, como os fenóis, os flavonoides, a ergotionina e o resveratrol, compostos que protegem as artérias contra danos e inflamações, que reduzem os riscos de doenças cardíacas e que até mesmo previnem contra derrames e ataques cardíacos. O vinho e sua gama de antioxidantes também podem reduzir os riscos de demência senil e até prolongar a vida. Um estudo descobriu que pessoas que bebiam quantidades moderadas de vinho tinham 40% menos chances de se tornarem esquecidas com a idade quando comparadas a abstêmios, enquanto as pessoas que ingeriam bebidas mais fortes aumentavam o risco para demência senil.

E quanto ao vinho branco, será que ele também faz bem? O tinto contém pelo menos 20 vezes mais antioxidantes que o vinho branco (isso porque os antioxidantes estão presentes na casca da uva e o vinho tinto é processado com as cascas, ao contrário do vinho branco). Mas o vinho branco tem suas virtudes. Ele pode melhorar a saúde, de acordo com um estudo da Universidade Estadual de Nova York, onde os pesquisadores descobriram que o vinho branco, e não o tinto, melhorou a função pulmonar e respiratória em um grupo de 1.555 adultos. A função respiratória é um forte indicador de doenças cardíacas, por isso brinde seus pulmões e seu coração com uma taça de Chablis!

Conforme discutido no Capítulo 8, você precisa usar o bom senso quando se trata da ingestão de álcool. Todos esses antioxidantes pouco farão por sua saúde mental se você estiver deixando seu fígado apodrecer com os efeitos tóxicos do abuso de álcool. As mulheres devem limitar a ingestão diária a uma taça de vinho, enquanto homens podem tomar até duas taças por dia.

Regras da vinha

Para algumas pessoas, como Jeanette, a vida não vale a pena sem um ou dois vícios, como uma taça de vinho ou um pedaço de chocolate.

Você também pode fazer esse vício funcionar a seu favor, a favor de sua cintura e de seu humor, como aconteceu com Nancy, uma escritora *freelancer* de Los Angeles:

> Me juntei aos Vigilantes do Peso para reaprender como comer bem. Sigo o plano PontosFlex, em que você conta pontos atribuídos à comida todos os dias. A ideia é comer a maior quantidade de comida com a menor soma de pontos, o que significa muitos vegetais. No entanto, uma coisa de que não consigo abrir mão, apesar de ser responsável por 20% da minha cota de 20 pontos diários, é meu coquetel noturno. Des-

culpe, mas me recuso a abrir mão. Por isso, abandonei os grãos na hora do jantar e agora como pratos enormes (e quero dizer enormes mesmo, às vezes cobrindo todo o prato) de vegetais e proteínas (camarão, frango, hambúrguer ou qualquer outra) que não somam pontos, para poder tomar o meu coquetel de quatro pontos antes da refeição. Na reunião de que participei hoje, descobri que perdi 2,3kg em três semanas. Quem foi que disse que beber é proibido em um plano alimentar?

É permitido tomar uma única taça de vinho várias vezes por semana. Mas se você costuma beber mais, como duas taças por dia, ou se costuma tomar toda a cota de vinho nos fins de semana, então você precisa rever seriamente como esse pequeno vício influencia seu humor, seu peso e sua saúde.

A moderação é a chave, bem como o tamanho da porção. A porção oficial de "um drinque" por dia equivale a 150ml de vinho. Mas os benefícios do vinho ou de qualquer outra bebida alcoólica dependem de quando, e também quanto, você bebe. O vinho passa de bebida saudável a problema de saúde quando atinge a marca de mais de seis drinques por semana para mulheres. Mas são seis drinques distribuídos por seis dias, não tomados todos em um único *happy hour*. Você não irá conseguir obter os mesmos benefícios da ingestão diária se preferir tomar toda a cota de vinho no sábado. Além disso, enxugue uma garrafa de Merlot e você terá consumido de 500 a 600kcal, o equivalente a dois Big Macs!

Do mesmo modo que você deve comer devagar e com cuidado, esse também é um hábito que deve ser desenvolvido para as bebidas. O fígado demora de uma a duas horas para se desintoxicar da quantidade de álcool de um único drinque. Se você beber com maior velocidade, o álcool irá acumular no sangue e nos tecidos. A tontura que você sente significa que você está saturando o cérebro e outros tecidos com os efeitos tóxicos do álcool — a essa altura, você já terá passado do ponto de poder colher os benefícios saudáveis do vinho. Para evitar essa situação, siga as regras para bebidas apresentadas no Capítulo 8.

Hummmmmm, chocolate!

Eu sou uma chocólatra inveterada. Não consigo me lembrar de alguma ocasião em que avistar ou sentir o aroma de chocolate não tenha deixado meus joelhos bambos. Meu pai me viciou em bombons de chocolate recheados com *marshmallow* quando eu era jovem, depois passei a imitar minha irmã na tara pelos divinos biscoitos com gotas de chocolate na adolescência. No meu primeiro ano de faculdade, quando ainda dormia no alojamento, esvaziei uma caixa de 2kg desses bombons em um tempo recorde de três dias.

Você pode imaginar o meu alívio quando, na década de 1990, surgiram estudos da Universidade da Califórnia, em Davis, da Universidade de Harvard e de outras instituições renomadas afirmando que o chocolate não servia apenas para melhorar o humor, ou como desculpa para celebrar, como uma tentação e um momento de êxtase ao senti-lo derretendo na boca; ele também está carregado de antioxidantes com potencial para reduzir o risco de doenças cardíacas, de abaixar a pressão arterial e talvez até para reduzir os riscos de câncer e diabetes. Além de tudo isso, ouça essa notícia — ele pode até servir para fazer você parecer mais novo e para pensar mais rápido! Fiquei tão animada de ouvir essas novidades que corri para a despensa e comemorei com uma barra de chocolate.

Nossos ancestrais pouco se surpreenderiam com essas descobertas, já que o chocolate surgiu há centenas de anos como uma planta medicinal. O nome botânico do chocolate é *Theobroma cacao*, que pode ser traduzido de maneira aproximada para "comida dos deuses". Esse apelido vem não apenas do sabor incrivelmente prazeroso do chocolate, mas também porque ele era usado pelos astecas, e depois pelos europeus, para tratar centenas de problemas, desde a apatia e a má digestão até para melhorar a fertilidade e a disposição sexual (diz-se que o afrodisíaco preferido de Casanova era o chocolate, e não o champanhe, e que a família de Montezuma devorava 2.000 jarras de chocolate por dia!).

Obviamente, nem todo chocolate é igual. Alguns são literalmente forrados de antioxidantes, enquanto outros são apenas grandes lixos feitos de açúcar e gorduras.

Conhecendo melhor o chocolate

O chocolate é feito a partir dos grãos de cacau, que são torrados, fermentados e esmagados até formar um líquido chamado licor de chocolate. Esse licor é prensado para separar a gordura (manteiga de cacau), deixando uma "massa" ou sólido de cacau que então é ralada para gerar o pó de cacau. Esse pó contém antioxidantes poderosos, flavonoides como as procianidinas, as epicatequinas e as catequinas. Esses são os mesmos compostos encontrados no chá-verde e no vinho tinto que eliminam o dano causado nas células pelos fragmentos de oxigênio chamados radicais livres.

O pó de cacau supera praticamente qualquer outro alimento que já tenha sido estudado quando se trata desses antioxidantes. A quantidade de antioxidantes de um alimento pode ser medida por meio de um teste chamado Capacidade de Absorção de Radicais Livres (ORAC). De acordo com Ronald Prior, phD do Centro de Nutrição Infantil do Departamento de Agricultura, do Arkansas, "uma porção de chocolate escuro alcança 9.000 pontos no teste ORAC, comparado a uma média de cerca de 2.000 pontos atingidos pelas porções de frutas e vegetais". Isso explica por que um estudo da Universidade de Scranton descobriu que o chocolate continha mais flavonoides que 23 frutas e vegetais diferentes. Outros estudos mostram que alguns chocolates têm quatro vezes mais catequinas que o chá-preto. São esses fitonutrientes que elevam o chocolate da categoria de puro prazer a benfeitor da saúde (confira o Capítulo 5 para mais informações sobre o teste ORAC).

Chocolate para o coração

Conforme aumenta a ingestão de chocolate, diminuem os riscos de doenças cardíacas. As pessoas que consomem chocolate regularmente apresentam um risco quase 20% menor para cardiopatias. Os flavonoides presentes no chocolate agem de forma semelhante à aspirina, afinando o sangue e reduzindo o risco de formação de coágulos mortais. Eles reduzem a inflamação das paredes arteriais associada à aterosclerose e impedem que o LDL, o colesterol ruim, seja piorado pelos radicais livres, o que faz com que eles fiquem ainda mais grudentos e capazes de entupir as artérias. Os comedores de chocolate também apresentam níveis mais elevados do bom colesterol, o HDL. Para resumir, dê chocolate para uma pessoa comer e os níveis de antioxidantes no sangue aumentam, as artérias se tornam mais elásticas, os coágulos se dissolvem e o risco de doenças cardíacas cai. Apenas duas semanas depois de incluir uma barra de chocolate pequena (pense nos doces de São Cosme e São Damião) à dieta diária já é tempo suficiente para notar melhorias nos níveis de antioxidantes e no funcionamento das artérias.

O chocolate também reduz a pressão arterial. Os flavonoides do cacau produzem um efeito relaxante nos vasos sanguíneos, provavelmente porque eles aumentam a produção de óxido nítrico, que serve para dilatar as artérias. Como consequência, os vasos sanguíneos se tornam mais elásticos e eficientes na regulagem da pressão arterial. Isso explica por que a pressão arterial diminui na mesma proporção em que o chocolate é ingerido. Na verdade, os amantes de chocolate têm riscos 50% menores de morrer de doenças cardíacas e um risco 47% menor de morrer prematuramente, qualquer que seja a causa, quando comparados aos abstêmios do chocolate.

Coma chocolate: pense e pareça jovem

Os antioxidantes do chocolate também podem ajudar você a parecer mais jovem, já que eles protegem a pele contra os efeitos danosos da luz do sol. Um estudo descobriu que mulheres que consumiam bebidas contendo pó de cacau todos os dias, durante três meses, aumentavam o fluxo sanguíneo da pele e recebiam 25% menos danos solares associados à formação prematura de rugas, queimaduras solares e câncer de pele. Os flavonoides do cacau também melhoram o fluxo de sangue para o cérebro. Isso pode contribuir para aumentar a quantidade de oxigênio enviado para o tecido cerebral, que, por sua vez, melhoraria a performance do órgão.

Uma caixa de 2 quilos de chocolate?

Sei que não dei os melhores exemplos com algumas das transgressões que cometi com o chocolate no passado, como quando comi uma caixa de 2kg de chocolate. Sim, os estudos mostram que quanto mais pó de cacau for consumido, menor o risco de doenças. Mas há um limite, geralmente estabelecido em 30g de chocolate amargo algumas vezes por semana.

"O chocolate certamente pode ser incluído em uma dieta saudável, mas eu não chamaria de alimento saudável", diz Jeffrey Blumberg, phD e diretor do Laboratório de Pesquisas sobre Antioxidantes do Centro de Pesquisa de Nutrição Humana e Envelhecimento da USDA na Universidade Tufts, em Boston. Uma barra de chocolate amargo tem a mesma quantidade de antioxidantes de uma xícara de chá-verde, mas o chá não contém calorias, enquanto o chocolate tem mais de 200kcal. Coma uma dessas barras de 100g vendidas em um cinema e você terá engolido mais de 500kcal.

Os benefícios para a saúde do chocolate começam a desaparecer quando comparados à saúde contida nas vitaminas, minerais, fibras e fitonutrientes encontrados no brócolis, no mirtilo e em outros superalimentos. Além do mais, você não irá conseguir controlar o diabetes, as doenças cardíacas ou a hipertensão se estiver ganhando peso. A caixa de chocolate que devorei continha 11.520kcal. Eu demorei cerca de um mês para perder o excesso de 1,5kg que ganhei naqueles três dias. Não há um único alimento responsável pela epidemia de obesidade atual, mas é fácil abusar de qualquer coisa que seja deliciosa e cheia de calorias, como o chocolate.

Dicas de compras

Nem todo chocolate merece aplausos. Na verdade, muitos chocolates baratos têm pouco ou nenhum benefício para a saúde.

Passe longe dos cremes de chocolate: esse recheio não é feito com manteiga de cacau, mas de um creme que só serve para entupir as artérias. Isso também vale para o sorvete de chocolate. O chocolate ao leite é um desperdício de tempo, ao menos em termos de saúde e de antioxidantes. Por outro lado, quanto maior a quantidade de pó de cacau presente em uma barra de chocolate, maior será a quantidade de antioxidantes e dos benefícios para sua saúde. Nenhum pó de cacau equivale a zero antioxidante.

As barras de chocolate nem sempre listam a quantidade de antioxidantes ou de cacau, então, como saber qual barra escolher? Em geral, quanto mais escuro o chocolate, maior a quantidade de cacau. Uma exceção: os sais alcalinizantes usados no processamento do tipo holandês do cacau destroem os flavonoides, derrubando o total de antioxidantes para metade da quantidade original. Em todos os outros chocolates feitos a partir do cacau, a quantidade de flavonoides, da maior para a menor, de acordo com um estudo recente da Universidade Cornell, encontra-se no pó de cacau e chocolate amargo para fins culinários, depois vem o chocolate amargo, seguido pelas gotas de chocolate usadas em receitas. O chocolate ao leite contém cerca de apenas um décimo dos flavonoides do pó de cacau, já que o cacau foi diluído em açúcar e leite. O chocolate branco, que não contém cacau, não apresenta quantidade alguma de flavonoides.

Quando uma barra indica conter pó de cacau, dê preferência a marcas com ao menos 60% de cacau ou, se possível, 70% ou mais. Entre as marcas a serem consideradas, incluem-se: Lindt, El Rey, Scharfen Berger, Lake Champlain e Ghirardelli. Qualquer barra de chocolate com "Cocoapro" no rótulo também contém antioxidantes, já que esses alimentos usam um processo patenteado que protege os flavonoides contra a destruição.

Como limitar o consumo à porção saudável de 30 a 60g algumas vezes por semana sem exagerar?

- Inclua uma pequena quantidade de chocolate amargo de alta qualidade nas refeições ou logo depois de terminar. Você ficará menos tentado a ceder desse modo.
- Prefira embalagens de porções individuais, para poupar seu tempo.
- Use pó de cacau como base de suas receitas que levam chocolate, já que esse produto não contém manteiga de cacau e por isso é pobre em calorias, além de rico em antioxidantes.

Todo chocólatra sabe que a abstinência não funciona. Nada satisfaz a vontade de chocolate além do chocolate. Planeje e distribua esses pequenos prazeres livres de culpa ao longo da semana, e alegre-se pelo bem que estará fazendo para seu coração e para sua saúde.

A cura final para os desejos

Os desejos podem estar arraigados no cérebro, mas não significa que estejam cimentados ali. Não consigo nem contar quantas vezes, ao longo de todos esses anos, ouvi pessoas dizendo não terem poder sobre um desejo, mas que descobriram que, com algumas pequenas mudanças na dieta, conseguiram fazer os desejos sumirem de forma miraculosa.

Susan era uma aluna das aulas que eu dava anos atrás enquanto fazia pesquisas para meu livro *Te origin diet* [A dieta original]. No começo do curso, ela me confidenciou que iria tentar seguir minhas orientações alimentares, mas que precisava beber uma lata de refrigerante de cola todas as tardes. Era um vício que ela se recusava a abandonar. Disse a ela que não havia problema, contanto que seguisse o mais firmemente possível as recomendações alimentares. Duas semanas após adotar a dieta, Susan ficou impressionada ao descobrir que não precisava mais do refrigerante diário: "Não consigo acreditar que só tomei uma lata durante toda a semana, e nem ao menos pensei sobre isso. Meus outros desejos, como o por queijo, também sumiram!"

Natalie, outra aluna minha, era viciada em chocolate. Contudo, depois de seguir meus conselhos de tomar um café da manhã leve e nutritivo e de trazer sempre consigo lanches saudáveis, ela descobriu que não precisava mais do chocolate. Natalie decidiu manter o chocolate em seu plano semanal, apesar de o desejo ter encontrado um fim. "Hoje em dia como um pequeno pedaço, de vez em quando, não porque preciso, mas porque quero", ela conta. "É uma grande diferença, e sinto que estou mais no controle!"

SEGREDO Nº 10:
Alimente-se bem à noite

A promessa

Após duas semanas adotando esse hábito, você irá:

- Notar uma melhoria no sono.
- Sentir-se mais descansado durante o dia.

Após um mês, você irá:

- Sentir maior disposição, com energia mais constante ao longo do dia.
- Dormir de forma mais profunda.
- Sentir-se menos estressado.
- Raciocinar de forma mais clara.
- Aprender novidades com maior facilidade.
- Melhorar a memória.
- Ser menos tentado a comer porcarias.

Após um ano, você irá:

- Perder até 12kg.

Bonnie é uma contadora e mãe de dois filhos pequenos que mora em Phoenix. Por anos ela enfrentou problemas com o sono. Ela não tinha dificuldade para dormir, mas acabava acordando às 2 horas da manhã várias vezes por semana. "Minha mente começava a acelerar e eu não conseguia voltar a dormir", conta. "As preocupações e os problemas mais banais apareciam do nada, pensamentos que eu jamais acolhia quando acordada. Meu coração começava a bater mais rápido e às vezes eu demorava horas para voltar a dormir." A falta de sono fazia com que ela ficasse rangendo os dentes, bebendo café e beliscando docinhos o dia inteiro para ficar alerta. À noite, ela caía cansada na cama e tinha um péssimo sono, e o ciclo assim se repetia.

Conheci Bonnie em um avião. Conversamos em uma viagem de Phoenix a Minneapolis. Quando descobriu que eu era uma especialista em dietas, ela começou a me bombardear com perguntas, mas, estranhamente, não a respeito de seu sono, mas sobre como poderia perder os 20kg que havia ganho nos últimos três anos. Ela não tinha nem ideia que a solução para reduzir a medida da cintura passava tanto pela mesa de jantar quanto pela cama. Ao pousarmos em Minneapolis, ela tinha em mãos um plano que a ajudaria a resolver os problemas de insônia e de peso.

Busca desesperada por ajuda

A qualidade de seu sono exerce enorme influência no humor, na disposição e no peso corporal. É durante as horas de sono que o corpo se regenera, armazena energia para o dia seguinte, fortalece o sistema imunológico para poder combater possíveis infecções e doenças e elimina o estresse, tanto mental quanto físico.

Durante a fase mais profunda do sono, o corpo produz maior quantidade de um hormônio chamado HGH, ou hormônio do crescimento humano, que promove o crescimento e repara os tecidos, especialmente os músculos. Quando você dorme mal, o corpo produz menor quantidade de HGH, o que significa que os músculos ficam fragilizados. A perda de massa muscular desacelera o metabolismo. Assim, a falta de sono pode acarretar ganho de peso. É um círculo vicioso no qual você não quer entrar, já que, se ganhar peso, aumentam as chances de dormir mal, o que leva a mais ganho de peso, que piora os problemas do sono e faz com que você comece a entrar em uma espiral de problemas grandes e gordos.

O sono profundo também é a chance que o corpo tem de reduzir os níveis dos hormônios ligados ao estresse. Uma noite de sono ruim, ou uma noite em que você acorda com frequência, faz com que esses hormônios aumentem em quantidade, o que acelera o processo de envelhecimento e aumenta os riscos para uma série de doenças, que vão das cardiopatias a diabetes. Na verdade, as pessoas que têm problemas para pegar no sono ou para continuar dormindo têm maior probabilidade de uma morte prematura por qualquer causa quando comparadas a pessoas que dormem bem.

Pergunte para qualquer pessoa feliz e saudável e ela lhe dirá que a falta de sono é um grande impeditivo para você sentir-se disposto, esperto e otimista. O sono é o período em que o cérebro separa, consolida, processa e armazena as toneladas de informação adquiridas e armazenadas durante o dia, o que torna óbvia a importância de uma boa noite de sono para o aprendizado, para o raciocínio, para a memória e para a criatividade. As pessoas que dormem bem mostram uma melhora de 44% na memória em comparação a pessoas menos descansadas.

Quanto pior você sentir-se, tanto pior irá comer — e apenas os alimentos errados, já que a fadiga e a depressão acabam com o compromisso de cuidar de si mesmo. Os mortos-vivos só sobrevivem por conta da atitude "eu comeria o que fosse preciso para me sentir bem agora".

Combine a falta de HGH com as calorias a mais que as pessoas privadas de sono ingerem na tentativa de permanecerem alertas e não será surpresa que esse quadro acarretará ganho de peso. Por outro lado, você pode literalmente dormir para ficar magra, assim como Janice fez: "Eu costumava comer demais e comer sempre as coisas erradas. Então, descobri que a culpa era de minha rotina agitada e da falta de sono. Quando fico bem descansada, noto que meus desejos por carboidratos ficam adormecidos, porém, quando me sinto cansada, passo a desejar com maior intensidade. Uma boa noite de sono é tudo de que preciso para ignorar a tentação." Pessoas que dormiam mal e que passam a dormir bem, como Janice e Bonnie, perdem cerca de 230g de gordura corporal por semana, o que equivale a uma perda de 12kg de gordura por ano. Bonnie conseguiu perder mais que essa quantidade, mas porque ela corrigiu alguns problemas alimentares também.

Falta de sono → hormônios ligados ao estresse +
↓ HGH → ↑ apetite, ↑ armazenamento de gordura,
↑ ganho de peso, ↓ massa muscular e
↓ memória

Você está contando carneirinhos?

- Você sofre com a falta de sono?
- De quanto sono você realmente precisa?

Essas perguntas dependem apenas de uma pessoa, *você*. É quase certo que você tem problemas de sono se não consegue pegar no sono, se dorme menos de seis horas por noite ou se acorda cedo demais e não consegue voltar a dormir. Por outro lado, você provavelmente estará dormindo bem se acorda descansado e bem-disposto, se sente ter bastante energia ao longo de todo o dia e se consegue dormir em até 20 minutos depois de se deitar. A faixa intermediária — a zona que fica entre a exuberância e o coma — é mais difícil de caracterizar.

Quando estiver avaliando seu sono, as coisas podem ficar mais claras se você fizer algumas perguntas a si mesmo. Se responder "sim, eu faço isso" a três ou mais itens, considere-se um membro de carteirinha do grupo dos insones.

1. Acordar de manhã é uma tarefa difícil. Sempre preciso de um alarme, mas, mesmo assim, às vezes aperto o botão de "soneca" e volto a dormir.
2. Não consigo suportar os períodos da manhã e da tarde sem alguma bebida com cafeína, como chá, café, refrigerantes de cola ou bebidas isotônicas.
3. Pequenos problemas me irritam facilmente e às vezes desconto o cansaço na família, nos amigos ou nos colegas de trabalho.
4. Fico tão grogue durante o dia que tenho dificuldade de me concentrar nas tarefas.
5. Com frequência enfrento grandes ondas de sonolência no trabalho, na escola ou até dirigindo.
6. Eu costumava ter alguns hobbies e algumas atividades que adorava fazer, mas agora me sinto cansado demais para participar.
7. Sinto-me velho, cansado e, por alguma razão, perdi o entusiasmo.
8. Pego gripes e resfriados com maior frequência que no passado. Sofri com pelo menos dois surtos de alguma doença ou resfriado nos últimos seis meses.
9. O álcool é mais intenso agora do que jamais foi.
10. Caio no sono cinco minutos depois de minha cabeça tocar o travesseiro.

Se você sabe que o sono é um problema e não consegue perceber o porquê, manter um registro sobre seu sono durante duas semanas talvez ajude a descobrir. Escrever um diário dos fatos ocorridos durante o dia e de seus hábitos alimentares, talvez isso ajude você a identificar quando e como você cochila e como as atividades, os eventos, os hábitos alimentares ou o consumo de bebidas e o estresse afetam seu sono.

Essa rotina funcionou comigo no ano passado, quando, de repente, passei a acordar no meio da noite com o coração acelerado. O diário que mantive sobre meu sono mostrava claramente que o hábito de comer refeições salgadas durante a noite estava causando as palpitações no coração no meio da noite. Eu jamais havia apresentado sinais de sensibilidade ao sal, mas, aparentemente, a química de meu corpo havia se alterado. Deixei de comer qualquer coisa salgada depois das 7 da noite, e me certifiquei de que bebia muita água e muito café descafeinado para eliminar qualquer quantidade extra de sal que houvesse. Por conta disso, voltei a dormir profundamente.

O registro do sono

Faça cópias dessa tabela e use-a todos os dias, por duas semanas. Procure identificar padrões que forneçam alguma dica de por que você dorme em alguns dias e em outros não. Além disso, confira o livro *No More Sleepless Nights*, dos autores Peter Hauri e Shirley Linde, para informações detalhadas sobre como manter e analisar um diário sobre o sono.

Dias da semana

Durante o dia	Segunda	Terça	Quarta	Quinta	Sexta	Sábado	Domingo
1. Ingestão de cafeína (quantidade e frequência).							
2. Ingestão de álcool (quantidade e frequência).							
3. Medicamentos tomados.							
4. Jantar: picante, cheio de gás, exagerado, gorduroso?							
5. Lanche noturno.							
6. Qualidade da dieta do dia (excelente, boa, ruim).							
7. Quantidade de minutos de exercícios vigorosos.							
8. Nível de estresse (alto, médio, baixo).							
9. Qual foi a causa do estresse no dia?							
10. Nível de energia (disposto, cansado).							
11. Nível de preocupação (alta, média, baixa).							
12. Nível de alegria (alta, média, baixa).							
13. Risadas (frequentes, poucas, nenhuma).							
14. Você cochilou? Se sim, quando e por quanto tempo?							

Dias da semana

Durante a noite	Segunda	Terça	Quarta	Quinta	Sexta	Sábado	Domingo
15. Tomou alguma coisa para ajudar a dormir?							
16. Em que horário você se deitou?							
17. Quanto tempo demorou para pegar no sono?							
18. Você acordou durante a noite? Se sim, com que frequência e qual a duração?							
19. Pensamentos enquanto desperto no meio da noite.							
20. O que você fez ao acordar durante a noite?							
21. Hora em que acordou de manhã.							
22. Comparada a uma noite de sono comum, como descreveria a noite anterior?							
23. Quão descansado e alerta estava ao acordar?							

Coma para dormir

Se você se revira na cama, se acorda cedo demais ou se tem problemas para pegar no sono, talvez o problema não esteja na cama, mas na mesa. É claro que muitos dos pequenos desafios cotidianos podem estragar uma boa noite de sono, incluindo nesse caso problemas como o estresse, a depressão, a mudança de fusos horários, os calores durante a menopausa, o ronco do parceiro ou até mesmo a luz do despertador. Mas o que e a quantidade do que come desde o meio do dia até a hora de se deitar desempenham um papel fundamental na sua noite de sono.

> O barato natural
>
> Faça uma refeição noturna leve, evitando alimentos que atrapalham o sono, como a cafeína, e prefira um lanche leve rico em carboidratos para elevar os níveis de serotonina no cérebro, cooperando assim com o ritmo e a química natural do corpo para dormir como um bebê.

Cafeína: obstáculo para a terra dos sonhos

Vamos começar pelo meio da tarde. Conforme mencionado no Capítulo 8, tomar café ou qualquer outra bebida que contenha cafeína depois do meio-dia pode ser um grande erro. A cafeína atiça o sistema nervoso e diminui os níveis de um hormônio ligado ao sono chamado melatonina. Se você for uma das pessoas sensíveis a essa pequena droga, então ela pode permanecer em seu organismo por até 12 horas.

Muitas pessoas são totalmente displicentes em relação a como a cafeína afeta a rotina. Uma pessoa de minha família jura que o café não produz efeitos sobre ela. Ela bebe o tempo todo, até a hora de ir para a cama. No dia seguinte (com uma xícara de café na mão), ela começa a contar a quem estiver disposto a ouvir sobre os problemas que os cidadãos do país têm com seus cônjuges, com seus filhos, com amigos e com a família. Como ela pode saber essas coisas? Seria ela uma paranormal? Estaria sintonizando ondas cósmicas? Não. Ela fica a noite inteira acordada ouvindo programas de entrevistas no rádio! Mas a cafeína não a afeta, pelo menos é o que ela diz!

O experimento

Se você luta com problemas de sono, talvez você queira fazer uma experiência com a cafeína: elimine toda a cafeína de sua dieta por duas semanas. Serão precisos alguns dias para que a dor de cabeça causada pela abstinência suma e para que a cafeína seja eliminada de seu organismo. Isto feito, passe a prestar atenção ao seu sono. Ele melhorou de qualidade? Se sim, você saberá que a cafeína estava afetando seu controle do sono. Você provavelmente poderá continuar tomando café ou chá durante as manhãs, mas, definitivamente, fique longe dessas bebidas durante a tarde.

Durante a experiência, além das bebidas, evite o chocolate e remédios das gôndolas das farmácias que contenham cafeína. Uma xícara de 180ml de café comum contém cerca de 85mg de cafeína. Isso não é nada se comparado a dois tabletes de analgésico. Tome esses dois tabletes e você terá ingerido 130mg de cafeína, quantidade próxima da contida em uma bebida energética! Em um estudo que incluía 3 mil homens e mulheres, as pessoas que tomavam medicamentos que continham cafeína tinham o dobro de chances de apresentar dificuldades para pegar no sono que as pessoas que tomavam os mesmos remédios em versões livres de cafeína.

Antes de comprar qualquer medicamento que seja vendido nas gôndolas das farmácias, certifique-se de ler no rótulo a parte de "ingredientes ativos", na qual estará mencionada a cafeína. Outras substâncias que podem acelerar você ou impedi-lo de alcançar a cota de roncos incluem a fenilpropanolamina presente em alguns antigripais, remédios para a tireoide e medicamentos diuréticos (tome esses medicamentos durante a tarde e você pode acabar tendo de fazer alguns passeios noturnos ao banheiro). Até mesmo alguns chicletes com cafeína, iogurte de café e sorvete com sabor de café podem conter cafeína suficiente para deixar você se revirando à noite. Elimine-os enquanto estiver fazendo a experiência e veja se você dorme melhor.

Trem vespertino para roncolândia

As pessoas felizes e saudáveis sabem que as escolhas feitas no jantar podem contribuir para ou atrapalhar o hábito do sono. Era aqui que Bonnie tropeçava em sua jornada de descanso. A maior refeição do dia era o jantar, e suas comidas prediletas incluíam comida mexicana carregada de temperos, como *enchilladas* temperadas com salsa e pimenta malagueta. O pote de antiácidos na cabeceira de sua cama era um péssimo sinal de que algo além do estresse estava causando o acordar noturno.

O fim da tarde e o começo da noite podem ser os períodos mais complicados quando se trata de beliscar, de exagerar e de comer as coisas erradas.

Banquete ou fome?

Já lhe aconteceu de terminar o banquete do dia de ação de graças, andar cambaleando até a sala, deitar-se na poltrona e dormir imediatamente? Se você já teve alguma experiência de coma alimentar, então você sabe que uma refeição exagerada durante a noite faz com que a maioria das pessoas fique grogue. Mas o fato de dormir imediatamente não significa que você dorme profundamente. Na verdade, as refeições enormes ou muito gordurosas talvez façam você apagar, mas impedem que você durma tranquilamente durante a noite.

A digestão completa de uma refeição grande demora horas. Como uma máquina de lavar no ciclo para carga pesada, o estômago e os intestinos funcionam a todo vapor por pelo menos quatro horas, talvez mais, depois de uma refeição gordurosa. A sobrecarga do trato digestivo acelera o metabolismo e deixa o corpo "ativo" por horas. Com a fábrica de órgãos, tecidos e células do corpo no máximo da produção, é difícil conseguir relaxar completamente a ponto de dormir com profundidade. Sim, você se sente grogue, mas isso se dá porque o fluxo sanguíneo foi desviado do cérebro para o trato digestivo, de modo a poder dar conta da digestão da refeição e das gorduras. Para simplificar, você fica privado de oxigênio, e isso lhe deixa sonolento.

Para completar, uma grande quantidade de comida no estômago pode fazer uma pressão no esfíncter que separa o estômago do esôfago (o tubo que vai da garganta ao estômago). Essa pressão pode fazer com que os alimentos carregados de ácidos estomacais tentem subir, acarretando problemas de azia, de refluxo e podem até causar a doença do refluxo gastroesofágico (DRGE). Por outro lado, fazer uma refeição noturna leve e pobre em gorduras, sempre com três horas de antecedência em relação ao horário em que você se deita pode contribuir para que você durma como um bebê durante a noite inteira.

Faça sempre um jantar leve — aproximadamente de 500 a 700kcal — e dê preferência a superalimentos de digestão rápida, como vegetais, saladas, frutas, grãos integrais e leite desnatado ou leite de soja. Complemente a refeição com pequenas quantidades de carne magra, de peito de aves ou peixes ricos em ômega-3, como o salmão. A proteína contida nas carnes ou nos frutos do mar (ou no leite, nos legumes e nos queijos light) ajudará você a se sentir satisfeito e menos propenso a beliscar alguma coisa na geladeira no meio da noite.

Duas semanas de jantares leves e saudáveis feitos com superalimentos

A refeição noturna deve ser leve e pobre em gorduras. Ela também é uma ocasião excelente para incluir alguns superalimentos listados no Capítulo 5. Preste bastante atenção às porções, já que até os superalimentos podem conter calorias e atrapalhar o sono se consumidos em excesso. Eis uma sugestão de jantares para duas semanas:

1. Salmão grelhado, aspargos, cuscuz integral e uma salada de espinafre com molho light.
2. Halibute grelhado, batata-doce frita, salada de manga, amoras e abacate* e suco de tomate.
3. Um filé pequeno de fraldinha grelhado servido com purê de batatas (feito com creme de leite light e misturado com espinafre ou acelga picados), couve-de-bruxelas e couve-flor assada com calda de laranja* e um copo de suco de laranja fortificado com cálcio.
4. Omelete de espinafre e pimentão vermelho assado* servido com pão integral, fatias de laranja e salada. Para sobremesa, cerejas azedas secas misturadas com iogurte.
5. Um pedaço pequeno de picanha suína grelhada, abóbora japonesa recheada com cereja e maçã,* cenouras e um copo de leite desnatado ou leite de soja.
6. Linguini à la pomodori,* vegetais sortidos e leite desnatado ou leite de soja. Para sobremesa, *Panna cotta* com compota de morango.*

7. Peito de peru assado, abobrinha salteada em caldo de galinha e ervas, purê de batata-doce assada com um toque de mel* e salada de três feijões. Para sobremesa, kiwi em cubos com iogurte.
8. Tacos de peixe feitos com *tortilla* de milho, halibute grelhado, repolho picado, tomate em cubos, abacate em cubos e creme de leite light. Sirva com batata-doce frita, vegetais cozidos no vapor e água com gás com limão.
9. Camarão grelhado e espetinhos de vegetais com arroz integral. Sirva com vagem de ervilha cozida no vapor. Para sobremesa, um copo de laranja e amora com gás.*
10. Uma fatia pequena de bolo de carne, ervilhas e cenouras, batatas vermelhas assadas e salada de espinafre com molho light.
11. Sopa de abóbora assada com sálvia,* pão integral e uma salada com mandarinas e molho light.
12. *Burritos* de frango feitos com *wraps* enriquecidos com DHA e recheados com peito de frango, milho, folhas de espinafre, feijão-preto (opcional), fatias de pimentão vermelho e molho de salsa (opcional). Sirva com fatias de maçã e laranja cobertas com iogurte e um copo de suco de tomate.
13. Abóbora no *curry* com *chutney* e arroz,* fatias de tomate e leite desnatado ou leite de soja. Para sobremesa, uvas, fatias de laranja e de kiwi salpicadas com castanha de caju.
14. Uma tigela grande de alface-romana coberta com fatias de frango grelhado, milho, fatias de cebola roxa (opcional), fatias de pimentão vermelho e molho light. Sirva com uma fatia de pão de levedura. Para sobremesa, creme de baunilha salpicado com nozes.

* Confira a seção de Receitas.

Destempere

Bonnie amava comidas apimentadas. Mas as comidas não retribuíam esse amor. As refeições exageradas e picantes no fim do dia causavam estrago no estômago dela no meio da noite. A azia acabava fazendo com que ela se levantasse e, uma vez de pé, as preocupações a dominavam e faziam com que ela rolasse na cama por horas. Ela seguiu meu conselho e reduziu as porções e o tempero excessivo das refeições noturnas; após algumas semanas, ela conseguiu se livrar do antiácido e voltou a dormir profundamente.

Azia. Indigestão. Inchaço. Gases. Nenhum desses problemas é um grande companheiro na cama. No entanto, as escolhas que você faz no jantar podem ser o motivo pelo qual eles lhe fazem companhia tarde da noite. Se a irritação do estômago faz você acordar de noite, eis aqui quatro hábitos que devem ser descartados imediatamente:

- Encha seu jantar de pimenta malagueta, alho, flocos de pimenta vermelha, tabasco e até mesmo molho de espaguete ou pepinos e, se você tiver um estômago sensível, provavelmente acabará acordando às 2 da manhã para correr ao armário do banheiro em busca de um antiácido.
- O monoglutamato de sódio serve para ressaltar o sabor dos alimentos, mas também pode acabar perturbando o sono e causando pesadelos e agitação. Confira os rótulos dos alimentos e, quando for comer fora, pergunte para o garçom para evitar que seu prato seja preparado com esse aditivo.
- Alimentos que causam gases, desde superalimentos como os feijões, o brócolis, a lentilha e as pimentas até a couve-de-bruxelas, o repolho, o pepino

e o rabanete podem encher você de gases como um balão de hélio, atrapalhando o sono profundo.

- Devorar a comida e engolir grandes quantidades de ar junto com mordidas pouco mastigadas é uma combinação que geralmente termina em inchaço, gases e cãibras no meio da noite, quando o alimento e o ar atingem os intestinos.

Touca de dormir

Para os insones, o álcool é o remédio mais comum para um sono melhor. Mas o que as pessoas pensam que ajuda a dormir pode ser exatamente o que as priva de um bom sono.

Uma taça de vinho ou uma bebida quente com álcool durante a noite pode até deixar você sonolento, mas exagere na dose e o álcool irá interferir no seu sono. O álcool ajuda você a dormir e pode até ajudar você a dormir de forma profunda por uma hora ou um pouco mais. Depois disso, ele perturba o sono REM (*rapid eyes movement*, ou movimento rápido do olho), a fase do sono em que você sonha e se livra das tensões acumuladas durante o dia. O álcool pode aumentar a frequência com que você acorda, pode piorar a qualidade do sono em geral e pode reduzir a parcela de tempo do sono profundo, o chamado sono delta.

Outro problema para dormir causado pelo uso do álcool é que é muito fácil desenvolver tolerância. Enquanto no ano passado uma taça de vinho ajudava você a relaxar e a dormir, manter esse hábito pode rapidamente elevar a necessidade para uma ou duas taças para obter o mesmo efeito. As mulheres são especialmente vulneráveis a esse ciclo, já que o corpo menor e o metabolismo mais devagar do álcool significa que o efeito de uma dose é maior quando comparado aos homens. Pessoas que notam dormir de modo menos profundo ou que acordam com maior frequência durante a noite depois de beber socialmente devem evitar por completo a ingestão de álcool antes de dormir.

Ingerir álcool à noite também pode deixar você mais burro no dia seguinte. As memórias são criadas pelo fortalecimento das conexões entre grupos de células cerebrais. Grande parte dessa tarefa acontece quando você está dormindo, com as células do cérebro passando a trabalhar essas redes, melhorando umas e piorando outras durante a fase REM do sono. Como resultado, você deixa de aprender ou processar informações quando você bebe. Isso talvez explique por que as pessoas que aprendem algo novo e depois ingerem álcool antes de dormir perdem cerca de 40% do conhecimento adquirido e mostram um desempenho muito pior no dia seguinte quando comparadas às pessoas que não têm esse hábito.

Para resumir, uma taça de vinho que acompanha um jantar não causa problemas, mas não exagere. Se, mediante um diário do sono, você perceber que o álcool atrapalha seu sono, fique longe dele, definitivamente.

Lanchinhos noturnos

Você quer dormir como um bebê? Pois terá melhores chances quando os níveis de serotonina no cérebro estiverem elevados. Conforme discutido no Capítulo 3, a serotonina é sintetizada a partir de um aminoácido chamado triptofano. Quanto maior a quantidade de triptofano no cérebro, maior a quantidade de serotonina produzida e melhor o sono.

Há um jeito perfeitamente natural e seguro de elevar os níveis de triptofano: uma porção de carboidratos cerca de uma hora antes de você se deitar. "Um lanche leve que contenha alimentos ricos em carboidratos, como bolachas, frutas ou pipocas, antes de dormir provavelmente não afetará a velocidade com que se cai no sono, mas ele pode ajudar algumas pessoas a dormir por mais tempo e de forma mais profunda", diz Gary Zammit, phD e diretor do Instituto de Distúrbios do Sono do Hospital St. Luke, localizado na cidade de Nova York.

Mas não exagere. Para obter os efeitos da serotonina, bastam 30g de carboidratos. Qualquer quantidade acima disso irá fazer com que você acrescente calorias e atrapalhe o sono com o excesso de comida no estômago.

Algumas pessoas juram que um copo de leite quente fornece uma ampla dose de roncos na hora de se deitar. Mas isso não se deve ao triptofano presente no leite, que é o composto que forma a serotonina, já que a proteína contida no leite acaba impedindo o triptofano de chegar ao cérebro. Talvez o efeito seja produzido pela temperatura do líquido, que eleva a temperatura corporal em um ou dois graus, relaxando o corpo e indicando que é hora de descansar.

Controlando os desejos noturnos

Se você está com dificuldades de controlar os impulsos alimentares durante a noite, talvez você precise estabelecer algumas regras. Por exemplo, o maior obstáculo na perda de peso para Jill, uma garçonete de San Diego, eram os impulsos noturnos: "Sempre chegava em casa à noite cansada e precisando de conforto. Então, comia um belo jantar, mas depois ficava com vontade de algum doce. Assim, acabava beliscando a noite inteira tudo que estivesse na despensa e na geladeira". Quando somei as calorias ingeridas por Jill nos lanchinhos noturnos, ela se espantou ao descobrir que estava engolindo mais de 1.500kcal antes de se deitar.

Se você é como Jill, talvez queira criar uma regra que o impeça de comer na cama, ou ao assistir à televisão, ou talvez que o impeça de comer nas duas horas que antecedem o sono. Talvez você prefira nem mesmo levar a tentação para casa, ou opte por mandar as crianças limparem a cozinha depois do jantar, para evitar que você se aventure a ficar perto de comida depois de comer. Lembre-se, erre ao planejar e você terá planejado falhar. Crie e obedeça a suas regras!

Superalimentos para dormir

Siga os conselhos alimentares sobre alimentos verdadeiros deste livro e você irá notar uma melhora na qualidade do sono, do humor, da disposição e do raciocínio. Isso acontece porque você irá obter as vitaminas, os minerais, as fibras, os fitonutrientes e os carboidratos de qualidade em quantidades balanceadas que contribuirão para uma energia maior e mais bem-distribuída ao longo do dia e para um bom sono à noite. Quanta diferença, se comparado ao abastecimento do corpo com o lixo!

As pessoas bem-nutridas são mais felizes, mais magras, mais saudáveis e dormem melhor. Faz bastante sentido. Como uma máquina azeitada, o corpo funciona e descansa melhor quando alimentado com a combinação certa, dos alimentos certos, no momento certo. Por exemplo:

- Legumes e germe de trigo: esses alimentos fornecem grande quantidade de vitaminas do complexo B, como o ácido fólico e as vitaminas B6 e B12, que são como operários na produção da serotonina e na regulagem do sono. O aumento da ingestão dessas vitaminas faz com que os insones relatem melhorias no sono dentro de poucas semanas.
- Leite, iogurte e leite de soja: esses alimentos são ricos em cálcio e magnésio, dois minerais essenciais

para o relaxamento dos músculos e para a transmissão nervosa. O magnésio também desempenha papel fundamental na química do corpo que regula o sono. A carência de um desses minerais pode levar a cãibras musculares, ao aumento do estresse e à piora da qualidade do sono, enquanto uma ingestão otimizada reduz o tempo necessário para pegar no sono, aumenta a profundidade do sono e melhora as ondas cerebrais enquanto dormimos.

- Vegetais e legumes de folhas verde-escuras: esses alimentos fornecem ferro, que ajuda a reduzir o risco para síndrome das pernas irrequietas, que são sensações de ardor, coceira ou irritação nas pernas, nos braços ou no tronco, o que perturba o sono.
- Peixes gordos ou alimentos enriquecidos com DHA: essas gorduras saudáveis melhoram a qualidade do sono, possivelmente por ajudarem a aumentar a quantidade de melatonina, o hormônio que regula o ciclo do sono. Até os bebês dormem melhor e por mais tempo quando as mães gestantes consomem quantidades ótimas de DHA.

Dose para dormir

E se existisse uma pílula capaz de resolver todos os problemas do sono? Enquanto não há uma solução melhor que comer bem e cuidar de si mesmo, há algumas opções na forma de comprimidos que você talvez deva considerar.

Melatonina

A melatonina é um hormônio produzido naturalmente pelo corpo e liberado à noite ou quando está escuro. Ele ajuda a regular o ciclo do sono. Algumas pessoas não conseguem produzir quantidade suficiente desse composto, o que faz com que fiquem rolando na cama.

Mas será que você pode compensar os níveis reduzidos desse composto com um suplemento de melatonina? Talvez. Alguns estudos mostram uma leve melhora no sono, especialmente no tempo necessário para dormir, quando as pessoas tomam suplementos de melatonina. A melatonina também ajuda a controlar a falta de sono causada pela mudança nos fusos horários. Não está bem claro se a melatonina ajuda as pessoas a permanecerem dormindo, se ela aumenta o período de sono profundo, o mais necessário, ou se a ingestão de melatonina faz com que as pessoas se sintam mais descansadas.

De quanto você precisa? Se você decidir dar uma chance à melatonina, uma dose diária entre 0,5 e 5mg, tomada por um curto período de tempo, parece ser segura. Tome esses suplementos próximo da hora de dormir, ou próximo da hora planejada do sono no destino se você estiver viajando por diversos fusos horários.

A maioria dos suplementos de melatonina é produzida com uma forma sintética do hormônio, disponível nas formas líquida, em tabletes e sprays nasais. Há ainda as fórmulas de liberação imediata e de liberação prolongada. Já que uma dose concentrada e de rápida absorção de melatonina é bem efetiva, provavelmente os produtos com fórmula de liberação imediata são melhores. Os produtos com fórmula de liberação prolongada não funcionam tão bem.

Um último aviso: a maioria dos especialistas chama a atenção para o uso de suplementos de melatonina por períodos maiores que um mês. O uso em curto prazo parece ser seguro, mas a falta de estudos de longo prazo deixa pendentes as questões sobre segurança. Para completar, certifique-se de tomar esses suplementos à noite, já que o consumo excessivo de melatonina no momento errado pode agravar os problemas de sono.

Valeriana

A valeriana é uma erva medicinal indicada para os distúrbios do sono usada desde a Grécia antiga. A raiz e o caule dessa planta são usados no preparo de chás e tinturas, ou você pode tomar comprimidos dessa erva seca.

A valeriana parece funcionar. Em um estudo, foi ministrado aos indivíduos 400mg de extrato de valeriana e placebo. As pessoas que ingeriram a valeriana dormiram mais rápido, melhor e acordaram com menor frequência. Outros estudos compararam a valeriana com comprimidos para dormir e descobriram que ambos funcionam da mesma maneira, mas a valeriana apresentou menos efeitos colaterais. Entretanto, há estudos que relatam não terem descoberto benefício algum com o uso da valeriana, de modo que são necessárias mais informações.

Ninguém sabe ao certo como a valeriana funciona, nem mesmo qual seria a dose recomendada. A dose geralmente utilizada nos tratamentos de curto prazo varia de 400 a 900mg. Muitos componentes da erva foram isolados e estudados, porém é mais provável que seja uma combinação dos ingredientes, não a ação de apenas um ou dois deles, a responsável pelos resultados. A boa notícia é que não há relatos de efeitos colaterais. Para manter-se na margem de segurança, gestantes, pessoas que tomam outros sedativos e crianças pequenas devem evitar o consumo dessa erva.

5-HTP

Na época em que os suplementos de triptofano eram comercializados, estudos mostraram que a ingestão de uma pílula de triptofano reduzia o tempo necessário para pegar no sono em até 50%, além de melhorar a profundidade e a duração do sono. Como hoje em dia os suplementos de triptofano não existem mais (eles foram banidos na década de 1980 em razão de graves problemas de contaminação), as empresas passaram a produzir um substituto, o 5-hidroxi-L-triptofano, ou 5-HTP. O corpo produz o 5-HTP a partir do triptofano e, como o triptofano, o 5-HTP é convertido em serotonina pelo cérebro.

Suplementos de 5-HTP se mostram promissores no combate à insônia, na contribuição para a perda de peso e até para os ataques de pânico. Vários estudos mostram que as pessoas dormem melhor e por mais tempo quando tomam um suplemento de 5-HTP. Mas ainda há questões pendentes sobre a segurança, e ninguém tem muita certeza sobre a recomendação (doses que vão de 20 a 300mg foram usadas em adultos) ou sobre as consequências do uso do 5-HTP por meses ou anos. Recomenda-se a preferência por comprimidos com revestimento entérico para otimizar a absorção e minimizar os potenciais efeitos colaterais, como desconforto estomacal, náuseas e vômitos. Quanto menor a dose ingerida, menores os efeitos colaterais. Qualquer um que esteja considerando tomar suplementos de 5-HTP deve consultar um médico antes, especialmente gestantes e lactantes, pessoas com pressão alta ou diabetes, ou que tomam medicamentos e ervas que alteram o humor.

Mexa-se para uma soneca

Você sabia que essa hora chegaria. Não posso, em sã consciência, deixar de mencionar a importância dos exercícios diários para um bom sono. Pessoas felizes e saudáveis se exercitam ao menos 45 minutos por dia, o que ajuda a explicar em parte por que elas dormem tão bem. Faça ao menos 45 minutos de exercícios em qualquer momento do dia, menos antes de ir dormir, e isso irá ajudar a eliminar os hormônios ligados ao estresse, evitando que você role na cama à noite. Quem faz exercícios tem um sono 33% mais profundo que os esquentadores de sofá; contudo, quem passa a fazer exercícios também consegue dormir de forma mais rápida, profunda e duradoura assim que a empreitada começa.

Para muitos de meus amigos e clientes, como Janice, os exercícios foram o passaporte para a terra dos sonhos:

> Durmo muito melhor nos dias em que corro do que nos dias em que não me exercito. Em ambas as gestações, corri até completar sete meses. Quando meus dois filhos eram pequenos, corria com eles em um carrinho de bebês duplo. Meus filhos me conhecem! Quando fico alguns dias sem correr, acabo ficando irritada, e eles suplicam: "Mãe, por favor, vá correr um pouco!" Eles me conhecem!

Ou, como Julie, outra cliente, diz: "Os exercícios permitem que eu me concentre mais, que eu durma melhor e raciocine de forma mais clara. Ponto final."

Durma feliz

Tentar melhorar o sono pode ser tão simples quanto umas poucas mudanças em quando, o que e quanto você come. Além disso, adotar uma rotina de relaxamento até a hora de se deitar ajuda a preparar o corpo para dormir, como tomar um banho quente ou ler um livro, por exemplo. Em caso de problemas mais graves ou crônicos, sempre procure um médico.

Segredo nº 11:
O hábito que você precisa adotar para ser feliz, saudável e magro

A promessa

Após uma hora adotando esse hábito, você irá:

- Ser mais feliz, mais calmo e mais confiante.
- Ter maior disposição.
- Notar uma melhoria em seu dia.

Após um mês, você irá:

- Ficar menos estressado.
- Dormir melhor.
- Sentir uma fadiga menor.
- Experimentar um otimismo mais constante.

Após um ano, você irá:

- Notar uma melhoria na memória.
- Perder bastante peso.
- Retardar o processo de envelhecimento.
- Reduzir os riscos para as doenças ligadas à idade.
- Parecer mais jovem.
- Ter maior confiança, autoestima e orgulho de si mesmo e de suas realizações.
- Aumentar as chances de momentos de felicidade.

Tenho sido abençoada com vários momentos de felicidade em minha vida. Alguns desses momentos parecem simplesmente descer sobre mim como um cobertor quentinho nas horas de necessidade. Outros vieram durante os meus vinte e poucos anos, antes das crianças e quando eu era disciplinada o suficiente para meditar todos os dias. Mas grande parte dos momentos de abençoada felicidade veio durante e por causa dos exercícios.

O "momento" mais profundo de felicidade durou uma semana enquanto eu pedalava pelos cerca de 483km entre o Parque Nacional Glacier e o Canadá. Os percursos foram maravilhosos — picos acidentados pontilhados de cabras montesas e ovelhas de chifre espiralado — separados por vales verdejantes, com uma vista que faria qualquer pessoa cair de joelhos ante tamanha grandiosidade. A jornada era suportável — tudo que eu tinha de fazer era pedalar, comer e dormir. Foi o esforço físico mais vigoroso que fiz em muitos anos, com vários dias de pedaladas contínuas morro acima por 8km ou mais, repetindo essa rotina de novo e de novo, totalizando de 80 a 160km do raiar ao sol poente.

Talvez você esteja se perguntando por que enfrentei tamanho desafio. A resposta mais simples é: "para saber se eu conseguiria". A resposta mais complexa tem algo a ver com chegar aos cinquenta anos de idade e perguntar: "Se não agora, quando?" A viagem recompensou de formas que jamais podia imaginar.

Quando cheguei ao topo do Caminho do Sol no segundo dia, alcançando a Divisória Continental no alto de seus 2.000m de altitude, algo além de minha sanidade deu um estalo. Entrei em um estado de êxtase que durou por todo o resto da viagem. No começo, me sentia apenas extasiada por ter conquistado a montanha, dançando o tempo todo e cumprimentando qualquer pessoa que passasse na frente. O barato inicial deu lugar a uma gratidão, um deleite mais duradouro. Conforme comecei a descer, tudo parecia perfeito, absolutamente correto no mundo. Não havia nada a temer; eu não sentia ansiedade alguma, não havia preocupações. Eu estava em um estado de paz absoluta.

Eu dormia repleta de alegria e acordava em cada manhã sabendo em meu coração que o dia continuaria perfeito.

Ao longo de toda aquela semana, pensei com frequência em meu pai, que havia nos deixado já fazia 15 anos. Ele amava o campo e a natureza. Conforme pedalava pelo Parque Glacier, sabia que ele teria se sentido em casa em meio a vales, rios e montanhas, e eu me perguntava se ele alguma vez teria estado ali. Lembrei-me de seus últimos anos, em que ele já não conseguia pescar no rio Rogue ou andar pelas montanhas, e tínhamos de passear de carro por Carson Valley, em Nevada, brincando de quem conseguia enxergar mais gaviões. Ele sempre ganhava. Juro que ele percebia uma ave a mais de 1km de distância.

No terceiro dia de pedalada, enquanto seguia sozinha por um vale bastante florido, com meu pai na cabeça e uma enorme gratidão no peito, um gavião desceu do céu e começou a voar na altura de meus olhos. Ele pairava ao meu lado enquanto eu seguia em frente. Éramos apenas eu e a ave sentindo o vento nas costas e com o sol das Montanhas Rochosas no rosto. O pássaro não chegou a olhar para mim; ele planava ao meu lado conforme eu descia pela estrada, como se dissesse: "Só passei para lhe dizer que seu pai manda um 'olá'." Depois de quase 400m, o gavião deu uma guinada em direção ao vale. Foi a experiência mais impressionante de minha vida. Naquele estado de graça, eu estava aberta para receber uma mensagem de alguém que me era muito querido.

Ser fisicamente ativa já me rendeu mil e um momentos de felicidade, de orgulho, de gratidão, de alegria e de êxtase. Mas o dia em que pedalei ao lado do gavião supera qualquer um desses momentos. Foi como um ponto de exclamação delicioso em uma semana inteira de alegrias.

Não posso prometer que os exercícios sempre irão trazer momentos de felicidade a você, mas posso prometer que, para cada hora que você investir em atividades físicas, seu corpo irá lhe recompensar cem vezes mais, com uma melhora na saúde física, emocional, mental e talvez até espiritual. Elas também irão dar início à sua qualidade de vida hoje e estender seus anos de juventude para muito além no futuro (a maioria dos companheiros de pedaladas no parque Glacier tinha passado bastante dos 50 anos de idade!). Na verdade, uma única aula de aeróbica é suficiente para dar uma turbinada no humor. Ora, até mesmo uma caminhada vigorosa de 10 minutos pode elevar o espírito e ajudar a amenizar a fadiga, a raiva, a confusão e a ansiedade. É o melhor investimento que você pode fazer para sua vida e para sua saúde.

> O barato natural
>
> O corpo foi projetado, ao longo de milhões de anos, para ser vigorosamente ativo. Não se trata de dizer que os exercícios "fazem bem" para nós. É quando não nos mexemos que o organismo entra em colapso. Nada que você faça terá maior impacto no peso, no humor e na saúde tanto hoje quanto com o passar do tempo.

Exercícios sentado

Os cidadãos norte-americanos passam em média quase 60% do dia sentados. Sentamos para comer, dirigir, assistir à televisão, trabalhar, jogar no computador e dirigir carrinhos cortadores de grama. Sentamos nos cinemas, nos estádios para ver jogos, nas peças de teatro, nos concertos de música, nas reuniões, nas cafeterias e nos restaurantes. Sentamos nos aeroportos e nos aviões, nos ônibus e nos trens, nos caminhões e nos carrinhos de golfe. Some todas essas horas sentado com as de sete a nove horas de sono e será fácil perceber que não sobra muito tempo para se movimentar. Mesmo que você planeje uma caminhada de meia hora durante o almoço, ainda sobram 23 horas e meia em que os batimentos cardíacos não se alteram quase nada.

Todas essas horas sentado equivalem a uma viagem expressa para a terra dos gordos! Quando está sentado, seu corpo queima perto de zero caloria, ou cerca de 5kcal a mais do que você gastaria se estivesse dormindo. Faça as contas. O excesso de tempo sentado aumenta conforme envelhecemos. Quando a nossa principal ocupação é ficar sentado, perdemos de 1% a 2% da massa muscular por ano a partir de algum momento por volta dos trinta anos. Isso equivale a uma perda de 2,2 a 4,5kg de músculos por década. Conforme perdemos músculos, que são o tecido ativo do corpo, o metabolismo decresce, ficando mais fácil ganhar peso. Conforme o metabolismo se retarda, passamos a sentir mais cansaço e mais preguiça, além de o humor ir por água abaixo. Quanto mais tempo passamos sentados, mais a gordura acumula na barriga, o que eleva os riscos de todas as doenças ligadas à idade, das doenças cardíacas à demência senil. A tendência a engordar na meia-idade é o começo de um *continuum* que, se não for freado, provavelmente resultará em uma vida na cadeira de rodas ou no andador. Não é um retrato bonito, mas ele também não precisa acontecer.

Deixe o "mas" de lado

O exercício diário é o caminho mais rápido para a perda de peso e para retardar o envelhecimento. Por exemplo,

Maureen, uma escritora *freelancer* que mora ao noroeste do Pacífico, fez algumas mudanças em seus hábitos alimentares e adotou os exercícios para atingir suas metas com o peso: "Treinei com um *personal* uma vez por semana nos primeiros seis meses e duas vezes por semana nos seis meses seguintes, fazendo treinamentos de força intercalados com exercícios aeróbicos entre as séries (como subir um lance rápido de escadas 10 vezes ou pular sobre um degrau elevado por um minuto). Nos últimos dois meses, acrescentei o pilates duas vezes por semana." E tamanho esforço rendeu resultados. Maureen perdeu 14kg até agora e continua emagrecendo.

Os exercícios também produzem um efeito dominó no resto de seus hábitos, ajudando você a comer melhor e a cuidar mais de si. Foi o que Victoria, uma escritora *freelancer* e mãe de dois filhos pequenos que mora em Beaverton, no Oregon, descobriu quando passou a se mexer mais. "Depois que fiquei mais velha, aprendi que preciso me exercitar para manter a boa aparência. Acabei com os 'mas', como em 'preciso fazer exercícios, *mas* sou muito ocupada'. Agora eu pedalo (ou em lugares abertos ou na bicicleta ergométrica) quase todos os dias, levanto pesos nos outros dias da semana e também faço pilates. Os exercícios me fazem naturalmente querer comer alimentos mais saudáveis."

Ficar magro não significa apenas levantar ferro ou participar de uma aula de *spinning* na academia (apesar de essas serem excelentes ideias). Com frequência maior do que você imagina, tudo o que uma pessoa feliz e saudável precisa fazer para evitar as saliências é permanecer se movendo durante o dia. As pessoas magras usam escadas em vez do elevador, sobem as escadas rolantes andando em vez de ficarem paradas como se fosse um parque de diversões, e se levantam para trocar o canal da televisão ou para falar com um colega de trabalho em vez de usar um controle remoto ou um e-mail. Essas pessoas se movem cerca de duas horas e meia a mais por dia que os colegas obesos apenas por ter uma atitude proativa, queimando cerca de 350kcal a mais por dia. Ao longo de um ano, isso pode representar uma perda de peso equivalente a quase 17kg.

Acima de tudo, alguém que queira manter uma perda de peso significativa precisa se exercitar. Foi o que os pesquisadores da Universidade Brown descobriram no corrente Estudo Nacional de Controle do Peso (National Weight Control Registry – NWCR, na sigla original), pelo acompanhamento de milhares de pessoas que conseguiram manter uma perda significativa de peso por cinco anos ou mais. Mais de 90% dessas pessoas se movem todos os dias entre ao menos uma hora e uma hora e meia. A maior parte apenas faz caminhadas, mas muitos combinam atividades diferentes, como caminhar em um dia, nadar ou fazer uma aula de exercícios aeróbicos em outro. Nada que você faça terá um impacto maior no peso, no humor e na saúde, tanto hoje como no futuro, quanto o causado pelos exercícios.

Use ou perca

Quanto mais velho você fica, maiores são os riscos e mais importante é que você levante e passe a se mexer.

Conheci Harold em um percurso ciclístico de 113km pelo vale Willamette, a leste de Salem, no Oregon. Quando perguntei a ele por que gostava de pedalar, ele respondeu: "Eu me aposentei faz 10 anos. Já tinha visto o que acontecia com meus companheiros e amigos aposentados. Eles se sentavam em poltronas e ficavam rígidos, enferrujados e velhos. Não queria que isso acontecesse comigo." Por isso, Harold limpou uma antiga bicicleta de três marchas que tinha na garagem e começou a pedalar pela vizinhança.

O hábito começou a durar quase uma hora na maioria das tardes. "Então, topei com o clube de ciclismo local um dia e decidi que deveria dar um passo adiante. Comprei uma bicicleta melhor, passei a integrar o clube e por isso aqui estou". Harold perdeu 11kg desde que se aposentou, deixou de tomar medicamentos, está em forma muito melhor que seus amigos aposentados e diz, aos 75 anos de mocidade: "Jamais me senti mais feliz ou em melhor forma em toda minha vida."

Qualquer pessoa que queira envelhecer graciosamente — com vigor, paixão e independência — precisa fazer exercícios. Essa lição ficou clara para mim há alguns anos, quando comecei a frequentar a academia. Foi logo depois da morte de minha mãe; um pouco antes, eu passava muito tempo visitando-a na clínica de repouso, onde as pessoas com seus sessenta ou setenta anos, às vezes mais, passavam o tempo conversando sobre quem havia morrido, quem estava doente e quais eram as dores que enfrentavam no dia.

Por outro lado, na academia, eu me vi cercada por pessoas da mesma faixa etária, mas essas novas pessoas eram de outro planeta. Elas eram vigorosas e animadas. Flertavam entre si e até mesmo comigo. Enquanto andavam na esteira, pedalavam as bicicletas ergométricas ou levantavam pesos, conversavam sobre os cursos que fariam ou sobre a próxima viagem à Índia. Alguns, como Helen, lutavam contra doenças como o câncer; era o exercício que a mantinha forte e com sua atitude positiva durante o tratamento. Havia outros, como Roy, que esteve perto de se mudar para uma clínica de repouso: "Eu estava cheio de dores que achava fazerem parte do envelhecimento. No entanto, desde que passei a me exercitar, a maioria das dores sumiu. Acho que estou muito mais jovem do que pensava."

Mas os exercícios não servem apenas para manter o coração e as artérias brilhando de tanta limpeza e a pressão arterial baixa, eles também servem para retardar o processo de envelhecimento bem no centro de nossa existência — no DNA, ou genes. Cada uma das cadeias de DNA, em cada uma das células do corpo, contém uma capa em cada extremidade, muito semelhante a uma corda de pular. Essas capas são chamadas telômeros. A função dos telômeros é impedir que o DNA se desenlace quando ele se divide para formar uma nova célula. A cada divisão celular, a capa de telômero se encurta um pouco. Depois de inúmeras divisões, os telômeros das células estão tão curtos que não conseguem proteger o DNA, e a célula morre. O acúmulo de células mortas é um dos indicadores do envelhecimento.

Qualquer coisa que impeça os telômeros de se encurtarem prolonga a vida das células, que, por sua vez, prolonga a saúde dos tecidos e previne contra o envelhecimento em geral. Pesquisas mostram que os exercícios impedem a retração dos telômeros. Na verdade, as pessoas que se exercitam ao menos três horas por semana têm telômeros muito maiores que os esquentadores de sofá, chegando a apresentar diferenças que equivalem a um atraso no processo de envelhecimento de até 10 anos!

Alguns motivos por que todos devem se exercitar

Os exercícios diários:

Reduzem o risco para doenças cardíacas, diabetes, hipertensão, câncer, derrame e quase todas as outras doenças ligadas ao avançar da idade.

Melhoram a flexibilidade, a força e o equilíbrio.

Melhoram as juntas e fortalecem os ossos.

Elevam os níveis de energia e reduzem a fadiga.

Ajudam a lidar melhor com o estresse.

Melhoram as sensações de bem-estar.

Incentivam a adoção de hábitos alimentares melhores.

Aumentam a autoestima, a confiança e o amor próprio.

Ajudam a afinar a silhueta e a queimar gordura corporal. Melhoram a qualidade do sono.

Reduzem os riscos de depressão e ansiedade.

Elevam o humor.

Melhoram a aparência.

Dão um empurrãozinho à vitalidade.

O antidepressivo mais eficiente de todos

Se você está se sentindo triste, se está lutando contra a depressão invernal ou contra uma depressão pós-parto, ou se foi clinicamente diagnosticado como deprimido, os exercícios são o tratamento e a cura mais eficiente de todas. Além disso, são gratuitos e não produzem efeito colateral!

Milhares de estudos que cobrem décadas de pesquisas repetidamente demonstram que o hábito dos exercícios regulares é tão efetivo quanto alguns medicamentos no que diz respeito a melhorar o humor das pessoas, sejam elas jovens ou idosas, homens ou mulheres. Eles ajudam pessoas com depressões de branda a severa, pessoas que não respondem bem aos tratamentos com antidepressivos, alcoólatras em reabilitação, pessoas que lutam contra doenças letais, como o câncer, e pessoas que se reabilitam de distúrbios alimentares. "Os exercícios aliviam a depressão de forma mais eficiente que qualquer medicamento antidepressivo e que qualquer terapia, ou alguma combinação desses dois", diz Ed Pierce, phD e professor associado do Departamento de Ciências do Esporte e da Saúde da Universidade de Richmond.

E quanto às pessoas que já são felizes? Julie, a relações-públicas de Minneapolis, considera-se uma pessoa feliz, mas adora o impulso extra que consegue com os exercícios diários: "Os exercícios definitivamente me deixam bem-disposta. Minha malhação diária permite que eu me concentre mais, que eu durma melhor e que eu raciocine de forma mais clara. Não sinto ser eu mesma sem eles."

Por que os exercícios são fundamentais para o humor?

Não é surpresa alguma o fato de os exercícios serem o antidepressivo da Mãe Natureza, já que eles refinam e ajustam uma série de compostos neuroquímicos, todos em favor do *barato natural*. A malhação diária eleva os níveis de epnefrina e norepinefrina, que turbinam o sentido de alerta. Ela eleva os níveis de serotonina, que melhora o humor, produzindo resultados semelhantes aos dos medicamentos que alteram o humor, como o Prozac. O aumento na temperatura corporal que resulta de uma malhação vigorosa tem ainda um efeito relaxador no corpo, muito semelhante a um banho quente e relaxante. Por fim, a hora gasta na academia ou na caminhada vigorosa representa uma pausa na rotina frenética, um tempo livre de preocupações e de emoções desagradáveis.

Danielle, treinadora e professora residente em Salem, no Oregon, tem os exercícios como um momento para sumir com o estresse e com os problemas:

> Sou o tipo de pessoa que se preocupa com tudo. Ao longo dos anos, aprendi a reservar os momentos de preocupação para a hora da corrida. Os exercícios são uma experiência tão revigorante que dão continuidade à minha atitude otimista para qualquer que seja a dificuldade enfrentada. Costumo correr cerca de 10km e, durante os 2km iniciais, sinto um aperto na garganta e lágrimas correndo no rosto. No entanto, em algum momento depois, consigo retomar o passo, subir um terreno íngreme e me livrar do que quer que me incomode. Ao final da corrida, o problema já não parece mais tão assustador, fico mais calma, centrada e em paz comigo mesma e com minha vida.

A sanidade causada pela corrida em Danielle pode ser causada por alterações na química do cérebro, ou talvez seja resultado do conhecido "barato de correr", que é a sensação de euforia que se segue à intensa atividade física. Esse barato natural é atribuído às endorfinas, compostos neuroquímicos naturais semelhantes à morfina que ajudam a desenvolver a tolerância à dor e que geram sensações de euforia e satisfação.

Qualquer que seja a causa, ao menos uma verdade é absoluta, a de que os exercícios são um excelente antidepressivo natural. Vários estudos atestam os benefícios da atividade diária no humor. Por exemplo:

- Pesquisadores da Universidade Stanford compararam os efeitos da falta de exercícios com os efeitos de exercícios de variadas intensidades em termos de consequências psicológicas. Depois de um ano de acompanhamento, os indivíduos que se exercitavam sentiam significativamente menos estresse, ansiedade e depressão quando comparados ao grupo dos sedentários, ainda que esses últimos estivessem mais magros ou em melhor forma.

- Em um estudo da Universidade Duke, pessoas deprimidas foram tratadas ou com medicamentos antidepressivos, ou com exercícios ou com uma combinação dos dois tratamentos. Depois de 16 semanas, quase 70% dos indivíduos não manifestavam depressão. No entanto, os melhores resultados vieram com os exercícios, enquanto a proporção de pacientes tratados apenas com medicamentos que não sentiram qualquer alívio foi de um para cada três. Entre os pacientes que disseram ter a depressão aliviada pelos medicamentos, muitos relataram efeitos colaterais causados pelos medicamentos.
- Outro estudo da Universidade Duke dividiu pessoas deprimidas em grupos tratados ou com exercícios, ou com medicamentos, ou com placebo. A quantidade de pessoas que relataram uma melhora do humor com o tratamento à base de medicamentos foi muito próxima daquela alcançada pelo tratamento com exercícios, com a diferença que os exercícios não tinham custo nem efeitos colaterais.

Esses e outros estudos não negam a importância de se buscar ajuda médica para a depressão clinicamente diagnosticada. Sempre procure um profissional quando não conseguir se livrar do abatimento. No entanto, qualquer profissional irá enfatizar a importância da inclusão de atividades diárias no tratamento, quer você precise ou não de medicamentos, aconselhamento ou alguma outra atenção médica.

Você foi feito para se mexer

Talvez isso soe como surpresa, mas a atividade física não é simplesmente saudável ou benéfica para nós. Assim como você não diz que o oxigênio, ou o componente básico da sobrevivência, é "saudável para nós".

A lição aqui é que nossos corpos foram projetados para se mover. Quando não nos mexemos, o organismo entra em colapso.

Ao longo de milhões de anos, nossos corpos se desenvolveram para ser vigorosamente ativos. Foi apenas em anos relativamente recentes que passamos, primeiro, de caçadores-coletores a agricultores e trabalhadores e, agora, a apenas "sentadores". Quando trabalhamos contra o instinto básico de nosso organismo de se mexer, o corpo começa a definhar — mental, emocional e fisicamente. Compare um esquentador de sofá que vai contra seu instinto básico de movimento a um rato de academia que trabalha a favor desse instinto, e você verá que o esquentador de sofá tem duas vezes mais chances de apresentar depressão, enquanto é praticamente impossível para quem é apaixonadamente ativo ter mais do que um dia ruim de vez em quando.

Melhor ainda, a relação entre atividade e humor é cíclica. Digamos que você não esteja no clima de fazer exercícios, mas amarra o tênis e parte para a caminhada de uma hora todos os dias. É provável que dentro de pouco tempo seu humor melhore, o que dará a você o incentivo para se exercitar mais, que acabará resultando numa melhora ainda maior do humor. Antes que perceba, você terá perdido peso, passará a ter orgulho de si mesmo, terá ganhado confiança e melhorado o humor, pelo simples motivo de ter feito um esforço inicial de ir respirar um pouco de ar puro!

O tango da autoconfiança

Precisando de conforto nos braços da autoconfiança? Precisando elevar a autoestima? Está procurando um *barato natural* para orgulhar-se de si mesmo? Faça aulas de dança. Ou escolha um exercício de sua preferência. Pessoas que fazem atividades físicas todos os dias têm uma autoimagem muito melhor, são mais confiantes e alcançam melhores resultados nos testes de autoestima que pessoas sedentárias. Quanto mais exercícios, maior a confiança.

Alex, o estudante universitário que mora ao noroeste do Pacífico, descobriu sua fonte de autoestima, e também um hábito que o deixa bem-disposto, nos exercícios:

> Não poderia sobreviver sem os exercícios. Faço aulas de aeróbica e também vou à academia ao menos duas vezes por semana, e levantar pesos me faz sentir muito bem. Minha disposição, meu humor e minha capacidade de funcionamento, tudo isso se beneficia da malhação. Perdi bastante peso nos últimos anos e, além de me fazer comer melhor, os exercícios me fazem sentir bem comigo mesmo e com o esforço que realizei para ficar mais magro, mais feliz e mais saudável.

Passeie com sua memória

"Sinto a neblina nos pensamentos se erguer quando me exercito. Quando calço meus tênis de corrida e caio na estrada, me sinto revigorada, viva e torno a ser eu mesma", conta Whitney, uma relações-públicas que mora em São Francisco. "Preciso me exercitar, senão acabo ganhando peso. Ser fisicamente ativa também me deixa com o humor melhor — depois de uma longa corrida ou uma boa malhação, os problemas parecem evaporar. O hábito me ajuda a amenizar o estresse do escritório e estimula minha criatividade. Penso de forma muito mais clara nos dias em que deixo a preguiça de lado e me exercito."

Os exercícios estimulam o fluxo do sangue para o cérebro, abastecendo-o com uma ampla dose de oxigênio e nutrientes. Eles também minimizam a formação de placas no interior dos vasos sanguíneos, fazendo com que o sangue corra sem qualquer obstrução. Os exercícios também elevam os níveis de substâncias naturais chamadas neurotrofinas, que atuam no crescimento das células cerebrais e ajudam as células nervosas a processar informações. Os níveis dos neurotransmissores, em particular da dopamina, das endorfinas, da serotonina e da norepinefrina (que contribui para o armazenamento e a recuperação das memórias) também se elevam em até 29% com os exercícios.

"Quando corro, tenho as ideias mais originais. Chamo isso de meu 'momento aha', porque soluções para diversos problemas, como lidar com uma dificuldade de um de meus filhos ou falar com meu chefe sobre um aumento, simplesmente surgem na minha cabeça enquanto corro", diz Julie, gerente de recursos humanos que mora em Mill Valley, Califórnia.

Basta transformar um esquentador de sofá em alguém que faz exercícios para essa pessoa passar a demonstrar melhoras significativas na capacidade de raciocínio, no tempo de reação, na memória e na concentração. Essa pessoa passará a marcar mais pontos em testes de tempo de reação, de raciocínio e de memória. Na verdade, essa pessoa tornará a ter a mente ágil como na juventude, independentemente da idade. Para resumir, os exercícios são um *barato natural* que combate o envelhecimento do cérebro.

Esqueça o estresse

Pessoas que se exercitam com regularidade sofrem menos com o estresse, são mais calmas e têm maior capacidade de lidar com o estresse que pessoas sedentárias. Os pesquisadores não chegam a um consenso quanto ao que é melhor, se o exercício moderado ou o intenso, mas todos concordam que, quanto mais exercícios você faz, melhor.

Os exercícios ajudam a anular muitos dos efeitos danosos do estresse no cérebro e no corpo. Níveis elevados de hormônios ligados ao estresse, como o cortisol, estão relacionados à depressão, à perda de memória, ao dano causado nos tecidos e ao ganho de peso. Os exercícios "queimam" o cortisol, de modo que você deixa de arrancar os cabelos. Com o tempo, o corpo aprende a reagir de maneira menos intensa ao estresse, adquirindo assim um mecanismo de gerenciamento da ansiedade.

Ao remover o estresse de sua vida, você estará também dando um impulso ao cérebro. O cortisol interfere na capacidade do cérebro de usar a glicose, a fonte primária de energia do cérebro. A falta de energia resultante desse processo reduz a capacidade do cérebro de armazenar memórias e retarda o funcionamento mental. O cortisol também bloqueia a atividade de compostos neuroquímicos, impedindo o cérebro de gravar informações com eficiência. Por fim, o cortisol mata as células do cérebro quando interrompe a atividade dessas células, causando uma maior demora na remoção dos produtos residuais das células cerebrais e gerando enormes quantidades de radicais livres. Por conta disso, o tempo de reação, a memória, a criatividade e a concentração despencam. A atividade física diária ajuda a contornar todo o dano causado pelo estresse, deixando você em ótima forma mental.

Os exercícios podem ajudar você a superar os momentos mais difíceis da vida. Janice, uma mãe e produtora de televisão que mora em Portland, no Oregon, optou pelos exercícios para superar um doloroso divórcio. "O médico queria me receitar antidepressivos, mas eu não fiquei muito confortável com essa ideia, então continuei correndo. Os exercícios não só me ajudaram a acalmar os nervos e a me manter sã durante a fase mais louca de minha vida, como acabei ficando com uma forma boa a ponto de poder correr uma maratona!"

Isso também aconteceu com Bill, um assistente social aposentado de San Diego. "Quando minha mulher manifestou câncer de mama, a única coisa que me fez superar aquele momento difícil foi a corrida. Depois de uma boa corrida, eu passava de 10 para 1 na escala do estresse. Depois, os exercícios me ajudaram a superar o doloroso momento de quando ela morreu." O que começou como uma maneira de se livrar do estresse acabou se mostrando uma paixão. Vinte anos depois, no alto de seus setenta anos, Bill já correu centenas de provas de 10km e várias maratonas na Costa Oeste e na Costa Leste, incluindo a Maratona de Boston.

Mande a fadiga pedalar

Quando se sente cansado e acabado depois de um longo dia atrás das crianças ou de se matar no trabalho, a última coisa que você deseja é uma boa e velha malhação. Mas talvez isso seja exatamente o que funciona para colocar as coisas no eixo.

Depois de se graduar na faculdade com um diploma em contabilidade, Jill aprendeu que a temível época do imposto de renda e os longos invernos do Oregon são uma passagem apenas de ida para a fadiga:

> Aceitei trabalhar em uma grande firma internacional de contabilidade. Quando chegou o período do estresse em janeiro, pela primeira vez na vida tive problemas para lidar com o mundo. Quanto menos tempo para mim mesma eu tinha, mais me sentia cansada. Minhas atividades fora do ramo profissional se limitavam a tomar banho, comer e dormir. Eu acordava cansada e me arrastava durante o dia com os olhos semicerrados. Quando voltava para casa depois de trabalhar até tarde, mal conseguia chegar na cama antes de cair de sono. Jamais experimentei tamanha exaustão. Não conseguia me ver fazendo alguma coisa com meu tempo livre que não fosse dormir.

A disposição de Jill acabou entrando em uma espiral descendente de uma luta contra a fadiga até que, em uma noite de fevereiro, ela chegou ao fundo do poço. "Deixei o trabalho por volta da meia-noite e a primeira coisa de que me lembro depois disso foi acordar completamente vestida, com minha mala de trabalho nos ombros e com os sapatos ainda calçados. Não conseguia me lembrar de ter dirigido de volta para casa ou de subir os dois lances de escada até o meu quarto." Jill então percebeu que precisava fazer algo para retomar o controle de sua vida.

Em vez de outra noite de colapso na cama, ela atravessou a rua para ir à academia depois do trabalho:

> Passei 30 minutos na esteira, levantei alguns pesos e então voltei para casa. Na manhã seguinte, em vez de

> ter de forçar meus olhos para ficarem abertos, acordei antes de o despertador soar e iniciei aquela linda manhã de fevereiro com uma rápida caminhada pela vizinhança. Comecei a incluir de 20 a 30 minutos de exercícios em minha rotina anterior ao trabalho, e logo o temor que sentia de ir trabalhar desapareceu. Até meus amigos e colegas notaram a diferença.

Jill se sentia cansada e pensava que precisava dormir, mas era da atividade física que seu corpo, sua mente e seu humor realmente precisavam.

Acrescentar uma atividade física em seu dia pode aumentar a energia em 20% ou mais, além de reduzir a fadiga em 65%, mesmo para as pessoas que se consideram cansadas demais para pedalar. Pessoas que praticam exercícios diariamente também se sentem mais bem-dispostas, enquanto as pessoas sedentárias só ficam cada vez mais sonolentas. Um estudo pediu que as pessoas classificassem a disposição depois de um período de 12 dias ou comendo doces ou fazendo caminhadas vigorosas de 10 minutos. As pessoas que andaram relataram um aumento no nível de energia e uma redução na tensão, enquanto aquelas que comeram doces disseram que a energia melhorou de modo temporário, mas que ao aumento seguiu-se uma queda, resultando em mais fadiga e tensão.

Além de melhorar a química do corpo e de reduzir os hormônios ligados ao estresse, os exercícios abaixam a pressão arterial, enchem os pulmões e os tecidos com oxigênio e aumentam os níveis de trifosfato de adenosina (ATP), as moléculas altamente enérgicas geradas nas células do corpo. O alongamento alivia ainda a tensão muscular advinda dos hormônios ligados ao estresse produtores de fadiga, ajudando a melhorar a circulação do sangue no corpo e a oxigenação do cérebro. Para resumir, se você quer ter mais energia, precisa se mexer mais todos os dias.

Mexa-se como um atleta, durma como um bebê

Uma grande diferença entre as pessoas que dormem bem e as que dormem mal consiste não no que fazem na cama, mas no que fizeram durante todo o dia. Sim, você adivinhou — quem dorme bem tem maior tendência a ser fisicamente ativo. A atividade física ajuda a lidar com o estresse diário, produz uma onda de hormônios do sono e cansa o corpo para prepará-lo para dormir à noite.

Os exercícios também compensam o torpor matinal que resulta de uma noite maldormida ao elevar os níveis de cálcio no cérebro, o que ativa a produção de dopaminas no cérebro, melhorando o humor e a disposição. Um estudo da Universidade de Washington mostrou que pessoas que se exercitavam de forma vigorosa por ao menos 45 minutos em três dias da semana tinham um sono 33% maior que as pessoas relativamente inativas. Outro estudo da Universidade Stanford mostrou que adultos com problemas brandos do sono que se exercitavam por ao menos 40 minutos por dia, duas vezes por semana, pegavam no sono mais rapidamente e dormiam cerca de 45 minutos a mais que as pessoas que não se exercitavam.

Vá e faça

Alguém que verdadeiramente deseja perder peso e manter esses quilos afastados precisa se mexer. Não pode haver "mas", "se" nem "ou". Não me importa a sua idade, sua forma física, sua rotina ou seu nível de estresse. Não me importa se seus joelhos doem, se suas costas têm incomodado ou se você tem calos no pé. Não me importa se você não tem onde se exercitar, se não tem ninguém para lhe acompanhar ou se você nasceu sem força de vontade. Não ligo nem mesmo se você come perfeitamente bem, se está no peso ideal, se se considera extremamente saudável ou se acha que sua dieta de baixas calorias é tudo de que precisa para perder peso. Todo mundo tem de se mexer. Não estou dizendo a você nada que você já não saiba. Você e todas as pessoas no raio de um milhão de quilômetros sabem que se mexer é absolutamente essencial para o bom humor, uma boa saúde e uma cintura razoável.

Apesar de qualquer atividade física ser melhor do que nenhuma, o melhor plano de exercícios semanais deve incluir duas regras básicas:

1. *Regra básica nº 1:* Faça exercícios quase todos os dias, incluindo duas dentre três opções:

- *Atividade aeróbica:* caminhada, natação, dança, kickboxing, corrida etc.
- *Treinamento de força:* levantamento de peso, pilates ou ginástica calistênica, como abdominais.
- *Aquecimento e relaxamento:* movimentos que trabalhem a flexibilidade, ioga etc.

Essa combinação de três partes maximiza os efeitos da melhoria do humor e da energia causados pela atividade física, reduzindo o risco de machucados e aumentando a probabilidade de você não se entediar e de viver melhor, mais feliz e bem-disposto.

2. *Regra básica nº 2:* Mexa-se mais durante o dia. Além dos exercícios programados, coloque um pedômetro e pro-

cure atingir 10 mil passos por dia. Mesmo que você não alcance essa marca e fique em 4 mil passos, no decorrer de um ano terá perdido 2,3kg ou mais.

Chegar aos 10 mil passos não é difícil. Ande pelo corredor enquanto escova os dentes ou fala ao telefone. Caminhe por dentro da empresa enquanto bola uma solução para um problema. Faça um pacto consigo mesmo de só assistir à televisão enquanto caminha na esteira ergométrica.

Preciso suar?

A intensidade e o tipo dos exercícios parecem não importar muito. As atividades intensas e moderadas, bem como as atividades aeróbicas, como a caminhada, a corrida ou a natação, e as anaeróbicas, como o fisiculturismo, todas servem para aliviar a depressão e melhorar o humor.

Os esportes que não envolvem competição, como a dança aeróbica, as voltas na piscina ou as pedaladas em bicicletas ergométricas, e exercícios repetitivos e previsíveis, como percorrer a mesma trilha, parecem ter melhores efeitos sobre o humor. No entanto, a melhor rotina de exercícios é sempre aquela que você consegue cumprir e aproveitar ao máximo.

Mesmo um pouquinho de algum exercício leve é suficiente para melhorar o humor. Um estudo da Universidade do Alabama descobriu que uma simples caminhada de 30 minutos por dia tem efeitos impressionantes sobre o humor. Outro estudo, da Universidade Stanford, descobriu que os exercícios de baixa intensidade produziam o mesmo efeito dos exercícios de alta intensidade no que diz respeito à redução dos riscos para doenças. Melhor ainda, as pessoas que malham em casa ficam em forma do mesmo modo que os frequentadores de academia, além de aumentarem a probabilidade de adotar a rotina de exercícios físicos como hábito! Claro, os exercícios só produzem efeito sobre o humor se você os realiza todos os dias. A depressão pode voltar dentro de um período de inatividade de 48 horas.

Quando se trata de maximizar a capacidade do cérebro, o tipo de exercício que você escolhe pode fazer a diferença. Exercícios tônicos e de alongamento são ótimos para os músculos e para os ossos, além de ajudarem na flexibilidade e no equilíbrio. Eles ainda ajudam a reduzir o estresse. Contudo, não são os melhores exercícios para mexer com o raciocínio, a memória e a capacidade de realizar múltiplas tarefas. As atividades aeróbicas, como caminhadas, natação, corrida ou esquiar, ajudam a turbinar a capacidade de raciocínio, provavelmente por aumentarem a quantidade de oxigênio no tecido cerebral e também por turbinarem a produção de compostos químicos que ajudam a pensar de forma mais rápida e inteligente. Uma combinação de aeróbica e treino de força irá produzir os melhores ganhos para a capacidade mental.

Acostume-se

Se você não está acostumado a se exercitar diariamente, então irá precisar estabelecer algumas regras antes de dar início a uma rotina de exercícios.

Primeiro, você precisa *dar prioridade* a essa rotina. Escreva em seu calendário como se fosse uma consulta ao dentista, e não deixe que nada fique no caminho desse compromisso. Planeje com antecedência. Leve roupas de ginástica para o trabalho ou quando for viajar. Em casa, coloque sua roupa de ginástica quando acorda ou quando chega depois do trabalho; fique vestido com elas até terminar de se exercitar. Lembre-se: falhe ao planejar e você terá planejado falhar!

Segundo, deixe de lado sua meta de perda de peso no começo. Para os primeiros seis meses, concentre-se em encaixar os exercícios na sua rotina, e preste atenção às mudanças no humor e na disposição. Estudos mostram que as pessoas que se exercitam visando à disposição e ao humor são as que mais se mantêm fiéis ao planejamento. A malhação dá a essas pessoas uma recompensa instantânea ao melhorar o dia, além de os benefícios de longo prazo servirem de motivação para continuar. A perda de peso irá acontecer, e provavelmente sem esforço, mas ela não deve ser a prioridade inicial.

Terceiro, defina a si mesmo como uma pessoa ativa. Procure desculpas para se exercitar em vez de procurar desculpas para ficar em casa. Passe mais tempo com pessoas que se exercitam, ou frequente uma academia. A mudança na atitude acontece gradualmente, mas tal mudança irá aos poucos transformar a visão que você tem de si e sua relação com os exercícios, o que, por sua vez, só irá contribuir para deixar você motivado a seguir o plano.

Faça isso

É claro, levantar um corpo fora de forma do sofá e ir para a academia não parece ser tão bom quanto, vamos dizer, acabar com algumas rosquinhas — ao menos, não no começo. É preciso se mexer um pouco para começar a ver os resultados (isso significa que você precisa suar), mas não tanto a ponto de as dores ou a fadiga atrapalharem sua motivação.

Para obter os resultados no humor e na disposição sem se sentir mal, aumente aos poucos a duração, a intensidade ou a frequência de sua sessão de exercícios. As pessoas que seguem um programa de exercícios por pelo menos seis meses — mesmo pessoas que admitem terem fobia de exercícios — acabam dizendo que, se soubessem como iriam sentir-se melhor, teriam começado antes!

Uma regra prática consiste de aumentar a duração ou a intensidade em 10% a cada semana. Se você atualmente anda 2km por dia, aumente a distância para 2,2km na próxima semana, gastando o mesmo tempo de antes para o novo trajeto. Conforme você avança no programa, passe a incluir outras atividades. O objetivo final é chegar em ao menos 30 minutos, de preferência 60 ou mais, de exercícios moderados por dia.

Experimente combinar uma caminhada ou outra atividade aeróbica, algum treino de força, como pilates, e alguma atividade de alongamento, como ioga. Depois, concentre-se em fazer tudo isso ficar divertido.

Não faça isso

Além das coisas que você deve fazer, há coisas que você deve evitar quando for se exercitar.

Não sabote seus próprios esforços. O erro mais comum às pessoas que começam a se exercitar é tentar fazer muitas coisas antes do tempo. Elas acabam malhando com tanto vigor na academia que ficam exaustas no dia seguinte, mal conseguindo se mexer. Assim, ao fim da primeira semana, as roupas de ginástica voltam para o fundo do armário.

Não exagere. Prepare um programa que seja coerente com sua capacidade. Assim, o sucesso inicial irá encorajar o comprometimento a longo prazo. Se você sabe que consegue andar por 15 minutos de forma vigorosa, ande por apenas 10 minutos na primeira semana. Você não irá sentir dor e ficará mais incentivado a cumprir o planejado.

Não procure sentir dor. Os exercícios não têm de ser dolorosos para fazer bem. Uma caminhada vigorosa (em um ritmo que permita cobrir uma distância de 3,2km em menos de meia hora) é a atividade mais importante que as pessoas de sucesso do Estudo Nacional de Controle do Peso adotaram, e é a escolha mais frequente de exercício para melhorar o humor e a disposição.

Mexa-se, baby, mexa-se

Você me ouviu falar e repetir ao longo de todo o livro sobre a importância da boa alimentação e dos nutrientes certos para melhorar o humor e diminuir a cintura. Tudo que falei é absolutamente verdadeiro. O que, quando e quanto você come têm um profundo efeito sobre quanto você aproveita a vida, bem como sobre a velocidade com que você perde peso.

Mas vamos ser sinceros. Mirtilos não são a cura mágica para a depressão, para o estresse, para a fadiga, para a perda de memória ou para os distúrbios do sono. Sim, uva, morango, amora, mirtilo, batata-doce e laranja ajudarão a proteger o cérebro contra o estresse e o abatimento, mas nenhum alimento se compara aos benefícios que você obtém ao se exercitar diariamente.

Leia meus lábios: você não irá conseguir ser feliz e entrar em forma apenas por intermédio da alimentação. Mas combine o consumo de mirtilos, cenouras, outros alimentos reais e os conselhos deste livro com um plano de exercícios diários pelo resto de sua vida e prometo que você irá sentir-se, pensar, parecer e ficar em melhor forma do que jamais esteve em sua vida. Apenas siga o conselho de Susan, uma garçonete que mora em Dallas:

> Eu costumava pensar que só conseguiria ser feliz se ganhasse na loteria ou se encontrasse o "Príncipe Encantado", ou se o "Sr. Grana" aparecesse em minha vida. Mas li várias histórias em revistas que contavam

como a vida das pessoas que ganham na loteria fica pior por causa do dinheiro. Também tive minha cota de caras "certos" e de "errados" sem que nenhum deles me fizesse feliz para sempre. Por fim, percebi há cerca de cinco anos que, para ser feliz de verdade, eu dependia apenas de mim para fazer meus sonhos virarem realidade. Desde então, passei a melhorar meus hábitos alimentares. Não gosto de fazer caminhadas para me exercitar, já que ando demais durante o trabalho. Então, passei a fazer parte de uma aula de aeróbica e me apaixonei pelo ciclismo na natureza. Depois que assumi o controle sobre minha vida, as responsabilidades por minhas decisões e passei a tratar de mim mesma com maior respeito, cuidando de minha saúde, ficou claro para mim que a única pessoa capaz de me fazer feliz sou eu mesma. E, hoje, posso dizer que sou muito feliz!

Segredos revelados

Todos os segredos das pessoas felizes e saudáveis estão aí. Agora você já sabe tudo o que tem de saber, hábitos baseados em tentativas e acertos e em testes por longos períodos sobre o que, quando e como as pessoas felizes e saudáveis comem para otimizar as chances de ser abençoadamente magras — ou, ao menos, muito mais felizes, bem-dispostas, menos estressadas e muito mais magras. Agora você já sabe o que as pessoas que tiveram sucesso em dietas e o que as pessoas felizes fazem todos os dias para garantir a perda de peso, a manutenção da boa forma e uma atitude otimista e cheia de energia ao longo de todo o processo.

Adote alguns dos hábitos, orientações, dicas e segredos deste livro e você irá sentir-se como jamais se sentiu durante toda sua vida. Sempre fico impressionada com a gratidão demonstrada pelo corpo e pela mente com um pouquinho de amor dispensado a eles.

Há pouco tempo, depois de fazer uma palestra sobre alimentação e humor em uma conferência de mulheres no Kentucky, uma mulher me procurou ávida para contar sua história:

> Troquei de médico no ano passado e minha nova médica me disse que, se eu continuasse me recusando a comer direito, ela se recusaria a me atender. Uau. Que

soco no estômago. Ficou claro para mim que, se eu não fizesse minha parte cuidando melhor de mim, por que diabos eu deveria acreditar que ela iria continuar me querendo como paciente? Era o sinal para acordar de que eu precisava. Mudei meus hábitos alimentares, adotando muitas das sugestões que você fez durante a palestra e, dentro de algumas semanas, comecei a me sentir muito melhor. Meu humor melhorou, minha disposição disparou e hoje estou até dormindo melhor. Também perdi 17kg, e continuo perdendo. Aquilo que você come realmente faz uma grande diferença em como você se sente!

É claro, há algumas regras básicas que devem ser observadas para recuperar o contato com o seu abençoado e magro ser interior. Você precisa:

- *Acreditar que merece.* Você deve acreditar que é digno de cuidados, assim como você cuida dos outros. Você precisa ter um tempo e um espaço próprios para cuidar de si mesmo. Você merece esse tempo e esse cuidado para ser a pessoa feliz, saudável e magra que nasceu para ser. Quando se está feliz, a felicidade respinga nos outros. Esse não é um desejo egoísta; é um objetivo que ajuda a viver melhor.
- *Decidir-se pelo que quer.* Você precisa desejar de verdade a felicidade e a saúde. Precisa querer isso para você, não porque alguém diz que você precisa dessas coisas ou deseja que você as tenha. Você precisa querer, e querer bastante, em nome de sua saúde, do respeito próprio e de seu futuro. Você está absolutamente certo, não é justo que algumas pes-

soas precisem se exercitar mais e comer menos que outras, mas é a realidade. Já é tempo de você aceitar que o controle do peso, do humor e de sua saúde é um processo que dura por toda a vida e que está ao seu alcance.

Você também precisa aceitar que não há pílula mágica, gurus das dietas, aparelhos ou dispositivos que possam fazer isso por você.

- *Comece.* Faça planos, bole estratégias e coloque a mão na massa. Se um plano não der certo, faça ajustes e continue. Comece com uma refeição, depois um dia, depois uma semana, depois um mês. Como Winston Churchill disse: "Nunca, nunca, nunca desista!"
- *Continue.* Você irá escorregar. Todo mundo escorrega. Pensar que você jamais falhará é como esperar ganhar a medalha de ouro nos Jogos Olímpicos sem qualquer treinamento. O truque é não deixar uma escorregada virar relaxamento. Pessoas que conseguem ter sucesso na manutenção do peso prestam bastante atenção aos esforços que fazem. Elas cortam pela raiz a possibilidade de tornar a ganhar peso, todos os dias e a cada refeição. Apesar de os métodos variarem, as pessoas com sucesso na manutenção do peso sabem que acidentes são inevitáveis, por isso planejam de antemão alguns planos de recuperação para quando as escorregadas acontecem. Essas pessoas se pesam regularmente (uma vez ou mais por semana), mantêm registros do consumo alimentar e retomam os esforços para melhorar o humor ou perder peso ao menor sinal

> de uma escorregada. A boa notícia é que, com frequência, as pessoas que conseguem manter o peso dizem que a tarefa se torna mais fácil com o passar do tempo. A prática leva à perfeição. Quanto mais você se mantiver na linha, mais natural será continuar.

Eu lhe dei tudo de que precisa para ter sucesso, mas você tem de acreditar em si mesmo, tem de querer verdadeiramente e deve estar disposto a seguir o plano pelo resto da vida.

O que você faria diferente?

Imagine-se abençoadamente feliz, em paz consigo mesmo e com as pessoas que lhe são queridas e orgulhoso de seu corpo e de sua vida. O que você faria diferente se acreditasse em cada uma das frases abaixo?

Eu acredito:	Se isso fosse verdade, eu iria:
Que mereço ser verdadeiramente feliz.	______________
Que posso fazer qualquer coisa que decidir fazer.	______________
Que meus objetivos e meus sonhos são importantes.	______________
Que mereço comer bem e entrar em forma.	______________
Que sou valioso e importante.	______________
Que posso ter sucesso na perda de peso.	______________

Que tenho controle sobre minha vida, meu peso e meu humor.	________________
Que posso ser feliz e saudável.	________________

Por onde começo?

Comer bem não começa pela cozinha ou pelo supermercado. Começa com um plano. Esse plano deve se encaixar em sua rotina e incluir suas preferências alimentares, como também deve incluir o apoio de familiares, colegas de trabalho, amigos e qualquer outra pessoa que infuencie seus hábitos alimentares, e atividade física.

Sente-se sozinho, pegue uma caneta e seja honesto. Extremamente honesto. Quais são os hábitos alimentares que você precisa mudar com maior urgência?

- Se você pula o café da manhã e exagera nas refeições subsequentes, talvez você precise de um plano que detalhe exatamente o que e quanto você precisa comer durante a manhã, como explicado no Capítulo 2.
- Se você é viciado em carboidratos, então seu plano deve começar com a limpeza da despensa de todo o lixo processado, conforme mencionado no Capítulo 3.
- Se o desejo por doces toma conta de você, definir um plano que reduza o açúcar adicionado e que maximize a quantidade de frutas ricas em antioxidantes pode ser o primeiro passo. O Capítulo 4 contém ideias mais que suficientes sobre como fazer isso.
- Você já come razoavelmente bem e só precisa de pequenos ajustes na dieta, como acrescentar supe-

ralimentos? Então, as ideias do Capítulo 5 podem servir de base para o seu plano.

- Se você está preocupado com o estado presente ou futuro de sua memória ou se come pouco salmão, um plano que inclua mais gorduras ômega-3 DHA pode ser o objetivo. O Capítulo 6 fornece uma lista de alimentos ricos nessas gorduras, bem como algumas sugestões de como turbinar o consumo com os melhores frutos do mar.
- Buscando uma revisão geral do seu plano de suplementação? O Capítulo 7 traz várias sugestões sobre em que nutrientes focar e como escolher o melhor suplemento de vitaminas e minerais.
- Se o *happy hour* está sabotando seu humor e sua cintura, então o Capítulo 8 é o lugar para encontrar ideias de como matar a sede sem sacrificar a aparência.
- Se sua fraqueza são os impulsos, então comece pelo Capítulo 9 para aprender como controlar os vícios.
- Se uma boa noite de sono é o que falta, então o Capítulo 10 pode ser a base do seu plano para sentir-se bem e ter ótima aparência.
- Por fim, se sua dieta já é perfeita, mas você precisa de um chute na você-sabe-onde para começar a fazer exercícios que melhorem o humor e que queimem calorias, então o capítulo extra de como se mexer para favorecer o humor é o principal para você.

O plano

Pergunte a qualquer pessoa feliz e saudável como ela começou a mudar de vida e provavelmente você ouvirá uma história sobre um diário alimentar. Anotações sobre o que, quanto e quando você come, mesmo que por poucos dias, fornecem informações preciosas sobre quais hábitos estão criando obstáculos no caminho para a felicidade. As pessoas que atingiram o objetivo e, acima de tudo, conseguiram manter as mudanças, dizem que manter um diário alimentar é uma das estratégias mais importantes.

Anote o que, quanto e quando você come durante três a sete dias. Então, revise suas anotações e busque por padrões ou surpresas. Talvez seus registros mostrem que quanto mais chocolate você come, mais passa a desejá-lo (um sinal de vício em açúcar), ou que seu consumo típico de vegetais é muito menor do que você imaginava. Esses alertas podem servir de base para o seu plano.

O próximo passo é criar um plano para resolver os problemas. Talvez seu plano consista em retirar as tentações de chocolate da despensa ou satisfazer o desejo por chocolate três vezes por semana, mas não todos os dias. Um plano que vise incluir vegetais coloridos pode começar com uma promessa de incluir ao menos dois tipos diferentes em cada refeição.

Colocar o conhecimento em prática exige ter em mãos as ferramentas para fazer isso.

- Para sugestões de café da manhã, confira o Capítulo 2.
- Para sugestões de almoço com o objetivo de manter a disposição durante a tarde, confira o Capítulo 1.
- Jantares que promovem uma boa noite de sono podem ser encontrados no Capítulo 10.

- Sugestões para lanches estão no Capítulo 3.
- Procurando ideias para matar a sede com poucas calorias? Confira o Capítulo 8.
- Para sobremesas que dão energia e melhoram o humor, confira o Capítulo 9.
- Está perdido sobre como fazer compras que melhorem o humor e a silhueta? Então use a lista de compras do Capítulo 1.
- Quer um plano específico sobre como incorporar alimentos verdadeiros e superalimentos à sua dieta? Experimente os cardápios elaborados com duração de duas semanas deste livro.
- Se está cansado das mesmas coisas, aventure-se a preparar algumas das sugestões da seção de Receitas. Elas estão prontas e esperando por você.

Qualquer que seja o seu plano, ele só vai funcionar se você se decidir a segui-lo. Ele precisa ser o mais realista e simples possível. Depois de manter um diário alimentar por alguns dias e depois de identificar um ou dois hábitos que estão em desalinho com os hábitos cultivados pelas pessoas felizes e saudáveis, pegue esses "maus" hábitos e crie soluções para eles. Escreva toda e qualquer solução que venha à sua mente, sem se importar com quão tola ou inatingível ela pareça. Se perceber que você exagera nos biscoitos, bolachas e outras besteiras altamente processadas quando assiste à televisão, entre as soluções, podem ser incluídas:

- Jogar fora todas as tentações.
- Fazer um voto de jamais entrar na cozinha após as 8 da noite.
- Trancar os alimentos em um armário e deixar a chave com sua(seu) esposa(marido).

- Dividir as tentações em porções de 30g.
- Usar o tempo que gasta assistindo à televisão para se exercitar, em vez de comer.
- Encontrar um substituto para a comida, como uma xícara de chá e dois biscoitos light.

Organize a lista de acordo com suas prioridades, a começar pelas soluções que irão contribuir mais para resolver o problema, que terão maior impacto e que são mais próximas de sua realidade. Talvez você se conheça o suficiente para perceber que você não consegue ficar longe da cozinha durante a noite, ou que não pode confiar na esposa para guardar a chave do armário. Essas restrições reduzem a lista a jogar fora as tentações, dividir em pequenas porções, comprar uma bicicleta ergométrica ou tentar algum substituto. Escolha uma ou duas soluções e elabore seu plano.

O plano deve ser realista. Se você conhece alguém que já experimentou alguma dieta extremamente idiota e passageira, como a dieta da sopa de repolho ou alguma outra dieta que sugeria uma combinação esdrúxula de alimentos, pergunte e verá que essas dietas sempre, sempre, sempre acabam fracassando. Isso acontece porque elas não são realistas. Você não conseguirá tomar sopa de repolho pelo resto de sua vida, assim como não pode ficar obcecado sobre o que combina ou não em uma refeição.

Quando estiver organizando os passos de seu plano, pergunte a si mesmo: "Será que consigo seguir esse plano para sempre? Essa é uma mudança que consigo encaixar na minha rotina e na da família toda?" Um plano só é bom quando ele se encaixa em sua vida. Mesmo o melhor plano do mundo seria inútil se não se adaptasse a seu estilo de vida. Mantenha a mente aberta e experimente estratégias e táticas diferentes. Só porque uma delas não funciona, não significa que você perdeu o desafio. Significa apenas que você não conseguiu encontrar o plano ou a estratégia certa para você.

Seu plano também tem de ser bastante específico. Nada de brechas, nada de desculpas, nada de oscilações! Digamos que seu problema seja sempre pedir um bolinho de 700kcal quando você para na cafeteria para comprar o café matinal. Seu plano pode ser:

- Tomar um café da manhã rápido em casa que obedeça à Regra do 1-2-3, ou
- Fazer um caminho alternativo para chegar ao trabalho, evitando a tentação de um segundo café da manhã.

Esse plano é fácil de ser cumprido. Você sabe exatamente o que tem de fazer. E sabe também quando você se mantém ou não no caminho certo.

Se o plano não funcionar logo de cara, não significa que você é um completo fracassado. Essa é uma empreitada sujeita a mudanças. Alguns planos funcionam, outros não. Você tem de experimentar, buscando sempre o plano que mais se ajusta a seu estilo de vida.

Tome, por exemplo, o plano de tomar café da manhã em casa e fazer uma rota alternativa. Talvez você descubra que nem sempre tem tempo para comer em casa, chegando com mais fome e ficando mais propenso a comer as rosquinhas da empresa. Então é hora de ajustar o plano. Experimente manter na mesa de trabalho ou na geladeira dos empregados embalagens individuais de cereais, embalagens de leite e frutas frescas. Então, tome o café da manhã assim que chegar ao trabalho, enquanto confere os e-mails. Tenha consciência de seu progresso marcando o calendário com estrelas, fazendo uma lista, distribuindo pontos ou qualquer outra tática que funcione para você.

Sua dieta não existe isoladamente. Ela é parte de toda a sua vida. Você precisa bolar um plano que abranja tudo o que você é e faz. As informações recolhidas com o diário alimentar irão ajudar a identificar as coisas que contribuem para a boa alimentação, para os exercícios e para o humor, ou para atrapalhar o peso. Talvez você perceba que, quando passa muito tempo com seu vizinho, tem chances muito maiores de comer alguma porcaria enquanto conversa sobre algum filme ou comenta os resultados dos jogos de futebol. Isso significa que seu plano deve incluir mais amigos que apoiem seu novo estilo de vida e que gostam de andar enquanto conversam. Continue experimentando soluções até encontrar alguma que resolva o problema.

O novo você

Seu objetivo final é ser o mais feliz, saudável e magro possível. Não há soluções rápidas para cumprir esse objetivo. Não há um único alimento ou um único hábito que seja a cura para todas as doenças. Ao contrário, trata-se de um processo contínuo de melhorar a si mesmo. Um processo que dura toda uma vida. Parar de se cuidar significa morrer.

Espero que durante esse processo a alegria esteja incluída. Perceba, também, que acrescentar alegria à sua vida pode precisar de algumas mudanças. Quanto mais mudanças você fizer visando ser um *você* mais magro e feliz, tanto mais dramáticos serão os resultados. Qualquer mudança, por menor que seja, é um passo adiante para atingir a felicidade. Ânimo! Não aceite menos do que o melhor! Prometo a você que os resultados irão valer a pena.

A dieta do bom humor em 14 dias

Aqui está um plano para duas semanas de refeições prazerosas que vão ajudá-lo a dizer adeus à tristeza e a uns gramas a mais ao colocar em prática a dieta para sentir-se bem. O 8º e o 14º dia lhe permitem experimentar novos pratos da seção de Receitas. Os lanches de 200kcal, que podem ser feitos tanto no meio da tarde quanto à noite antes de deitar, foram elaborados para elevar os níveis de serotonina, controlar o apetite noturno e ajudá-lo a dormir. São opcionais e podem ser pulados, se você não sentir fome entre as refeições ou quiser perder mais de 1kg por mês. Embora esses cardápios sejam um planejamento perfeito para uma alimentação correta, para melhorar o humor e para diminuir a circunferência da cintura, será difícil suprir todas as necessidades de vitaminas e minerais com menos de 1.800kcal por dia; portanto, escolha um suplemento de vitaminas e minerais bem-formulado para preencher eventuais ausências de nutrientes.

1º Dia

Café da manhã

Dois *waffles* integrais congelados, grelhados e cobertos com 3 colheres de sopa de coalhada light e ⅔ de xícara de mirtilo fresco ou descongelado
180ml de suco de laranja natural
Chá de ervas (opcional)

Almoço

Meio sanduíche de peru preparado com uma fatia de pão integral, 60g de peito de peru e 1 colher de sopa de compota de amora

Salada de espinafre preparada com 2 xícaras de espinafre fresco picado, champignons em fatias, 2 colheres de sopa de framboesas frescas e 2 colheres de sopa de vinagrete de framboesa light

1 tangerina, descascada e cortada

Água gaseificada com lima

Jantar

Macarrão com tomate e vôngole: 1 xícara de macarrão cozido e coberto com o seguinte molho: ½ xícara de cebola picada, 230g de tomate em lata, 2 colheres de chá de salsinha fresca picada, 2 dentes de alho picados, ½ colher de chá de manjerona, sal e pimenta, cozidos em uma frigideira antiaderente até que a cebola esteja macia. Acrescente 115g de vôngoles frescos, sem casca e cozidos no vapor, e cozinhe tudo por 10 minutos em fogo médio-alto. Despeje sobre a massa.

1 xícara de brócolis cozidos no vapor

Tomates com muçarela e manjericão: corte um tomate médio em três fatias e cubra cada fatia com uma fatia fina de muçarela fresca e uma folha de manjericão fresco. Sobre as fatias, despeje 2 colheres de chá de molho vinagrete balsâmico com baixo teor de gordura

Uma manga, descascada, fatiada e coberta com 180ml de iogurte de limão sem gordura e folhas de hortelã picadas

Essa refeição satisfaz sem ser pesada demais e, assim, não interfere em uma boa noite de sono. Os carboidratos ajudarão a elevar a serotonina, e você conseguirá dormir bem e acordar revigorado e energizado.

Lanche à base de carboidratos com 200 calorias

⅔ de xícara de cereal, 4 colheres de sopa de amoras secas e 1 colher de sopa de gengibre cristalizado. Sirva com água.

Informação nutricional sem o lanche: 1.590kcal, 19% de gordura (33,6g total, 11g saturada), 23% de proteína (91g), 58% de carboidratos (231g), 28g de fibra, 1.071mg de cálcio, 479mcg de ácido fólico, 1.474mg de sódio.

Informação nutricional com o lanche: 1.800kcal, 17% de gordura (34g total, 11g saturada), 21% de proteína (94,5g), 62% de carboidratos (279g), 32g de fibra, 1.117mg de cálcio, 484mcg de ácido fólico, 1.643mg de sódio.

2º Dia

Café da manhã

Dois ovos mexidos com ¼ de xícara de pimenta vermelha e 2 colheres de sopa de cebola, cortadas em cubos.
(Ovos: escolha os que contêm DHA de fonte vegetal, o ômega-3 livre de contaminantes, para incrementar a mente e o humor.)
Uma fatia de torrada integral coberta com 1 colher de chá de manteiga
Um tomate médio em fatias
1 xícara de leite semidesnatado com DHA
Chá-verde (opcional)

> Para ajudar a reabastecer as reservas de glicose, os níveis cerebrais de um componente químico chamado neuropeptídeo Y (NPY) são altos pela manhã, o que desencadeia as preferências por uma fonte melhor de glicose, os grãos. Trabalhe o NPY tendo tempo para tomar um café da manhã rico em carboidratos e você estará menos propenso a comer apenas com o coração durante o dia.

Almoço

Um burrito *de feijão-preto:* recheie uma tortilla com ⅓ de xícara de feijão-preto escorrido, 30g de queijo de baixa caloria, 3 fatias de abacate, 2 colheres de sopa de coentro fresco picado e 2 colheres de sopa de molho salsa.
Um pimentão vermelho cortado

> Uma boa alternativa para os típicos lanches crocantes! Os lanches crocantes comerciais, na maioria das vezes, são gordurosos, salgados e pobres em nutrientes. O sal desidrata o corpo, levando ao cansaço. Em vez deles, se você estiver se sentindo estressado e precisando de algo para enfiar os dentes, mastigue frutas e legumes crocantes, como fatias de pimentão vermelho.

Dez minicenouras
1 colher de sopa de molho Ranch light
2 biscoitos de aveia pequenos
1 xícara de leite semidesnatado com DHA

> A combinação de leite e sobremesa pode elevar os níveis de endorfinas, compostos semelhantes à morfina que produzem no cérebro uma sensação de euforia.

Jantar

Um peito de frango de 120g grelhado, marinado em vinho, alho e ervas
⅔ de xícara de ervilhas frescas e cenouras cozidas no vapor
Metade de uma abóbora japonesa pequena, assada e regada com 1 colher de chá de mel e ½ colher de chá de essência de rum
Salada preparada com 2 xícaras de alface roxa, ½ pera cortada em fatias e 2 colheres de sopa de vinagrete sem gordura

Frutas e fondue *de chocolate:* mergulhe 1 xícara de morangos frescos e 1 kiwi descascado e fatiado em ¼ de xícara de calda de chocolate diet.

O chocolate é o número um dentre os alimentos mais desejados. Ele também contém substâncias químicas, como a feniletilamina e a anandamida, que imitam a sensação de estar apaixonado. Fique feliz sem sacrificar sua cintura com essa sobremesa deliciosa.

Lanche à base de carboidratos com 200 calorias

Metade de uma rosquinha integral, torrada e coberta com 1 colher de sopa de coalhada light e 1 colher de chá de geleia de frutas. Sirva com água.

Informação nutricional sem o lanche: 1.605kcal, 24% de gordura (43g total, 12g saturada), 23% de proteína (92g), 53% de carboidratos (213g), 35g de fibra, 1.157mg de cálcio, 544mcg de ácido fólico, 1.902mg de sódio.

Informação nutricional com o lanche: 1.795kcal, 24% de gordura (48g total, 16g saturada), 22% de proteína (99g), 54% de carboidratos (242g), 38g de fibra, 1.203mg de cálcio, 577mcg de ácido fólico, 2.133mg de sódio.

3º Dia

Café da manhã

1 xícara de mingau de aveia tradicional cozido em 1 xícara de leite semidesnatado e polvilhado com 2 colheres de sopa de germe de trigo torrado e 1 colher de sopa de açúcar mascavo

Uma banana, cortada e salpicada com canela

180ml de suco de laranja enriquecido com cálcio

Chá-verde

Almoço

Sanduíche preparado com um pão sírio integral, 30g de queijo temperado com pimenta, um tomate médio cortado em cubos, ½ xícara de feijão roxinho escorrido e 3 colheres de sopa de coentro fresco picado.

> Os grãos integrais entram na corrente sanguínea lentamente, prevenindo as oscilações súbitas dos níveis de glicose, que podem levá-lo a se sentir nervoso, irritado e suspirando pelos carboidratos.

Uma laranja média, descascada e cortada
Chá de ervas gelado

Jantar

120g de salmão grelhado, temperado com suco de limão e endro fresco
15 brotos de aspargo, ligeiramente cozidos no vapor e salpicados com flocos de pimentão vermelho
1 xícara de abóbora amarela em cubos, ligeiramente cozidos no vapor
½ xícara de cuscuz integral
1 xícara de leite desnatado com DHA fervido e aromatizado com ½ colher de chá de essência de amêndoas
1 xícara de uvas

> O salmão é uma das melhores fontes naturais de ácidos graxos ômega-3, que ajudam a manter seu humor em equilíbrio. O aspargo é uma fonte excelente de ácido fólico derivado da vitamina B, que age como estimulante cerebral.

Lanche à base de carboidratos com 200 calorias

⅔ de xícara de *sorbet* de amora coberto com 1 xícara de framboesas. Sirva com água.

Satisfaça os níveis reduzidos de serotonina e seu apetite por doces ao meio-dia ou depois do jantar com esse lanche rico em carboidrato.

Informação nutricional sem o lanche: 1.612kcal, 21% de gordura (37g total, 15g saturada), 22% de proteína (89g), 57% de carboidratos (230g), 36g de fibra, 1.319mg de cálcio, 727mcg de ácido fólico, 785mg de sódio.

Informação nutricional com o lanche: 1.796kcal, 19% de gordura (38g total, 15g saturada), 20% de proteína (90g), 61% de carboidratos (274g), 41g de fibra, 1.352mg de cálcio, 765mcg de ácido fólico, 804mg de sódio.

4º Dia

Café da manhã

Um *muffin* de cereais integrais de 90g coberto com 1 colher de sopa de manteiga de amendoim
½ xícara de cubos de abacaxi fresco ou em calda
1 xícara de leite de soja com DHA, fervido e aromatizado com canela e adoçante

Almoço

Sanduíche picante de queijo grelhado: grelhe o sanduíche a seguir usando óleo de cozinha em spray: 2 fatias de pão integral, 30g de queijo cheddar light, 1 lata de chili verde escorrido, 1 tomate médio fatiado.
1 ½ xícara de sopa de legumes com baixo teor de sódio
Salada de cenoura preparada com ⅔ de xícara de cenoura

ralada, 1 colher de sopa de uva-passa, 2 colheres de sopa de maionese sem gordura, 1 colher de chá suco de limão, sal e pimenta a gosto
180ml de leite semidesnatado com DHA

> Um almoço light como esse mantém você energizado a tarde toda e ajuda a evitar aquela sensação de preguiça, tanto mental quanto física, que resulta de uma refeição pesada, gordurosa ou calórica.

Jantar

Frango com chutney *de manga:* regue um peito de frango de 120g grelhado com uma mistura de 3 colheres de sopa de *chutney* de manga e ¼ de xícara de manga em cubos.
½ xícara de ervilhas frescas cozidas no vapor
1 xícara de salada temperada com 1 colher de sopa de molho para salada de baixa caloria
1 fatia pequena de bolo light coberta com ½ xícara de morangos frescos

> Um doce, embora pequeno, pode impulsionar os níveis de endorfina, as mesmas substâncias químicas que produzem a euforia dos corredores.

Lanche à base de carboidratos com 200 calorias

> As pessoas que dividem a ingestão de alimentos em refeições e lanches leves espaçam-nos uniformemente ao longo do dia de trabalho e de acordo com seu apetite, o que ajuda a evitar a fadiga, as variações de humor e os desejos incontroláveis. Por outro lado, lanches à base de biscoitos ou refrigerantes arruinarão seu humor e sua energia. *Quando* e o *que* você come são importantes.

1 xícara de pipoca de micro-ondas temperada com molho de pimenta vermelha
1 papaia sem semente regada com 1 colher de chá de suco de lima fresco
Informação nutricional sem o lanche: 1.595kcal, 27% de gordura (48g total, 16g saturada), 20% de proteína (80g), 53% de carboidratos (211g), 25g de fibra, 1.098mg de cálcio, 307mcg de ácido fólico, 4.014mg de sódio.
Informação nutricional com o lanche: 1.806kcal, 24% de gordura (48g total, 16g saturada), 18% de proteína (81g), 58% de carboidratos (262g), 37g de fibra, 1.174mg de cálcio, 428mcg de ácido fólico, 4.024mg de sódio.

5º Dia

Café da manhã

Café da manhã pré-preparado: na noite anterior, misture ⅔ de xícara de granola light e ⅔ de xícara de leite de soja em uma tigela. Coloque no refrigerador. Pela manhã, acrescente metade de uma maçã verde em cubos e misture. Cubra com meia banana fatiada.
Café com leite light: café preto e ⅔ de xícara de leite semidesnatado com DHA quente

Almoço

Sanduíche de salada de atum: 90g de atum conservado em água e escorrido, ¼ de xícara de aipo picado, 1 colher de sopa de cebola roxa em cubos, 1 colher de chá de mostarda, 2 colheres de sopa de maionese light, endro e pimenta seca a gosto, e alface sobre duas fatias de pão integral.
Salada de tomate e grãos: misture dois tomates picados, ⅓ de xícara de grãos de cereais, 2 colheres de sopa de cebola roxa em cubos e 2 colheres de chá de coentro picado com

vinagre branco de arroz e sal a gosto.
1 xícara de buquês de brócolis regados com 2 colheres de sopa de molho Ranch light

> Dietas pobres em ácido fólico estão relacionadas à depressão e perda de memória, enquanto a ingestão adequada de vitamina B melhora o humor, a atenção e o funcionamento do cérebro. Esse brócolis crocante e regado com molho é puro ácido fólico mastigável.

Água gaseificada com uma fatia de limão

Jantar

90g de fraldinha grelhada
Uma batata-doce de 110g assada e coberta com cebolinhas e 2 colheres de sopa de coalhada magra
Legumes grelhados: tempere os seguintes ingredientes com 2 colheres de chá de azeite de oliva, alho em pó, sal e pimenta, e grelhe ou asse por 5 a 10 minutos, virando de vez em quando: ⅓ de xícara de berinjela descascada e cortada em cubos, ⅓ de xícara de pimentão verde cortado em fatias de 1,5cm, ½ xícara de abobrinha cortada em fatias de 1,5cm.
1 xícara de leite semidesnatado com DHA aromatizado com essência de baunilha

Lanche à base de carboidratos com 200 calorias

2 biscoitos feitos com grão inteiro do trigo
1 copo de 180ml de néctar de damasco
Informação nutricional sem o lanche: 1.593kcal, 27% de gordura (48g total, 13g saturada), 22% de proteína (88g), 51% de carboidratos (203g), 29g de fibra, 924mg de cálcio, 494mcg de ácido fólico, 1.704mg de sódio.
Informação nutricional com o lanche: 1.785kcal, 25% de gordura (50g total, 14g saturada), 20% de proteína (89g),

55% de carboidratos (245g), 31g de fibra, 954mg de cálcio, 499mcg de ácido fólico, 1.807mg de sódio.

6º Dia

Café da manhã

Café da manhã na taça: misture tudo como se fosse um milk-shake: 1 xícara de leite semidesnatado com DHA, ¼ de xícara de germe de trigo torrado, ¾ de xícara de cereal integral em flocos, 1 banana, 2 colheres de sopa de xarope de bordo e ½ colher de chá de essência de bordo.

Almoço

Salmão defumado, queijo cremoso e rosquinha: uma rosquinha integral torrada e coberta com 90g de salmão defumado, 2 colheres de sopa de queijo cremoso sem gordura, uma rodela de cebola roxa, uma fatia fina de tomate e 2 colheres de sopa de brotos de alfafa.

10 minicenouras

1 copo de suco de tomate

Jantar

Cheeseburger completo e suculento: 90g de peito de peru grelhado ou assado e moído, 30g de queijo cheddar de baixa caloria com DHA, 1 tomate médio cortado, 2 folhas de alface, 1 fatia de cebola roxa, catchup e mostarda a gosto e um pão de hambúrguer integral.

Batata-doce frita: uma batata-doce média, cortada em gomos e salpicada com sal (caso queira), colocada numa forma de legumes no vapor e assada a 220°C até ficar levemente crocante (cerca de 20 minutos).

Número um dos legumes nos pratos norte-americanos, as batatas fritas são os alimentos menos nutritivos de qualquer escolha na prateleira de produtos. As batatas-doces, por outro lado, são um superalimento para a boa disposição, carregadas de potássio, betacaroteno, vitamina C, magnésio, fibra etc.

Salada de espinafre: 2 ½ xícaras de folhas de espinafre tenras ou picadas, 1 colher de sopa de cebola roxa em cubos, ¼ de xícara de framboesas e 2 colheres de sopa de vinagrete de framboesa sem gordura.

Lanche à base de carboidratos com 200 calorias

Sanduíche aberto de pêssego cremoso: misture 2 colheres de sopa de queijo cremoso sem gordura, 1 colher de chá de mel e 1 pêssego descascado e picado. Espalhe sobre uma fatia de pão de 7 grãos e salpique ½ colher de chá de nozes picadas. Sirva com água.

Informação nutricional sem o lanche: 1.597kcal, 22% de gordura (39g total, 16g saturada), 22% de proteína (88g), 56% de carboidratos (224g), 33g de fibra, 970mg de cálcio, 725mcg de ácido fólico, 4.035mg de sódio.

Informação nutricional com o lanche: 1.799kcal, 21% de gordura (42g total, 16g saturada), 22% de proteína (99g), 57% de carboidratos (256g), 37g de fibra, 1.001mg de cálcio, 746mcg de ácido fólico, 4.559mg de sódio.

7º Dia

Café da manhã

Omelete vegetal: borrife uma frigideira média com óleo de cozinha em spray e salteie metade de uma cenoura descascada e fatiada finamente, ¼ de xícara de pedaços de brócolis e 2 colheres de sopa de cebola amarela fatiada em fogo médio até ficarem fritos, mas ainda firmes. Bata dois ovos inteiros de tamanho médio com sal e pimenta a gosto. Despeje sobre a mistura de legumes, acrescente 30g de

queijo cheddar ralado, cubra, reduza o fogo para médio--baixo e cozinhe até ficar firme (cerca de 15 minutos).
Uma torrada integral com 1 colher de chá de manteiga
Metade de uma toranja assada (corte a toranja ao meio, cubra as metades com uma pitada de açúcar, canela e noz--moscada, e asse até borbulhar)
Café com leite: café com 1 xícara de leite semidesnatado com DHA quente.

> Uma xícara de café pela manhã pode ajudar a dar a partida na sua energia e atenção, mas não exagere, bebendo café o dia inteiro!

Almoço

Wrap *de frango com espinafre:* recheie um *wrap* integral (de preferência enriquecido com DHA) com 90g de peito de frango grelhado ou assado, ¼ de xícara de folhas tenras de espinafre, ¼ de xícara de pimentões vermelhos assados em conserva e 2 colheres de sopa de queijo cremoso sem gordura. Aqueça no micro-ondas. Finalize com 2 colheres de chá de molho mexicano picante.
1 xícara de pêssegos fatiados e polvilhados com noz-moscada
1 xícara de leite semidesnatado com DHA

Jantar

90g de linguado grelhado salpicado com suco de limão e folhas de manjericão fresco picadas
Purê de batatas verde: uma batata de 180g descascada, cozida e amassada com ⅔ de xícara de acelga picada e cozida em vapor, 2 colheres de chá de manteiga, sal e pimenta a gosto, leite e creme de leite desnatados suficientes para dar uma consistência cremosa (aproximadamente ⅓ de xícara).

Acrescente verduras em sua dieta para intensificar o ácido fólico. Inclua em sopas, guisados, lasanha e nesse purê de batata.

Salada de repolho: 1 xícara de repolho picado misturado com ¼ de xícara de cubos de abacaxi e 1 colher de sopa de molho para salada light.

Lanche à base de carboidratos com 200 calorias

1 ⅔ de xícara de mirtilo congelado e dois biscoitos do tipo *cream-cracker*

Informação nutricional sem o lanche: 1.604kcal, 30% de gordura (53g total, 26g saturada), 27% de proteína (108g), 43% de carboidratos (172g), 19g de fibra, 1.284mg de cálcio, 270mcg de ácido fólico, 1.659mg de sódio.

Informação nutricional com o lanche: 1.798kcal, 28% de gordura (56g total, 26g saturada), 24% de proteína (108g), 48% de carboidratos (216g), 25g de fibra, 1.302mg de cálcio, 288mcg de ácido fólico, 1.758mg de sódio.

8º Dia

Café da manhã

Uma porção de mingau de aveia com ameixa e amêndoas*

1 xícara de cubos de melão

Chá-verde

A combinação de uma fruta de cor amarela intensa com nozes é um modo perfeito de introduzir dois super-reguladores de humor em sua dieta diária.

Lanche da manhã

Uma porção de tigela de arroz, laranja e romã com sabor de menta*

Água gaseificada com limão

Almoço

Uma porção de salada de tofu temperado, laranja e abacate*
1 copo de suco de tomate
2 fatias de pão francês fermentado

Jantar

Dois ou três tacos de salmão picante*
1 xícara de cenouras picantes (cenouras em fatias finas e misturadas com pimenta jalapeno)
Uma pera cozida com calda de chocolate e lavanda*
Chá de ervas ou café descafeinado

Lanche opcional

1 porção de vitamina de abacaxi com coco*
Informação nutricional sem o lanche: 1.953kcal, 19% de gordura (41g total, 9g saturada), 66% de carboidratos (322g), 15% de proteína (73g), 38g de fibra, 962mg de cálcio, 492mcg de ácido fólico, 1.615mg de sódio.
Informação nutricional com o lanche: 2.193kcal, 19% de gordura (46g total, 10g saturada), 66% de carboidratos (362g), 15% de proteína (82g), 40g de fibra, 1.363mg de cálcio, 533mcg de ácido fólico, 1.760mg de sódio.

9º Dia

Café da manhã

Burritoville: wrap integral, quente e recheado com um ovo inteiro e uma clara de ovo (ou ½ xícara de substituto do ovo) mexidos, 30g de queijo cheddar de baixa caloria, 3 colheres de sopa de molho mexicano picante, 3 colheres de sopa de tomate picado e 3 colheres de sopa de coentro fresco picado.
1 xícara de melão em cubos
Chá-verde (opcional)

Almoço

Sopa de tomate picante: 1 ½ xícara de sopa de tomate preparada com leite desnatado com DHA e coberta com ⅓ de xícara de ervilhas em wasabi (ou *edamame* e uma pitada de pimenta de Caiena).

Sanduíche de queijo grelhado: duas fatias de pão integral grelhadas com 40g de queijo cheddar de baixa caloria com DHA, ¼ de xícara de pimentão vermelho assado em conserva e escorrido e 1 colher de chá de mostarda de Dijon.

1 copo de água gaseificada misturada com ¼ de xícara de suco de laranja enriquecido com cálcio e vitamina D e cubos de gelo

Jantar

Espeto de cordeiro: misture 3 colheres de sopa de xerez, 1 colher de chá de azeite de oliva, 2 dentes de alho picados e tempere 60g de paleta ou perna de cordeiro em cubos; junte com 1 xícara de abobrinha em pedaços, 12 cogumelos grandes, ⅓ de xícara de rodelas grandes de cebola e 12 tomates-cereja. Marine por até oito horas, depois espete e churrasqueie em fogo médio até que a carne esteja cozida, virando de vez em quando.

1 xícara de cuscuz integral cozido

Espinafre salteado: 180g de espinafre congelado, salteado com 2 colheres de chá de azeite de oliva e dois dentes de alho picados.

Lanche à base de carboidratos com 200 calorias

Lanche d+: coloque quatro marshmallows e dois chocolates Kisses em um biscoito do tipo *cream-cracker* e cubra com outro biscoito. Aqueça no micro-ondas até ficar macio.

Informação nutricional sem o lanche: 1.607kcal, 26% de gordura (46g total, 12,5g saturada), 23% de proteína (92g), 51% de carboidratos (205g), 31g de fibra, 1.271mg de cálcio, 601mcg de ácido fólico, 2.115mg de sódio.

Informação nutricional com o lanche: 1.805kcal, 25% (50,4g total, 14,5g saturada), 20% de proteína (94g), 55% de carboidratos (248g), 31,6g de fibra, 1.294g cálcio, 604mcg de ácido fólico, 2.221mg de sódio.

10º Dia

Café da manhã

Vitamina cremosa de pêssego: misture 2 colheres de sopa de suco de laranja concentrado, 1 xícara de pêssego congelado, uma banana, 180ml de iogurte light de baunilha, 1 colher de sopa de germe de trigo torrado e algumas gotas de essência de amêndoa.

Almoço

Sanduíche de presunto delicioso: duas fatias de pão integral, 1 colher de sopa de mostarda de Dijon, 90g de presunto magro e quatro folhas de alface.

Salada de repolho: 2 ½ xícaras de repolho picado, ⅓ de xícara de pedaços de abacaxi em calda escorrido, 2 colheres de sopa de molho para salada light.

Água com gotas de limão ou chá-verde gelado (opcional)

Jantar

120g de lombo de porco assado ou grelhado

⅔ de xícara de arroz integral cozido

⅔ de xícara de ervilhas cozidas no vapor

Uma alcachofra cozida no vapor com 2 colheres de sopa de maionese light com baixo teor de sódio, temperada com pimenta ou *curry* em pó

Lanche à base de carboidratos com 200 calorias

1 ¼ de xícara de cerejas vermelho-escuras e 1 minibarra de chocolate escuro recheada

As cerejas são um dos poucos alimentos que contêm melatonina, hormônio que nos ajuda a dormir.

Informação nutricional sem o lanche: 1.611kcal, 27% de gordura (48,4g total, 13,7g saturada), 23% de proteína (91,5g), 50% de carboidratos (203g), 28g de fibra, 607mg de cálcio, 401mcg de ácido fólico, 1.948mg de sódio.
Informação nutricional com o lanche: 1.809kcal, 26% (53g total, 16g saturada), 21% de proteína (95g), 53% de carboidratos (238g), 30,5g de fibra, 652g cálcio, 415mcg de ácido fólico, 1.988mg de sódio.

11º Dia

Café da manhã

Panquecas douradas de laranja: prepare essas panquecas previamente, congele e depois aqueça no micro-ondas para um café da manhã instantâneo.
Junte ⅓ de xícara de mistura pronta para panqueca de baixa caloria, 2 colheres de sopa de substituto do ovo, 4 colheres de chá de germe de trigo torrado, 1 colher de sopa de suco de laranja concentrado, 1 colher de chá de casca de laranja ralada e ¼ de xícara de leite semidesnatado com DHA. Despeje duas quantidades iguais em uma frigideira quente, untada com óleo de cozinha spray, cozinhe até aparecerem borbulhas na parte de cima da panqueca, vire e cozinhe por mais dois minutos ou até ficar pronta. Cubra com 2 colheres de sopa de geleia de laranja e ⅓ de xícara de iogurte natural sem gordura.
Chá-verde (opcional)

Almoço

Salmão defumado, queijo cremoso e rosquinha: uma rosquinha integral com 90g de salmão defumado, 1 colher de sopa

de queijo cremoso de baixa caloria, uma rodela de cebola roxa, 2 colheres de sopa de cenoura ralada, ¼ de pimentão vermelho cortado em tirinhas.
1 copo de suco de laranja feito na hora

Jantar

Macarrão rápido: 1 ½ xícara de linguini cozido coberto com 1 xícara de molho marinara, ½ xícara de cebola em cubos, dois dentes de alho picado e 1 colher de sopa de queijo parmesão.
1 ½ xícara de brócolis cozido no vapor
½ xícara de *sorbet* de limão, coberto com ¼ de xícara de mirtilo fresco ou descongelado

Lanche à base de carboidratos com 200 calorias

6 xícaras de pipoca de micro-ondas (temperada com chili em pó, alho em pó e/ou cominho, caso queira)
1 copo de água gaseificada misturada com ⅓ de xícara de suco de amora light
Informação nutricional sem o lanche: 1.599kcal, 17% de gordura (29,5g total, 8,5g saturada), 17% de proteína (69g), 66% de carboidratos (264g), 27g de fibra, 855mg de cálcio, 470mcg de ácido fólico, 2.300mg de sódio.
Informação nutricional com o lanche: 1.797kcal, 16% (31,5g total, 8,8g saturada), 17% de proteína (75g), 67% de carboidratos (304g), 34,5g de fibra, 867g cálcio, 481mcg de ácido fólico, 2.304mg de sódio.

12º Dia

Café da manhã

Torrada com ricota e geleia: uma fatia de torrada integral com 1 colher de sopa de geleia de frutas e ⅓ de xícara de ricota light.

⅔ de xícara de mirtilo (coloque alguns por cima do queijo!)
Um copo de 180ml de suco de laranja
Café com ⅓ de xícara de leite semidesnatado com DHA

Almoço

Bacon, alface e tomate: duas fatias de pão integral, 1 colher de sopa de maionese light, uma fatia de lombo canadense, três fatias finas de tomate e duas folhas de alface.
Salada vermelha e verde: 1 xícara de feijão-verde cozido no vapor, doze tomates-cereja cortados ao meio, 1 colher de chá de azeite de oliva extravirgem, 1 colher de sopa de vinagre balsâmico, 1 dente de alho picado, sal e pimenta a gosto.
1 xícara de leite semidesnatado com DHA
Uma tangerina

Jantar

Frango frito sem culpa: 120g de peito de frango sem pele e sem osso banhado em 1 colher de sopa de margarina com baixo teor de gordura e passado em ¼ de xícara de migalhas de pão temperadas com uma pitada de tomilho e alecrim secos. Coloque em uma forma untada com óleo de cozinha spray e asse a 200°C por 50 minutos.
Aspargos salteados: 2 xícaras de brotos de aspargos salteados com 2 dentes de alho picado em 1 colher de chá de azeite de oliva.
Uma batata-doce de 180g cozida no micro-ondas até ficar macia. Amasse com 2 colheres de sopa de leite semidesnatado, 1 colher de sopa de cerejas secas e 1 colher de sopa de nozes-pecã picadas.

Lanche à base de carboidratos com 200 calorias

Duas barras de frutas congeladas
Dois biscoitos de aveia pequenos
Informação nutricional sem o lanche: 1.599kcal, 24% de gordura (42,3g total, 12g saturada), 20% de proteína (80,6g), 56% de carboidratos (223g), 31g de fibra, 1.058mg de cálcio, 614mcg de ácido fólico, 1.608mg de sódio.
Informação nutricional com o lanche: 1.796kcal, 23% de gordura (46,4g total, 12,8g saturada), 19% de proteína (83,6g), 58% de carboidratos (260g), 32g de fibra, 1.090mg de cálcio, 623mcg de ácido fólico, 1.756mg de sódio.

13º Dia

Café da manhã

Parfait *matinal:* em uma taça alta, monte camadas com ⅓ de xícara de granola light, 1 xícara de iogurte natural light; uma laranja média descascada e picada, um kiwi descascado e picado e 2 colheres de chá de cerejas secas.
Chá-verde (opcional)

Almoço

Salada de frango festiva: 4 xícaras de alface roxa; 30g de queijo cheddar de baixa caloria ralado; ⅓ de xícara de milho; ⅓ de xícara de feijão-preto enlatado, escorrido e lavado; 2 colheres de sopa de cenoura ralada; 4 colheres de sopa de cebola roxa em cubos; 90g de peito de frango assado ou grelhado e 2 colheres de sopa de molho light para salada.
Um pãozinho integral com 1 colher de chá de manteiga
Água com limão

Jantar

Hambúrguer alto e suculento: um pão de hambúrguer integral, 2 colheres de sopa de catchup, 1 colher de chá de mostarda de Dijon, 90g de hambúrguer extramagro cozido (ou de peito de peru moído), duas fatias finas de tomate e três folhas de alface.

Uma batata de 120g, coberta com 2 colheres de sopa de coalhada magra

¾ de xícara de ervilhas cozidas no vapor

180ml de suco de tomate

Lanche à base de carboidratos com 200 calorias

2 biscoitos feitos com grão inteiro do trigo

180ml de néctar de damasco

Informação nutricional sem o lanche: 1.606kcal, 24% de gordura (42,8g total, 15,2g saturada), 25% de proteína (101,3g), 51% de carboidratos (206,5g), 32g de fibra, 1.040mg de cálcio, 773mcg de ácido fólico, 1.657mg de sódio.

Informação nutricional com o lanche: 1.798kcal, 23% de gordura (45g total, 15,6g saturada), 24% de proteína (108g), 53% de carboidratos (238g), 36g de fibra, 1.070mg de cálcio, 778mcg de ácido fólico, 1.760mg de sódio.

14º Dia

Café da manhã

1 porção de mingau cremoso de aveia com laranja, cerejas e nozes-pecã*

Café com leite light: café e ⅓ de xícara de leite semidesnatado com DHA.

Almoço

1 porção de omelete de espinafre e pimentão vermelho assado*

Salada em molho: 2 xícaras de alface roxa, ½ xícara de pepino em rodelas e 2 colheres de sopa de molho light para salada.

Água gaseificada com limão

Jantar

1 porção de salmão com gengibre em leito de espinafre salteado e gergelim*
1 porção de arroz com laranja e cereja*
1 porção de creme de baunilha salpicado com nozes*
Chá-verde descafeinado

Lanche à base de carboidratos com 200 calorias

1 *muffin* de mirtilo
Informação nutricional sem o lanche: 1.695kcal, 38% de gordura (72g total, 21g saturada), 20% de proteína (85g proteína), 42% de carboidratos (178g), 17g de fibra, 1.162mg de cálcio, 444mcg de ácido fólico, 1.193mg de sódio.
Informação nutricional com o lanche: 1.896kcal, 37% de gordura (78g total, 21,5g saturada), 19% de proteína (85g), 44% de carboidratos (209g), 20g de fibra, 1.235g cálcio, 456mcg de ácido fólico, 1.363mg de sódio.

Café da manhã

Mingau de Aveia com Ameixa e Amêndoas

1 ⅔ de xícara de leite semidesnatado com DHA
⅓ de xícara de ameixas secas sem caroço e picadas
2 colheres de chá de açúcar mascavo
1 colher de sopa de sucralose
⅛ de colher de chá de canela
1 xícara de aveia em flocos tradicional
⅛ de colher de chá de essência de amêndoas
¼ de xícara de leite semidesnatado com DHA
1 colher de sopa de amêndoas em lascas

Em uma panela, coloque o leite, as ameixas, o açúcar mascavo e a sucralose para cozinhar em fogo baixo. Acrescente a aveia e retire do fogo. Mexa. Retorne ao cozimento, em fogo baixo e com a panela destampada por 7 minutos ou até que o líquido seja absorvido.

Divida em duas tigelas, despeje ¼ de xícara de leite por cima e salpique com as amêndoas.

Rende 2 porções.

Informação nutricional por porção: 365kcal, 16% de gordura (6,5g total, 2g saturada), 67% de carboidratos (61g),

17% de proteína (15,5g), 6g de fibra, 332mg de cálcio, 27mcg de ácido fólico, 2,6mg de ferro, 124mg de sódio.

Mingau de Aveia com Abóbora

1 ½ xícara de leite de soja com DHA
½ colher de chá de condimentos a gosto
1 xícara de aveia em flocos tradicional
½ xícara de abóbora
½ colher de chá de essência de baunilha
1 colher de sopa de açúcar mascavo
1 colher de sopa de sucralose
¼ de xícara de leite semidesnatado com DHA
1 colher de sopa de amêndoas picadas
1 colher de chá de gengibre cristalizado

Em uma panela média, aqueça o leite de soja com o condimento de abóbora em fogo brando. Acrescente a aveia, abaixe o fogo e cozinhe por 5 minutos.

Coloque a abóbora em lata, a baunilha e o açúcar mascavo. Cozinhe por 1 minuto sem deixar ferver.

Divida em duas tigelas, despeje o leite por cima e salpique com amêndoas e gengibre cristalizado.

Rende 2 porções.

Informação nutricional por porção: 302kcal, 20% de gordura (6,7g total, < 1g saturada), 62% de carboidratos (46,8g), 18% de proteína (13,6g), 8,6g de fibra, 389mg de cálcio, 25mcg de ácido fólico, 3,4mg de ferro, 94mg de sódio.

Mingau Cremoso de Aveia com Laranja, Cerejas e Nozes-Pecã

1 colher de sopa de nozes picadas
1 colher de chá de xarope de bordo

1 ¼ de xícara de leite semidesnatado com DHA
2 colheres de chá de casca de laranja
5 colheres de sopa de cerejas picadas
2 colheres de chá de sucralose
⅛ de colher de chá de noz-moscada
uma pitada de sal (opcional)
½ xícara de aveia tradicional em flocos

Preaqueça o forno a 180ºC.

Coloque as nozes em uma tigela pequena e cubra com xarope de bordo. Mexa e reserve por 10 minutos. Coloque em uma assadeira e asse por 10 minutos ou até estarem torradas. Tire e deixe esfriar.

Em uma panela pequena, coloque 1 xícara de leite, casca de laranja, cerejas, sucralose, noz-moscada e sal. Espere ferver. Acrescente a aveia, volte ao fogo, reduza a chama e cozinhe em fogo baixo por 5 minutos ou até que quase todo o líquido seja absorvido. Enquanto isso, aqueça ¼ de xícara de leite restante.

Coloque o mingau em uma tigela, acrescente o restante do leite e as nozes-pecã torradas. Sirva.

Rende 1 porção.

Informação nutricional: 507kcal, 18% de gordura (10g total, 3g saturada), 67% de carboidratos (85g), 15% de proteína (19g), 7g de fibra, 439mg de cálcio, 36mcg de ácido fólico, 3mg de ferro, 163mg de sódio.

Pães

Rosca de Cereja e Limão

1 embalagem de fermento seco (aproximadamente 2 ¼ colheres de chá)

colheres de sopa + 1 colher de chá de açúcar
⅓ de xícara de leite semidesnatado com DHA
2 colheres de chá de essência de baunilha
1 ovo grande
2 ¾ de xícaras de farinha de trigo não branqueada
2 colheres de sopa de sucralose
4 colheres de sopa de manteiga, em cubinhos
¼ de colher de chá de sal
Para pincelar
clara de ovo
colheres de chá de água
Recheio e cobertura
2 ½ xícaras de cerejas azedas secas
⅔ de xícara de suco de cerejas secas
Óleo de cozinha spray
¾ de xícara de açúcar de confeiteiro
1 colher de sopa + 1 colher de chá de suco de limão
¼ de colher de chá de essência de limão

Em uma tigela pequena, coloque o fermento, 1 colher de chá de açúcar e ¼ de xícara de água quente. Mexa para dissolver o fermento e deixe descansar por 5 minutos. Acrescente o leite, a baunilha e o ovo. Reserve.

Em um processador de alimentos, coloque a farinha, 2 colheres de sopa de açúcar, sucralose, manteiga e sal. Pulse até misturar tudo muito bem, obtendo uma consistência de farofa. Coloque em uma tigela média e acrescente a mistura de fermento. Misture tudo para formar uma bola. Passe para uma superfície seca (salpique um pouco de farinha se estiver grudando) e trabalhe a massa por 2 minutos. A massa deve ficar úmida.

Coloque a massa em uma tigela média, untada com óleo de cozinha spray, e vire para cima. Cubra e deixe descansar em local aquecido e sem vento até que dobre de tamanho. Volte a sovar a massa, virando algumas vezes para igualar a temperatura, e depois deixe descansar por 5 minutos.

Enquanto a massa está crescendo, bata as cerejas e o suco de cereja até liquefazê-los (restarão alguns pedaços pequenos de cereja no líquido). Transfira para uma panela e cozinhe em fogo médio, mexendo sempre, até obter a consistência de geleia rala. Tire do fogo e deixe esfriar. (A mistura de cereja irá engrossar um pouco durante o cozimento.)

Coloque a massa em uma superfície limpa e abra com rolo, formando um retângulo de 60x25cm. Espalhe a mistura fria de cereja pela superfície, deixando uma margem de 2,5cm de cada lado. Começando pelo lado maior, enrole a massa para formar um rocambole comprido. Sele as laterais, usando água se necessário.

Unte uma forma de pizza de 30cm com óleo de cozinha spray. Coloque o rocambole na forma untada e una as pontas para formar uma rosca. Aperte as pontas para selar, usando água se necessário. Com uma tesoura, faça cortes em forma de "V" com 4cm, dobrando a ponta do "V" para trás e deixando o recheio aparente. Cubra e deixe descansar em local aquecido por 30 minutos.

Preaqueça o forno a 180°C. Bata a clara de ovo e a água em uma tigela pequena e pincele a massa. Asse por 20 a 25 minutos até dourar. Deixe esfriar.

Misture o açúcar de confeiteiro, o suco de limão e a essência de limão em uma tigela pequena e despeje por cima da rosca fria. Sirva em temperatura ambiente.

Rende 12 porções.

Informação nutricional por porção: 263kcal, 16% de gordura (4,7g total, < 1g saturada), 77% de carboidratos (51g),

7% de proteína (4,6g), 2,2g de fibra, 28mg de cálcio, 22mcg de ácido fólico, 2mg de ferro, 97mg de sódio.

Muffins *de Mirtilo*

2 xícaras + 1 colher de sopa de farinha de trigo integral
½ xícara + 5 colheres de chá de açúcar
¼ de xícara de sucralose
1 colher de sopa de fermento em pó
¼ de colher de chá de sal
½ colher de chá de canela em pó
⅛ de colher de chá de cravo-da-índia em pó
⅛ de colher de chá de noz-moscada em pó
½ xícara de mirtilo fresco ou descongelado
⅓ de xícara de óleo de canola
230g de queijo cremoso sem gordura
½ xícara de leite de soja com DHA
2 ovos
1 colher de chá de essência de baunilha

Preaqueça o forno a 220ºC. Unte uma forma para 12 *muffins* com óleo de cozinha spray.

Em uma tigela grande, misture 2 xícaras de farinha de trigo, ½ xícara de açúcar, sucralose, fermento em pó, sal, canela, cravo e noz-moscada. Reserve.

Em uma tigela pequena, misture o mirtilo com 1 colher de sopa de farinha de trigo. Reserve.

Em uma tigela pequena, misture o óleo e o queijo cremoso e bata com um mixer até ficar cremoso. Acrescente o leite, os ovos e a baunilha aos poucos e misture até ficar homogêneo. Junte à mistura de farinha e mexa bem. Acrescente o mirtilo e mexa com cuidado.

Distribua a massa na forma de *muffins*. Salpique com o açúcar restante. Asse até que os *muffins* estejam crescidos, ou por aproximadamente 15 minutos. Tire da assadeira e deixe esfriar.

Rende 12 *muffins*.

Informação nutricional por muffin: 200kcal, 31% de gordura (6,9g total, < 1g saturada), 57% de carboidratos (28,5g), 12% de proteína (6g), 3g de fibra, 74mg de cálcio, 12mcg de ácido fólico, 1mg de ferro, 170mg de sódio.

Saladas e sopas

Salada de Tofu Temperado, Laranja e Abacate

Tofu
¼ de xícara de molho pronto do tipo Hoisin
2 colheres de sopa de shoyu light
5 colheres de chá de gengibre fresco picado
uma pitada de flocos de pimentão vermelho
1 dente de alho grande picado
1 colher de sopa de azeite de oliva
1 embalagem de tofu extrafirme escorrido e cortado em cubos

Molho
2 colheres de sopa de suco de laranja feito na hora
2 colheres de sopa de vinagre de arroz
1 colher de sopa de óleo de gergelim
½ colher de chá de casca de laranja ralada
sal e pimenta a gosto
Salada
2 embalagens de folhas de alface-crespa
⅔ de xícara de cebola roxa em fatias finas
3 laranjas baianas, descascadas, sem sementes e cortadas em rodelas

1 abacate grande, descascado e fatiado

Em uma tigela pequena, misture o molho Hoisin, o shoyu, o gengibre, os flocos de pimentão e o alho. Reserve.

Coloque azeite de oliva em uma frigideira antiaderente grande e aqueça até que o azeite esteja quente. Acrescente os cubos de tofu e salteie até ficarem dourados de todos os lados (aproximadamente 10 minutos).

Acrescente o molho, mexa com o tofu e abaixe o fogo. Cozinhe até o molho evaporar, virando o tofu de vez em quando (aproximadamente 10 minutos). Tire do fogo.

Em uma tigela pequena, misture suco de laranja, vinagre, óleo, casca de laranja, sal e pimenta. Reserve.

Coloque a alface e as cebolas em uma tigela grande. Misture com o molho. Divida em quatro pratos e cubra com tofu e rodelas de laranja e abacate.

Rende 6 porções.

Informação nutricional por porção: 245kcal, 51% de gordura (13,8g total, 2g saturada), 30% de carboidratos (18,4g), 19% de proteína (11,6g), 5g de fibra, 217mg de cálcio, 193mcg de ácido fólico, 8,2mg de ferro, 468mg de sódio.

Salada de Beterraba em Blue Cheese

⅓ de xícara de suco de limão espremido na hora
2 colheres de sopa de açúcar
1 colher de sopa de sucralose
3 colheres de sopa de cebola roxa picada fina
1 colher de sopa de azeite de oliva extravirgem
sal a gosto
12 xícaras de verduras para salada variadas

3 colheres de sopa de castanha de caju
3 colheres de sopa de *blue cheese* esfarelado

Preaqueça o forno a 180ºC.

Misture os seis primeiros ingredientes, mexa e refrigere.

Tire as raízes e os caules das beterrabas, lave e coloque em uma assadeira com 1cm de água. Cubra e asse até ficar levemente macia. O tempo irá variar de 35 minutos a 1 hora. Tire quando estiver macia. Deixe esfriar. Tire a casca e corte em pedaços. Reserve.

Coloque as verduras em uma tigela ou travessa grande. Cubra com as beterrabas, as castanhas e o *blue cheese*. Borrife o molho por cima e sirva.

Rende 8 porções grandes.

Informação nutricional por porção: 100kcal, 37% de gordura (4g total, 1g saturada), 50% de carboidratos (12,5g), 13% de proteína (3,3g), 3g de fibra, 74mg de cálcio, 146mcg de ácido fólico, 1,8mg de ferro, 129mg de sódio.

Salada de Manga, Amoras e Abacate

8 xícaras de folhas de alface
3 colheres de sopa de suco de laranja
1 colher de sopa de vinagre de arroz
½ colher de chá de mostarda em pó
1 colher de chá de coentro em grão moído grosseiramente
1 colher de sopa de mel
1 colher de sopa de azeite de oliva
sal e pimenta a gosto
½ xícara de cebola roxa em cubos
2 abacates maduros, cortados em fatias finas

1 manga madura, descascada, sem caroço e picada
1 ⅓ de xícara de amoras secas

Distribua igualmente as folhas de alface em quatro pratos de salada. Reserve.

Em uma tigela pequena, misture suco de laranja, vinagre, mostarda, coentro, mel, azeite de oliva, sal e pimenta. Reserve.

Cubra as folhas de alface com a cebola roxa em cubos, as fatias de abacate, os pedaços de manga e as amoras. Borrife o molho por cima e sirva imediatamente.

Rende 4 porções.

Informação nutricional por porção: 333kcal, 38% de gordura (14,1g total, 2,2g saturada), 5% de proteína (4,2g), 57% de carboidratos (47,5g), 7g de fibra, 94mg de cálcio, 184mcg de ácido fólico, 3,7mg de ferro, 46mg de sódio.

Sopa de Abóbora Assada com Sálvia

1 abóbora, sem casca, sem semente e cortada em cubos (aproximadamente 1 ½ kg)
4 cenouras descascadas e fatiadas
2 batatas descascadas e cortadas em cubos
2 xícaras de cebola picada
1 embalagem de 900g de caldo de galinha com baixo teor de sódio
2 ½ xícaras de leite de soja com DHA
2 colheres de chá de sálvia em pó
3 colheres de sopa de suco de limão
1 colher de sopa de açúcar mascavo
sal a gosto
1 vidro de 200g de pimentão vermelho assado
uma pitada de pimenta de Caiena

Aqueça o forno a 200ºC. Unte uma assadeira com óleo de cozinha spray.

Coloque a abóbora na assadeira. Borrife com óleo de cozinha spray e asse até ficar macia, mexendo de vez em quando (aproximadamente 30 minutos). Tire e reserve.

Enquanto a abóbora estiver assando, cozinhe as cenouras no vapor por 5 minutos. Acrescente as batatas e as cebolas e continue cozinhando no vapor até ficarem macias.

No liquidificador ou no processador de alimentos, faça um purê com a abóbora e os legumes, acrescentando caldo de galinha conforme necessário.

Coloque o purê em uma panela grande e despeje o restante do caldo. Acrescente o leite de soja, a sálvia, suco de limão, açúcar e sal. Mexa em fogo médio para misturar os ingredientes.

Bata os pimentões vermelhos assados e a pimenta no liquidificador até ficarem bem triturados. Salpique nas tigelas e sirva a sopa.

Rende 8 porções.

Informação nutricional por porção: 254kcal, 6% de gordura (1,7g total, 0g saturada), 81% de carboidratos (51g), 13% de proteína (8,3g), 10g de fibra, 239mg de cálcio, 65mcg de ácido fólico, 3mg de ferro, 420mg de sódio.

Almoços & lanches

Tigela de Arroz, Laranja e Romã com Sabor de Menta

4 xícaras de arroz integral cozido

½ colher de chá de sal

1 colher de sopa cheia de raspas de casca de laranja

⅓ de xícara de suco de laranja fresco (ou suco de uma laranja grande)

½ xícara de vinagre de vinho branco
1 colher de sopa de azeite de oliva extravirgem
¼ de colher de chá de pimenta-do-reino moída na hora
2 ¼ de xícaras de pedaços de laranja (aproximadamente 3 laranjas descascadas e separadas em gomos cortados ao meio)
⅔ de xícara de sementes de romã (use amoras secas quando não for época de romãs)
2 colheres de sopa de hortelã picada
¼ de xícara de amêndoas em lascas torradas

Coloque o arroz em uma tigela média.

Em uma tigela grande, misture as raspas de laranja, o suco de laranja, vinagre, azeite, sal e pimenta. Despeje sobre o arroz e mexa bem.

Acrescente os pedaços de laranja, as sementes de romã, a hortelã e as amêndoas. Mexa delicadamente até que todos os ingredientes estejam bem misturados.

Rende aproximadamente 6 xícaras.

Informação nutricional por xícara: 280kcal, 16% de gordura (4,9g total, < 1g saturada), 76% de carboidratos (53g), 8% de proteína (5,6g), 3,6g de fibra, 57mg de cálcio, 33mcg de ácido fólico, 2mg de ferro, 181mg de sódio.

Tacos de Salmão Picante

suco de um limão grande
1 colher de chá de chili em pó
1 colher de chá de páprica
sal a gosto
550g de filé de salmão ao natural
⅔ de xícara de molho mexicano picante pronto

1 xícara de tomate picado
2 colheres de sopa de cebola roxa picada
3 colheres de sopa de coentro picado
4 xícaras de repolho picado
⅔ de xícara de feijão-preto em lata, escorrido e lavado
½ xícara de coalhada magra
1 abacate grande, descascado e cortado em cubos (embebido com suco de limão para não escurecer)
15 *wraps*

Em um recipiente raso, misture o suco de limão, o chili em pó, a páprica e o sal. Coloque o salmão no recipiente, tempere dos dois lados, cubra e refrigere por até 12 horas.

Aqueça o forno. Forre uma assadeira rasa com papel alumínio e borrife com óleo de cozinha spray.

Em uma tigela média, misture o molho mexicano picante, o tomate, a cebola e o coentro. Reserve.

Asse o peixe até que esteja cozido, virando na metade do tempo de cozimento. Asse por 10 minutos para cada 2,5 cm de espessura. (Se o peixe tiver cerca de 1cm de espessura, não o vire.) Tire do forno, deixe esfriar um pouco e desmanche em pedaços. Reserve.

Coloque o repolho, o feijão-preto, a coalhada e o abacate em recipientes separados. Reserve.

Aqueça uma frigideira antiaderente em fogo médio-alto. Coloque os *wraps* na frigideira e esquente-os, virando uma vez.

Recheie os *wraps* com uma porção pequena de peixe, a mistura de molho mexicano picante, repolho, feijão-preto, abacate e coalhada. Os ingredientes podem ser mantidos sob refrigeração por até dois dias.

Rende 15 tacos.

Informação nutricional por taco: 180kcal, 33% de gordura (6,6g total, 1,4g saturada), 43% de carboidratos (19,4g), 24% de proteína (10,8g), 3g de fibra, 75mg de cálcio, 46mcg de ácido fólico, 1,2mg de ferro, 119mg de sódio.

Sanduíches de Salmão com Gengibre e Wasabi

¼ de xícara de maionese light
¼ a ½ colher de chá de wasabi em pasta
8 fatias finas (30g) de pão francês ou pão de massa fermentada
220g de salmão cozido, dividido em quatro porções
4 rodelas finas de cebola roxa separadas
16 fatias finas de pimentão vermelho
4 colheres de sopa de fatias de gengibre em conserva
1 xícara de espinafre tenro ou de verduras novas

Em uma tigela pequena, misture a maionese e o wasabi em pasta. Comece com ¼ de colher de chá da pasta e acrescente mais a gosto. Reserve.

Coloque quatro fatias de pão em um prato e cubra cada fatia com 1 colher de sopa da mistura de maionese e wasabi. Cubra com 55g de salmão, uma rodela de cebola separada sobre o salmão, quatro fatias de pimentão vermelho, 1 colher de sopa de gengibre e ¼ de xícara de verdura. Cubra com as quatro fatias de pão restantes.

Rende 4 sanduíches.

Informação nutricional por sanduíche: 302kcal, 24% de gordura (8g total, 1,5g saturada), 46% de carboidratos (35,5g), 29% de proteína (22g), 2,4g de fibra, 66mg de cálcio, 53mcg de ácido fólico, 2,3mg de ferro, 564mg de sódio.

Abóbora Japonesa Recheada com Cereja e Maçã

2 abóboras cortadas ao meio, sem sementes
sal a gosto
1 ½ xícara de cerejas secas
⅓ de xícara de suco de cereja
1 ½ xícara de maçãs descascadas, sem semente e cortadas em cubos
1 colher de sopa de manteiga
½ colher de chá de essência de rum (opcional)
4 colheres de sopa de nozes-pecã picadas
4 colheres de chá de mel escuro

Preaqueça o forno a 180ºC. Unte uma assadeira com óleo de cozinha spray.

Passe um pouco de sal nas quatro metades das abóboras, coloque-as viradas para baixo na assadeira e asse por 25 minutos. Tire do forno.

Enquanto a abóbora está assando, coloque as cerejas e o suco em uma panela média. Leve para ferver, abaixe o fogo e cozinhe até que as cerejas absorvam o líquido. Acrescente as maçãs e a manteiga. Continue cozinhando por 5 minutos, ou até que as maçãs estejam macias, mas não moles. (Para dar um sabor especial, acrescente ½ colher de chá de essência de rum à mistura de maçãs e cerejas após tirar do fogo.)

Recheie as abóboras com porções iguais de cerejas e maçãs. Salpique com a colher de sopa de nozes-pecã e cubra com 1 colher de chá de mel para cada metade de abóbora. Volte ao forno e asse por mais 15 minutos. Sirva quente.

Rende 4 porções.

Informação nutricional por porção: 367kcal, 19% de gordura (7,7g total, 2g saturada), 77% de carboidratos (70,6g), 4% de proteína (3,7g), 12g de fibra, 117mg de cálcio, 44mcg de ácido fólico, 3,6mg de ferro, 181mg de sódio.

Couve-de-bruxelas e Couve-flor Assada com Calda de Laranja

450g de couve-de-bruxelas
1 couve-flor cortada em buquês
¼ de xícara de cebola roxa em cubos
4 dentes de alho picados
2 colheres de sopa de casca de laranja ralada
¼ de xícara de azeite de oliva
⅛ de colher de chá de flocos de pimentão vermelho
sal a gosto
⅓ de xícara de suco de laranja
1 colher de sopa de suco de laranja concentrado
rodelas de laranja

Aqueça o forno a 230ºC. Unte uma assadeira com óleo de cozinha spray.

Misture couve-de-bruxelas, couve-flor, cebola, alho, casca de laranja, óleo, flocos de pimentão vermelho e sal em uma tigela grande. Misture bem. Despeje na assadeira e asse por 25 minutos ou até que estejam levemente douradas, mas ainda firmes. Mexa uma vez durante o cozimento. Tire do forno.

Em uma tigela pequena, misture suco de laranja com suco de laranja concentrado. Despeje sobre os legumes e volte ao forno. Asse por mais 10 minutos ou até que os legumes estejam macios e o suco tenha evaporado. Guarneça com rodelas de laranja.

Rende 8 porções.

Informação nutricional por porção: 107kcal, 55% de gordura (6,5g total, 1g saturada), 35% de carboidratos (9,4g), 10% de proteína (2,7g), 4g de fibra, 40mg de cálcio, 64mcg de ácido fólico, 1mg de ferro, 26mg de sódio.

Purê de Batata-doce Assada com um Toque de Mel

1,4kg de batata-doce descascada e cortada em cubos de 2cm
3 colheres de sopa de mel
2 colheres de sopa de manteiga derretida
⅓ de xícara de coalhada magra
uma pitada de flocos de pimentão vermelho
sal a gosto
3 colheres de sopa de pistache picado

Preaqueça o forno a 200ºC. Unte uma assadeira com óleo de cozinha spray.

Coloque as batatas na assadeira em uma única camada. Borrife com óleo de cozinha spray. Asse por aproximadamente 40 minutos ou até ficarem macias, mexendo de vez em quando.

Em uma tigela grande, coloque as batatas assadas e mel, manteiga, coalhada, flocos de pimentão vermelho e sal. Bata com um mixer até ficar homogêneo e cremoso. Salpique com pistache e sirva.

Rende 8 porções.

Informação nutricional por porção: 247kcal, 16% de gordura (4,4g total, 2g saturada), 77% de carboidratos (47,5g),

7% de proteína (4,3g), 5,4g de fibra, 53mg de cálcio, 41mcg de ácido fólico, 1mg de ferro, 53mg de sódio.

Arroz com Chá-verde

folhas de chá de quatro saquinhos de chá-verde
1 xícara de arroz branco
2 colheres de sopa de sucralose
2 colheres de sopa de vinagre de champanhe ou de vinho branco
sal a gosto
1 colher de sopa de amêndoas em lascas

Coloque as folhas de chá, o arroz e 2 xícaras de água em uma panela média em fogo alto. Deixe ferver, abaixe o fogo e cozinhe até que toda a água seja absorvida (cerca de 20 minutos).

Em uma tigela pequena, misture sucralose, vinagre e sal. Mexa bem.

Despeje a mistura de vinagre no arroz e mexa. Divida em quatro porções e salpique com amêndoas.

Rende 4 porções.

Informação nutricional por porção: 179kcal, 6% de gordura (1,2g total, 0g saturada), 86% de carboidratos (38,5g), 8% de proteína (3,6g), 0,6g de fibra, 17mg de cálcio, 4mcg de ácido fólico, 2mg de ferro, 2,6mg de sódio.

Arroz com Laranja e Cereja

1 laranja grande ou 2 de tamanho médio
3 xícaras de arroz basmati escuro
⅓ de xícara de amêndoas em lascas

1 colher de sopa de açúcar
⅔ de xícara de cerejas secas
sal a gosto

Pique a casca da laranja e reserve. Remova o miolo branco e liquidifique a laranja.

Coloque a casca de laranja em uma panela com 2 xícaras de água e leve para ferver. Reduza o fogo e ferva por 10 minutos. Tire a casca e reserve. Reserve também a água.

Coloque a água da laranja em uma panela média com a laranja liquidificada, e complete a água necessária para o cozimento do arroz de acordo com as instruções da embalagem (aproximadamente 6 xícaras). Coloque sal a gosto, leve para ferver, acrescente o arroz e cozinhe em fogo baixo com a panela tampada, até que o líquido seja absorvido e o arroz esteja cozido.

Enquanto o arroz está cozinhando, coloque as amêndoas em uma frigideira antiaderente em fogo médio e torre-as, mexendo sempre, até ficarem douradas (aproximadamente 7 minutos). Tire da frigideira e reserve.

Coloque a casca da laranja, o açúcar e ½ xícara de água em uma frigideira antiaderente. Leve para ferver, reduza o fogo e cozinhe até que o líquido tenha evaporado, mexendo de vez em quando. Tire da frigideira e reserve.

Coloque as cerejas em uma frigideira antiaderente com ½ xícara de água, leve para ferver, abaixe o fogo e cozinhe até que o líquido tenha evaporado. Tire da frigideira e reserve.

Quando o arroz estiver cozido, acrescente as cascas de laranja, as cerejas e as amêndoas. Mexa até que esteja tudo bem misturado.

Rende 8 xícaras ou 12 porções.

Informação nutricional por porção: 227kcal, 11% de gordura (2,8g total, 0g saturada), 80% de carboidratos (45g), 8% de proteína (4,5g), 3g de fibra, 29mg de cálcio, 16mcg de ácido fólico, 1mg de ferro, 5mg de sódio.

JANTAR

Salmão Grelhado com Molho de Manga e Hortelã

Molho

1 manga de 340g, descascada, sem caroço e picada (rende cerca de 1 ½ xícara)
⅓ de xícara de pimentão vermelho em cubos
¼ de xícara de cebola roxa em cubos
1 colher de sopa rasa de pimenta jalapeno picada (ou mais, se você gostar de alimentos picantes!)
2 colheres de sopa de hortelã fresco picado
sal e pimenta a gosto
1 colher de sopa de suco de lima feito na hora

Salmão

450g de filé de salmão, com cerca de 2,5cm de espessura
¼ de xícara de suco de limão espremido na hora (aproximadamente o suco de um limão)
⅛ de colher de chá de páprica
sal e pimenta a gosto
1 colher de chá de azeite de oliva

Para fazer o molho, misture todos os ingredientes (da manga ao suco de lima) em uma tigela pequena. Cubra e refrigere por até duas horas. (A mistura de sabores fica melhor quando o molho descansa por uma hora ou mais.)

Coloque o filé de salmão em uma assadeira rasa. Em uma tigela pequena, misture suco de limão, páprica, sal e pimenta. Despeje sobre o salmão, cobrindo os dois lados. Marine por até uma hora. Escorra os filés somente antes de cozinhar.

Despeje o azeite de oliva em uma frigideira grande antiaderente e aqueça em fogo médio-alto. Coloque o filé na frigideira (talvez seja preciso cortá-lo ao meio para caber) e grelhe de quatro a seis minutos por lado, dependendo da espessura do peixe e do cozimento desejado.

Coloque os filés em uma travessa e cubra com o molho.

Rende 4 porções.

Informação nutricional por porção: 280kcal, 42% de gordura (13,1g total, 3g saturada), 25% de carboidratos (17,5g), 33% de proteína (23,1g), 2,2g de fibra, 41mg de cálcio, 59mcg de ácido fólico, 67mg de sódio.

Salmão com Gengibre em Leito de Espinafre Salteado e Gergelim

⅓ de xícara de molho pronto do tipo Hoisin

2 ½ colheres de sopa de gengibre fresco descascado e picado

1 colher de chá de açúcar mascavo

2 colheres de chá de pimenta mexicana do tipo Chipotle cortada em cubos

¼ de xícara de coentro fresco picado

450g de filé de salmão natural

3 colheres de sopa de suco de limão espremido na hora

1 colher de sopa de azeite de oliva

1 dente de alho picado

uma pitada de flocos de pimenta vermelha amassados (opcional)

2 embalagens de 280g de espinafre picado e descongelado

sal a gosto

1 colher de sopa de sementes de gergelim

Preaqueça a grelha. Forre uma bandeja de metal com papel-alumínio.

Em uma tigela pequena, misture o molho Hoisin, o gengibre, o açúcar mascavo, a pimenta Chipotle e o coentro.

Lave e enxugue o salmão. Esfregue-o com suco de limão e em seguida pincele os dois lados com a mistura de molho e condimentos. Coloque na bandeja com papel-alumínio, cubra e refrigere enquanto o espinafre é preparado.

Em uma frigideira grande antiaderente, aqueça o azeite de oliva em fogo médio. Acrescente o alho e salteie, mexendo sempre, mas não mais do que dois minutos. (Se quiser dar "vigor" ao prato, acrescente a pimenta vermelha amassada nos 30 segundos finais do alho salteado.) Acrescente o espinafre e salteie até que esteja cozido. Tire do fogo e mantenha aquecido. (Ou prepare o espinafre enquanto o salmão estiver na grelha.)

Grelhe o salmão até ficar opaco no meio, cobrindo-o com o molho restante de vez em quando (aproximadamente seis minutos, dependendo da espessura do peixe).

Coloque o espinafre em uma travessa, salpique com as sementes de gergelim e deite o salmão.

Rende 4 porções.

Informação nutricional por porção: 289kcal, 53% de gordura (17g total, 3,6g saturada), 11% de carboidratos (8g), 36% de proteína (26g), 2g de fibra, 115mg de cálcio, 126mcg de ácido fólico, 2,7mg de ferro, 292mg de sódio.

Linguini à la Pomodori

sal a gosto
230g de linguini de trigo integral
450g de tomates frescos picados (aproximadamente 2 xícaras)
⅓ de xícara de tomates desidratados picados
¾ de xícara de pimentão amarelo, lavado, sem semente e cortado em lascas finas
½ xícara de manjericão fresco picado
2 dentes de alho picados
3 colheres de sopa de salsinha fresca picada
60g de queijo gorgonzola esfarelado
60g de queijo de cabra esfarelado

Leve uma panela grande de água com sal ao fogo, acrescente o linguini e cozinhe de acordo com as instruções da embalagem (por aproximadamente 10 a 12 minutos). Tire do fogo e escorra.

Enquanto isso, em uma tigela grande, misture os tomates e o pimentão com manjericão, alho, salsinha e os queijos. Acrescente o macarrão e misture até o gorgonzola começar a derreter.

Rende 4 porções generosas de aproximadamente 1 ½ xícara cada.

Informação nutricional por porção: 256kcal, 19% de gordura (5,4g total, 3g saturada), 60% de carboidratos (38,4g), 21% de proteína (13,4g), 7g de fibra, 168mg de cálcio, 42mcg de ácido fólico, 2,6mg de ferro, 590mg de sódio.

Abóbora no Curry *com* Chutney *e Arroz*

4 xícaras de caldo de galinha sem caloria
1 ½ xícara de arroz basmati integral
1 colher de sopa de azeite de oliva extravirgem
1 cebola grande, descascada e cortada em anéis de 1cm
3 dentes de alho picados
5 xícaras de abóbora, descascada e cortada em cubos de 2,5cm (aproximadamente 340g)
1 colher de sopa de *curry* em pó
sal a gosto
½ xícara de leite com creme de leite desnatados, em partes iguais
uma pitada de flocos de pimentão vermelho
⅓ de xícara de amendoim picado
½ xícara de *chutney* pronto

Leve 3 xícaras de caldo de galinha para ferver em uma panela média em fogo alto. Acrescente o arroz, abaixe o fogo e cozinhe até ficar pronto (aproximadamente 35 minutos).

Aqueça o óleo em uma frigideira grande antiaderente em fogo médio. Acrescente a cebola e salteie por 5 minutos até amaciar. Acrescente o alho, a abóbora, o *curry* e o sal. Mexa bem. Acrescente 1 xícara de caldo e cubra. Cozinhe até que a abóbora esteja macia, mas ainda frme, e até que o líquido quase tenha evaporado.

Acrescente o leite com creme de leite e os flocos de pimentão vermelho. Cozinhe até o molho engrossar, mexendo de vez em quando. Tire do fogo.

4. Divida o arroz em tigelas para servir e cubra com a mistura de abóbora. Cubra com amendoim e *chutney*.

Rende 6 porções.

Informação nutricional por porção: 392 kcal, 20% de gordura (8,7g total, 1,5g saturada), 68% de carboidratos (66,6g), 12% de proteína (11,8g), 8,2g de fibra, 120mg de cálcio, 64mcg de ácido fólico, 2,6mg de ferro, 579mg de sódio.

Omelete de Espinafre e Pimentão Vermelho Assado

3 pimentões vermelhos, cortados em quatro
1 xícara de leite e creme de leite desnatados, em partes iguais
1 ½ xícara de substituto do ovo
1 xícara de ricota magra
¾ de xícara de queijo ralado de baixa caloria com DHA
⅓ de xícara de queijo parmesão ralado de baixa caloria
1 colher de sopa de azeite de oliva
⅓ de xícara de cebola picada
4 dentes de alho picados
4 porções de 180g de espinafre tenro
sal e pimenta a gosto

Preaqueça o forno a 200ºC. Unte uma assadeira com óleo de cozinha spray. Unte uma forma de 32x22x5cm com óleo de cozinha spray.

Coloque os pimentões na assadeira, borrife com óleo de cozinha spray e asse até ficarem macios, mas não moles (aproximadamente 20 minutos). Deixe esfriar e corte em tiras de 0,5 centímetro.

Em uma tigela grande, misture o leite com creme de leite, o substituto do ovo e os queijos. Reserve.

Aqueça o azeite de oliva em uma frigideira antiaderente, acrescente cebola e alho e salteie por cinco minutos.

Acrescente uma porção de espinafre e cozinhe até o espinafre ficar verde-escuro e reduzido, mexendo sempre, por aproximadamente dois minutos. Tire a mistura do fogo e coloque na tigela. Repita a operação com as demais porções de espinafre, salteando uma por vez.

Misture o espinafre e dois terços das tiras de pimentão vermelho assado (reserve um terço para colocar por cima) com o substituto do ovo. (A receita pode ser preparada até esse ponto com um dia de antecedência. Cubra e refrigere para assar mais tarde.)

Despeje a mistura na forma. Asse por aproximadamente uma hora. Enfie a ponta de uma faca no meio; se sair limpa, a fritada está pronta. Tire do forno, decore com as tiras de pimentão restantes e sirva.

Rende 8 porções.

Informação nutricional por porção: 238kcal, 37% de gordura (9,8g total, 3g saturada), 28% de carboidratos (16,6g), 35% de proteína (21g), 3,7g de fibra, 407mg de cálcio, 243mcg de ácido fólico, 5mg de ferro, 331mg de sódio.

Bebidas

Vitamina de Abacaxi com Coco

1 xícara de abacaxi fresco em cubos
⅓ de xícara de leite de soja com DHA
1 pote de 180ml de iogurte de abacaxi
¼ + ⅛ de colher de chá de essência de coco
½ xícara de gelo picado
casca de lima para guarnecer

Coloque o abacaxi, o leite de soja, o iogurte e a essência de coco no liquidificador e bata até ficar na consistência de vitamina. Acrescente o gelo e bata rapidamente para misturar. Despeje em uma taça alta de vidro e guarneça com casca de lima.

Rende 1 porção.

Informação nutricional: 250kcal, 13% de gordura (3,6g total, 1g saturada), 70% de carboidratos (43,8g), 17% de proteína (10,6g), 3g de fibra, 434mg de cálcio, 34mcg de ácido fólico, 1mg de ferro, 145mg de sódio.

Gelado de Manga e Abacaxi

1 manga madura, descascada, sem caroço e picada (aproximadamente 1 xícara)

½ xícara de pedaços de abacaxi, de preferência fresco

1 embalagem de 180ml de iogurte light natural

4 colheres de sopa de suco de limão espremido na hora

1 ½ colher de chá de essência de rum

gelo picado

Coloque todos os ingredientes, exceto o gelo, em um liquidificador e bata até ficar homogêneo. Acrescente o gelo e bata por mais 15 segundos. Despeje no copo.

Rende 1 porção.

Informação nutricional: 345kcal, 8% de gordura (3,1g total, 1,5g saturada), 81% de carboidratos (70g), 11% de proteína (9,5g), 5,2g de fibra, 319mg de cálcio, 69mcg de ácido fólico, 0,7mg de ferro, 117mg de sódio.

Laranja e Amora com Gás

25 amoras frescas
1 ½ xícara de gelo picado
1 xícara de leite de soja com DHA
2 colheres de sopa de sucralose
1 lata de 180ml de suco de laranja concentrado
1 copo de água gaseificada
5 colheres de chá de essência de laranja

Coloque as amoras em bandejas de gelo, encha com água e congele.

Coloque gelo, leite de soja, sucralose e suco de laranja concentrado no liquidificador. Tampe e bata na velocidade alta por 30 segundos ou até ficar homogêneo. Desligue o liquidificador e despeje na água gaseificada. Mexa.

Coloque dois cubos de gelo da amora em cinco copos de 180ml. Despeje a mistura gelada e acrescente uma colher de chá de essência. Sirva imediatamente.

Rende 5 porções de 230g.

Informação nutricional por porção: 80kcal, 6% de gordura (0g total, 0g saturada), 84% de carboidratos (16,8g), 10% de proteína (2g), 1g de fibra, 92mg de cálcio, 53mcg de ácido fólico, 0mg de ferro, 22mg de sódio.

Sobremesas

Peras Cozidas com Calda de Chocolate e Lavanda

4 peras grandes e firmes
¾ de xícara de mel
casca de uma laranja

1 colher de sopa de lavanda culinária
2 colheres de sopa de cacau em pó
2 ramos de lavanda para guarnecer (opcional)

Descasque as peras e corte a parte de baixo para que fiquem de pé (deixe o cabo). Coloque em um recipiente para micro-ondas e despeje 1 colher de sopa de mel por cima de cada pera. Cubra o recipiente e leve ao micro-ondas por 10 a 12 minutos, ou até que as peras estejam macias, mas não moles. Reserve.

Enquanto isso, coloque 1 xícara de água e ½ xícara de mel em uma panela em fogo médio-alto até ferver, abaixe o fogo e cozinhe até que o líquido fique reduzido à metade. Acrescente a casca de laranja, a lavanda e o cacau e cozinhe por mais 5 minutos, mexendo de vez em quando. Coe o líquido, que deve ter a consistência de uma calda rala, para remover a casca de laranja e a lavanda.

3. Coloque as peras em pratos individuais e despeje a calda de lavanda e chocolate por cima, para que escorra pelas laterais e se deposite no fundo. Guarneça com ramos de lavanda e sirva.

Rende 4 porções.

Informação nutricional por porção: 325kcal, 3% de gordura (1,1g total, 0g saturada), 95% de carboidratos (77g), 2% de proteína (1,6g), 7,2g de fibra, 35mg de cálcio, 18mcg de ácido fólico, 1,2mg de ferro, 3mg de sódio.

Creme de Baunilha Salpicado com Nozes

3 colheres de sopa de açúcar

3 colheres de sopa de sucralose
2 xícaras de leite semidesnatado com DHA
uma pitada de sal
1 ovo grande batido
1 colher de chá de essência de baunilha
3 colheres de sopa de nozes torradas e picadas
uma pitada de noz-moscada

No liquidificador, bata o açúcar, o adoçante, o leite e o sal. Despeje em uma panela média e cozinhe em fogo médio-alto até começar a ferver. Abaixe o fogo e mexa por cinco minutos em fogo brando.

Coloque o ovo em uma tigela média. Acrescente o leite quente aos poucos, mexendo sempre. Volte essa mistura à panela e cozinhe em fogo médio por três minutos ou até engrossar, mexendo sempre. Tire do fogo. Acrescente a baunilha e misture. Despeje em uma tigela média e cubra com plástico de cozinha.

Para servir, divida em quatro tigelinhas. Salpique com nozes torradas e noz-moscada.

Rende 4 porções.

Informação nutricional por porção: 144kcal, 34% de gordura (5,4g total, 1,6g saturada), 47% de carboidratos (16,9g), 19% de proteína (6,8g), 0,7g de fibra, 164mg de cálcio, 16mcg de ácido fólico, 0,7mg de ferro, 78mg de sódio.

Bombons de Superchocolate Crocante

230g de chocolate meio amargo com pelo menos 60% de cacau em pó

1 colher de sopa de cacau em pó

¾ de xícara de cerejas secas
¾ de xícara de amêndoas picadas

Forre uma assadeira com papel-alumínio e unte com óleo de cozinha spray.

Coloque o chocolate e o cacau em pó em uma panela média. Aqueça em fogo médio-baixo, mexendo de vez em quando, até que o chocolate tenha derretido.

Acrescente as cerejas e as amêndoas. Despeje imediatamente em uma forma de bombons. Refrigere até que o chocolate endureça (aproximadamente 30 minutos).

Rende 30 bombons.

Informação nutricional por porção: 70kcal, 55% de gordura (4,3g total, 1,9g saturada), 38% de carboidratos (6,7g), 7% de proteína (1,2g), 1g de fibra, 16mg de cálcio, 3mcg de ácido fólico, 0,6mg de ferro, 1mg de sódio.

Panna Cotta *com Compota de Morango*

Panna Cotta

1 embalagem de gelatina sem sabor (aproximadamente 2 ½ colheres de chá)
¼ de xícara de água
¼ de xícara de leite evaporado light
¼ de xícara de sucralose
2 xícaras de iogurte natural light
¼ de colher de chá cardamomo
1 colher de chá de essência de baunilha

Compota

3 xícaras de morangos frescos ou descongelados picados
⅓ de xícara de Shiraz
1 colher de sopa de amido de milho

2 colheres de sopa de açúcar
2 colheres de sopa de sucralose
casca de limão (opcional)

Misture a gelatina e ¼ de xícara de água em uma tigela pequena e reserve.

Em uma panela média, ferva o leite com açúcar e sucralose, mexendo sempre. Tire do fogo e despeje na mistura de gelatina. Misture bem. Acrescente iogurte, cardamomo e baunilha. Mexa para integrar os ingredientes. Divida em seis potes, cubra e refrigere por uma noite.

Coloque os morangos em uma panela média em fogo médio-alto. Despeje o vinho e o amido de milho em um copo grande. Acrescente aos morangos, com açúcar e sucralose. Leve para ferver, mexendo sempre. Tire do fogo quando engrossar e ficar transparente. Deixe esfriar.

Passe uma faca afiada pela borda dos potes de gelatina ou mergulhe em água quente por um minuto para soltar. Vire a *panna cotta* em pratos individuais. Cubra com a compota e salpique com casca de limão se desejar.

Rende 6 porções.

Informação nutricional por porção: 178kcal, 4% de gordura (< 1g total, 0g saturada), 70% de carboidratos (31g), 23% de proteína (10g), 2g de fibra, 328mg de cálcio, 28mcg de ácido fólico, 0,6mg de ferro, 127mg de sódio.

Torta de Abóbora com Soja

1 massa de torta pronta (congelada, preparada de acordo com as instruções, ou refrigerada)
420g de purê de abóbora em lata
½ xícara de açúcar mascavo

¼ de xícara de sucralose
1 ⅓ de xícara de leite de soja com DHA
1 colher de sopa de amido de milho
½ colher de chá de sal
¾ de colher de chá de canela em pó
½ de colher de chá de gengibre em pó
¼ de colher de chá de cravo-da-índia em pó
¼ colher de chá de noz-moscada ralada na hora
¾ de colher de chá de essência de baunilha
½ xícara de substituto do ovo líquido
1 ovo, com clara e gema separadas
8 colheres de sopa de chantili diet batido

Preaqueça o forno a 220ºC.

Estique a massa em uma forma de torta. Pressione delicadamente e apare, deixando 2,5cm de bordas. Vire as bordas para dentro, acompanhando o desenho canelado da forma. Reserve.

Em uma tigela grande, misture a abóbora com açúcar, sucralose, leite de soja, amido de milho, especiarias e baunilha.

Coloque o substituto do ovo e 1 gema de ovo em uma tigela grande e bata. Acrescente à mistura de abóbora e mexa.

Bata a clara até o ponto de neve mole. Despeje na mistura de abóbora e mexa bem. Despeje o recheio de abóbora sobre a massa de torta e asse a 220ºC por 15 minutos, abaixe o fogo, e asse a 180ºC por 50 minutos, ou até que um palito de dente colocado no meio da torta saia limpo. Tire do forno e deixe esfriar por pelo menos duas horas. Sirva cada fatia com 1 colher de sopa de chantili.

Rende 8 porções.

Informação nutricional por porção: 191kcal, 41% de gordura (8,7g total, 3,3g saturada), 48% de carboidratos (23g), 11% de proteína (5g), 2g de fibra, 93mg de cálcio, 12mcg de ácido fólico, 1,3mg de ferro, 300mg de sódio.

Sobre a autora

Elizabeth Somer é uma das poucas nutricionistas, se não a única, que domina as pesquisas feitas na área de alimentação. Há mais de 25 anos ela acompanha os estudos atuais sobre nutrição, transformando-os em palestras, artigos, manuais de educação alimentar e livros com linguagem acessível para aqueles que não são especialistas no assunto.

Autora de nove livros, entre eles *10 armadilhas que detonam a dieta de uma mulher*, Somer é também editora-chefe do *Nutrition Alert!*, um boletim informativo que disponibiliza informações recentes e descobertas no ramo da alimentação para mais de 6.000 impressos. Graças ao seu empenho em oferecer informações claras e práticas sobre como se alimentar bem, manter-se em forma e prevenir doenças e envelhecimento precoce, a autora ganhou vários prêmios e bolsas de estudo, incluindo o National Mature Media Merit Award pelo artigo "Beat the Clock", publicado na revista *Living Fit*.

Elizabeth Somer é formada em alimentação e nutrição pela Oregon State University, mestre em saúde comunitária pela Ohio State University e professora da área de nutrição em muitas universidades dos Estados Unidos.

CIP-BRASIL. CATALOGAÇÃO NA FONTE
SINDICATO NACIONAL DOS EDITORES DE LIVROS, RJ.

S677d
Somer, Elizabeth
Coma e seja feliz / Elizabeth Somer; tradução André Jenkino. - Rio de Janeiro: PocketOuro, 2011.

Tradução de: Eat your way to happiness
ISBN 978-85-7955-052-2

1. Nutrição. 2. Dieta. 3. Humor (Psicologia). 4. Emagrecimento. I. Título.

CDD 613.2
CDU 613.2

Este livro foi composto em Adobe Caslon Pro, e impresso pela Ediouro Gráfica sobre papel Offset 63g/m²
para o PocketOuro em 2011.

PocketOuro

A distância entre nós, *Thrity Umrigar*
Derrubando Golias, *Max Lucado*
O cão dos Baskervilles, *Arthur Conan Doyle*
O que Jesus disse? O que Jesus não disse?, *Barth D. Ehrman*
Entre ossos e a escrita, *Maitê Proença*
Quando Nietzsche chorou, *Irvin D. Yalom*
A cura de Schopenhauer, *Irvin D. Yalom*
A mulher independente, *Simone de Beauvoir*
Máximas de Tia Zulmira, *Stanislaw Ponte Preta*
A chave mestra do sucesso, *Charles F. Haanel*
Muito além do segredo, *Ed Gungor*
Rei Artur, *Allan Massie*
Uma nova história do tempo, *Stephen Hawking e Leonard Mlodinov*
Como cheguei ao poder, *Winston Churchill*
O planeta dos macacos, *Pierre Boulle*
Alô, chics!, *Gloria Kalil*
Os melhores contos de amor das Mil e Uma Noites
Mentiras no divã, *Irvin D. Yalom*
3:16, *Max Lucado*
Contos de vampiros, *Flávio Moreira da Costa (org.)*
A luta pela sobrevivência, *Charles Darwin*
Não somos racistas, *Ali Kamel*

O livro de ouro da mitologia, *Thomas Bulfinch*
Paixões, *Rosa Montero*
Poemas de amor, *Fernando Pessoa*
Dias melhores virão, *Max Lucado*
Pixote – Infância dos mortos, *José Louzeiro*
Romeu e Julieta, *William Shakespeare*
Eu, robô, *Isaac Asimov*
Poemas de amor, *William Shakespeare*
Notas do subsolo e O Grande Inquisidor, *Fiódor Dostoiévski*
Contos de terror e mistério, *Edgar Allan Poe*
O Profeta, *Kahlil Gibran*
As quatro armadilhas da mente e a inteligência multifocal, *Augusto Cury*
Como administrar seu intelecto, *Augusto Cury*
A vida sexual de Catherine M., *Catherine Millet*
Jesus, *Kahlil Gibran*
Desenvolvendo a inteligência emocional, *Augusto Cury*
Bons profissionais e excelentes profissionais, *Augusto Cury*
Cachorros encrenqueiros se divertem mais, *John Grogan*
A lei da atração, *Michael Losier*
Você faz a diferença, *John C. Maxwell*
Calígula e Nero, *Suetônio*
Contos de humor, clássicos escolhidos, *Flávio Moreira da Costa (org.)*
100 homens que mudaram a história do mundo, *Bill Yenne*
O livro de ouro da história da música, *Otto Maria Carpeaux*
O livro de ouro do sexo, *Regina Navarro Lins e Flávio Braga*
Assassinato no Expresso do Oriente, *Agatha Christie*
Morte no Nilo, *Agatha Christie*
Histórias de mulheres, *Rosa Montero*

Você, a ideia mais fantástica de Deus, *Max Lucado*
A louca da casa, *Rosa Montero*
Cai o pano, *Agatha Christie*
A mensagem secreta de Jesus, *Brian McLaren*
O Santo Graal e a linhagem sagrada, *M. Baigent, R. Leigh e H. Lincoln*
Treze à mesa, *Agatha Christie*
Não sou a Mulher-Maravilha, mas Deus me fez maravilhosa!, *Sheila Walsh*
O Universo conspira a seu favor, *Jerry e Esther Hicks*
A última semana, *Marcus Borg e John Crossan*
A arte de ser feliz sem sair do lugar, *Maurice Smith*
A Mansão Hollow, *Agatha Christie*
Jesus, o maior filósofo que já existiu, *Peter Kreeft*
O livro da felicidade, *Dalai Lama*
A arte da guerra, *Sun Tzu*
De bem com a vida, *Deborah Norville*
Os elefantes não esquecem, *Agatha Christie*
Poliana, *Eleanor H. Porter*
Sem tempo pra nada, *Edward M. Hallowell*
Um corpo na biblioteca, *Agatha Christie*
365 bênçãos, *Max Lucado*
Madonna: 50 anos, *Lucy O'Brien*
Como saber quem você é, *Dalai Lama*
A oração de Maria, *Keith Fournier e Lela Gilbert*
Poliana moça, *Eleanor H. Porter*
A vida de Chico Xavier em quadrinhos, *Rodolfo Zalla e Franco de Rosa*
A Cruz e o Crescente, *Richard Fletcher*
Alice no País das Maravilhas, *Lewis Carroll*
Hitler, *Joachim Fest*
O Bem-Amado, *Dias Gomes*

As 17 incontestáveis leis do trabalho em equipe, *John C. Maxwell*
As memórias do livro, *Geraldine Brooks*
O livro de ouro da Bíblia, *J. W. Rogerson*
Falando com os anjos, *Roberto B.O. Goldkorn*
Gente como a gente, *Max Lucado*
A montanha e o rio, *Da Chen*
O Tigre Branco, *Aravind Adiga*
Os manuscritos de Jesus, *Michael Baigent*
O livro de ouro das religiões, *John Bowker (org.)*
A cabeça de Steve Jobs, *Leander Kahney*
O livro de ouro do Universo, *Ronaldo Mourão*
Conversando com Deus, vol. I, *Neale D. Walsch*
Conversando com Deus, vol. II, *Neale D. Walsch*
Churchill, Hitler e "a guerra desnecessária", *Patrick J. Buchanan*
O livro de ouro dos sonhos, *Gayle Delaney*
Quem Jesus foi? Quem Jesus não foi?, *Bart D. Ehrman*
Comporte-se como uma dama, pense como um homem, *Steve Harvey e Denene Millner*
Resistência, *Agnès Humbert*
Um presente de Deus, *Glenn Beck, Kevin Balfe e Jason Wright*
O beijo no asfalto (graphic novel), *Nelson Rodrigues, Arnaldo Branco e Gabriel Góes*
O último templário, *Raymond Khoury*
O vencedor está só, *Paulo Coelho*
Autoestima, *Luis Rojas Marcos*
Emagreça sem sacrifícios, *Pierre Dukan*
Talento para ser feliz, *Leila Navarro*
Moby Dick, *Herman Melville*
Agosto, *Rubem Fonseca*
Coma e seja feliz, *Elizabeth Somer*